NACISTE PARA MOVERTE

KELLY STARRETT Y JULIET STARRETT

NACISTE PARA MOVERTE

10 hábitos esenciales para mejorar tu
movilidad y retrasar el envejecimiento

Traducción de Montserrat Asensio

ƆIANΛ

Obra editada en colaboración con Editorial Planeta – España

Título original: *Built to move: the ten essential habits to help you move freely and live fully*

© Kelly Starrett y Juliet Starrett, 2023
Publicado por acuerdo con Folio Literary Management, LLC y International Editors' Co.

© de la traducción, Montserrat Asensio, 2024

Ilustraciones del interior, Josh McKible
Composición: Realización Planeta

© 2024, Editorial Planeta, S. A. – Barcelona, España

Derechos reservados

© 2024, Editorial Planeta Mexicana, S.A. de C.V.
Bajo el sello editorial DIANA M.R.
Avenida Presidente Masarik núm. 111,
Piso 2, Polanco V Sección, Miguel Hidalgo
C.P. 11560, Ciudad de México
www.planetadelibros.com.mx

Primera edición impresa en España: septiembre de 2024
ISBN: 978-84-1119-173-9

Primera edición impresa en México: noviembre de 2024
ISBN: 978-607-39-2048-3

Impreso en los talleres de Litográfica Ingramex, S.A. de C.V.
Centeno núm. 162-1, colonia Granjas Esmeralda, Ciudad de México
Impreso en México – *Printed in Mexico*

A Georgia y Caroline

Me muevo, luego existo.

HARUKI MURAKAMI

ÍNDICE

INTRODUCCIÓN

La salud es la capacidad de hacer realidad los sueños, ya sean manifiestos o latentes.

Moshé Feldenkrais

Corría el año 2000 y estábamos en Chile para competir en el Campeonato Mundial de Rafting que se iba a celebrar en el río Futaleufú. Aunque no nos conocíamos, hacía tiempo que ambos éramos piragüistas de aguas bravas profesionales, una carrera bastante extraña en Estados Unidos, aunque nada inusual en otros países. Aunque el piragüismo es el deporte más alternativo que uno pueda imaginar en Estados Unidos, es de lo más habitual en Europa del Este, Australia, Nueva Zelanda o Japón. En algunos países, los equipos reciben incluso financiación pública.

Ese año, el equipo estadounidense femenino estaba compuesto por grandes profesionales y campeonas veteranas, algunas de ellas verdaderas leyendas de las aguas bravas. El equipo masculino era algo más heterogéneo, un grupo de adictos a la adrenalina que habían descubierto que era posible ganar dinero arriesgando la vida en rápidos de clase V (canales fluviales largos, complicados y violentos).

Nos vimos por primera vez cuando ambos equipos bajamos al río para el primer descenso de entrenamiento. Fue un flechazo. En el lenguaje mapuche local, Futaleufú significa «Río Grande» y los habitantes de la zona describen el valle como «un paisaje pintado por Dios». Lo que sentimos al conocernos fue de proporciones bíblicas. Nos cambió la vida por completo.

Mientras los dos grupos se preparaban para subir a bordo de las piraguas, hablamos y coqueteamos como solo dos piragüistas de aguas bravas podrían hacer. Fue premonitorio. Juliet ciñó el chaleco salvavidas de Kelly y a su vez aflojó el suyo, bromeando acerca del «estilo» de seguridad de cada uno. Juliet llevaba su chaleco muy apretado porque, al igual que sus compañeras de equipo, era pragmática. (No es casualidad que haya remado hasta el podio de dos campeonatos del mundo y de cinco títulos nacionales). Si caes al agua y el chaleco salvavidas no está bien sujeto al cuerpo, flotará por encima de la cabeza y no te mantendrá a flote por encima del agua; es decir, no te salvará la vida. Por el contrario, Kelly y el resto del equipo masculino seguían la tradición de dejar los chalecos relativamente sueltos, un acto imprudente y quizás incluso irresponsable, porque anteponían la comodidad a la seguridad. No es la mejor idea del mundo.

El juego de los chalecos terminó en cuanto nuestros respectivos equipos centraron la atención en el asunto que nos había llevado allí: las turbulentas y cerúleas aguas del Futaleufú. Subimos a bordo de las piraguas e iniciamos el descenso del río en dirección a los célebres rápidos de Mundaca. Mundaca es una caída de agua colosal, un ascensor con muros laterales tan altos como un autobús escolar invertido. Es gigantesco y amedrenta incluso a los piragüistas más expertos. Nos acercamos y el equipo femenino se dirigió hacia la orilla para estudiar los rápidos antes de intentar el descenso. Es lo que dicta la prudencia y es así como se determina la ruta más segura. ¿Qué hicieron los miembros del equipo masculino? Lanzarse de cabeza al rápido de Mundaca, convencidos de que ya habían estudiado lo suficiente estas aguas bravas chilenas, que habían avistado solo medio kilómetro aguas arriba. Sin embargo, eso fue como marcar un penalti desde las gradas. No sirvió de nada, porque la información era inútil.

La embarcación del equipo masculino volcó dos segundos después de haber entrado en los rápidos.

Los rápidos de clase V se caracterizan no solo por la altura y la velocidad, sino porque en el fondo tienen torbellinos que te arrastran a un infierno líquido. Por lo tanto, cuando Kelly volcó, se vio golpeado, azotado y aplastado en el fondo del enorme río... después de haber visto cómo su remo de 400 dólares desaparecía río abajo. Y, como era de esperar, durante esta ordalía tuvo que hacer un esfuerzo desesperado para ceñirse el chaleco salvavidas de modo que este pudiera alzarlo sobre la superficie. Entonces, de repente, el equipo femenino apareció sobre su piragua como un equipo de superheroínas al rescate. Juliet tendió la mano al hombre que acababa de conocer hacía unos minutos, como diciendo: «Ven conmigo si quieres vivir».

Nos encanta contar esta historia cuando nos preguntan cómo nos conocimos, y vale la pena mencionar que el equipo femenino consiguió la medalla de plata, además de salvar el pescuezo del masculino. Sin embargo, si la incluimos aquí no es por eso, sino porque ese día se nos quedó grabado profundamente que no nos podemos permitir olvidarnos de la seguridad. Nunca pasa nada hasta que pasa y, si uno no se prepara bien, es muy posible que acabe en un rápido de clase V sin remo y sin chaleco, metafóricamente hablando (¡y quizás, incluso literalmente!).

Naciste para moverte es un chaleco salvavidas que te entregamos con instrucciones sobre cómo preparar el cuerpo para lo que tenga que venir, ya sea la edad, una lesión o los achaques y dolores derivados de vivir en un mundo anclado a sillas, amante de la tecnología y energizado con cafeína. Si te dejas guiar por el libro, no te quedarás petrificado cuando te inclines para hacer la cama y no te descubrirás encorvado e incómodo cuando te levantes después de un maratón sentado frente a la computadora. Tendrás los hombros relajados. Perderás peso y reducirás el riesgo de desarrollar enfermedades como la diabetes. La columna vertebral ganará en estabilidad y tendrás más energía física y claridad mental. Si eres deportista o haces ejercicio con regularidad, serás más rápido y más fuerte, y sufrirás menos contracturas de hombro o de gemelo. El dolor de rodillas desaparecerá. Básicamente, te forjarás un cuerpo duradero. Y lo harás de maneras inesperadas.

Descálzate y verás a qué nos referimos. Sí, leíste bien: ¡zapatos fuera! Ahora sigue estas instrucciones.

En un área despejada y limpia, ponte de pie con un pie cruzado por delante del otro. Sin agarrarte a nada (a no ser que te falte mucho el equilibrio), flexiona las rodillas y desciende hasta sentarte en el suelo con las piernas cruzadas. Ahora, en esa misma posición, inclínate hacia delante, con los brazos estirados también hacia delante para tener una mayor estabilidad, y levántate, si puedes, sin tocar el suelo ni con las manos ni con las rodillas, y sin agarrarte a nada.

Acabas de hacer lo que se conoce como el «test de sentarse y levantarse». ¿Cómo te fue? Si no lo conseguiste, no te preocupes. La televisión no emite anuncios de salud pública que nos insten a sentarnos y levantarnos del suelo. Los médicos ni lo mencionan. Y los entrenadores personales se dedican a otras cosas. Sin embargo, la capacidad de sentarse y levantarse sin apoyos es un indicador singular de que se tiene un cuerpo dinámico y capaz de moverse de maneras que hacen que uno se sienta vivo... y quizás incluso promueve la longevidad. Se puede decir lo mismo del resto de los indicadores que se suelen pasar por alto y que encontrarás a lo largo del libro.

Si te presentamos el test de sentarse y levantarse tan pronto (ahondaremos en él en la pág. 40) es porque queremos que empieces a pensar en lo que representa ser capaz de sentarse y levantarse del suelo: movilidad. La palabra «movilidad» denota algo maravilloso: la convergencia armoniosa de todos los elementos que te permiten moverte con libertad y sin esfuerzo en el espacio y en la vida. Todo está en sincronía: las articulaciones, los músculos, los tendones, los ligamentos, las fascias, los nervios, el cerebro y los vasos sanguíneos que nutren todo el cuerpo. El programa de este libro (y nuestra misión) aborda todos los elementos que conforman esta red de movimiento. Aprender a utilizarla te ayudará a ganar agilidad, rapidez y vitalidad, así como acabar con la limitación de movimiento, la rigidez y el dolor.

Al contrario de lo que puedas pensar, conseguir una buena movilidad no exige hacer ejercicio. Ni cardio. Ni entrenamiento de fuerza. Por el contrario, se trata de implementar una serie de sencillas actividades que aumentan la capacidad de adoptar un movimiento libre y cómodo, lo que beneficia a todos los sistemas del organismo (digestivo, circulatorio, inmunitario y linfático) que median el movimiento del cuerpo. Al usar la infraestructura del cuerpo, la mantenemos y evitamos que se pierda. La movilidad también prepara el cuerpo para el ejercicio físico, si quieres hacerlo. De todos modos, lo fundamental es que prepara el cuerpo para la vida.

Naciste para moverte se basa en una premisa muy sencilla: 10 pruebas de evaluación + 10 prácticas físicas = 10 maneras de conseguir que el cuerpo funcione mejor. Incluye elementos de bienestar de los que la mayoría de las personas no han oído hablar nunca y los incorpora a un plan que todo el mundo puede seguir de una manera u otra. Al igual que el test de sentarte y levantarte que acabas de hacer, las pruebas de evaluación son indicadores de lo que llamamos Signos Vitales y reflejan lo bien que te mueves, cuánto te mueves o lo bien que algunas de tus actividades cotidianas promueven el movimiento. Estás a punto de averiguar cosas como si puedes levantar los brazos por encima de la cabeza sin limitación de movimiento, si puedes mantener el equilibrio sobre una sola pierna, lo rica (o pobre) que es tu ingesta diaria de micronutrientes y cuántas horas duermes al día. Aunque no es lo que se suele entender por Signos Vitales, creemos que proporcionan una información tan importante acerca de la salud como la frecuencia cardiaca, la presión arterial o la cifra de colesterol. Los Signos Vitales aportan información acerca de por qué sufres molestias, dolores o fatiga; predicen lo bien que te recuperarás de una enfermedad o lesión, y anuncian tu grado de actividad a medida que envejezcas.

Se trata de información que podrás trasladar a la práctica, porque cada prueba de evaluación viene acompañada de un ejercicio que puede consistir en varias movilizaciones, en una estrategia para mejorar el sueño o la alimentación, o en una combinación de ambas cosas. La cuestión es que ponerlo en práctica mejorará el Signo Vital en cuestión. Para terminar, combinamos todos los Signos Vitales en un plan asequible y sucinto al alcance de todo el mundo, y que sugerimos, con toda humildad, que todo el mundo debería seguir. Llevamos el tiempo suficiente batallando en las trincheras del ejercicio físico como para saber que estas son las diez cosas que verdaderamente importan, seas quien seas o hagas lo que hagas con tu tiempo. Son fundamentales. Si eres un treintañero que no pisa el gimnasio ni por casualidad y que se pasa el día frente a una pantalla, son importantes para ti. Si eres un triatleta, un adicto al CrossFit, un golfista jubilado o un profesional de mediana edad que solo tiene tiempo para salir de excursión con el perro el fin de semana, también son importantes para ti.

A pesar de que, a primera vista, quizás no sea evidente qué pueden tener en común un ciclista de montaña olímpico de veintitrés años que acaba de sufrir su primera lesión y una abuela de sesenta y ocho años a quien le crujen las articulaciones, lo cierto es que ambos necesitan el mismo mantenimiento básico de movilidad o, dicho en otras palabras, aprender a abordar, proteger y mejorar la forma física humana natural. Quizás tu objetivo sea cruzar a nado el canal de la Mancha como un Navy SEAL o llegar a la meta del maratón de Nueva York, o quizás solo aspires a levantarte del escritorio tras un maratón de navegación por internet sin que te duela la espalda o jugar sobre el césped con tus hijos o tus nietos. Sea cual sea tu objetivo, este libro te ayudará a conseguirlo. Y, créenos, te encantará.

En la salud, como en la vida, las personas tendemos a quedar encasilladas en función de varios aspectos, como la edad, el grado de actividad física, las capacidades, los dolores y los achaques. *Naciste para moverte* tiende puentes sobre estas brechas, porque... ¡todos los cuerpos están hechos para moverse! Incluso si ya conoces y practicas con regularidad las técnicas avanzadas de movilización y movimiento del libro de Kelly *Becoming a Supple Leopard: The Ultimate Guide to Resolving Pain, Preventing Injury, and Optimizing Athletic Performance* (publicado por primera vez en 2011 y actualizado en 2015), todavía queda mucho por aprender. Sean cuales sean nuestras actividades extracurriculares, todos los seres humanos nos enfrentamos al efecto de la gravedad, a la adicción a la tecnología, a la confusión nutricional, al estrés, a las alteraciones del sueño y al inevitable envejecimiento.

Este libro te prepara para la carrera de fondo que es la vida. A lo largo de estas páginas encontrarás la información que descubrimos durante nuestro trabajo con personas de alto rendimiento. Sin embargo, y por interesantes que puedan ser esas perlas de sabiduría, lo que nos interesa de verdad es lo que nos pueden enseñar las personas más resistentes. No nos interesa tanto qué hace que un *quarterback* estrella sea un *quarterback* estrella, sino qué hace que las personas normales más resistentes sean las personas normales más resistentes. Por ejemplo, ¿cómo es posible que un señor de setenta y siete años empiece la mañana limpiando la nieve del jardín a paladas y luego se pase el día jugando con el trineo con sus nietos y esté fresco como una lechuga? Seguro que conoces a personas de cincuenta y tantos, o sesenta y pocos que dicen que es como si se estuvieran desarmando por momentos. ¿Qué las hace distintas de personas de la misma edad que no se desarman y que, por el contrario, afirman tener la misma vitalidad de siempre? Encontrarás la respuesta a estas y otras preguntas en los diez Signos Vitales que te presentaremos en el libro.

Cuando aún estamos en la veintena o la treintena, e incluso a los cuarenta y tantos, pensar en la vejez puede ser complicado. No acostumbramos a pensar en si nos caeremos o en si, al envejecer, la falta de movilidad nos convertirá en una carga para las personas que nos quieren. Sin embargo, tengas la edad que tengas, y tanto si estás en el grupo de edad más despreocupado como si justo te empiezas a plantear cómo se presenta la vejez, te conviene adquirir hábitos de movimiento saludables. Y lo mejor de todo es que no hay que esperar para recibir la recompensa: la empezarás a disfrutar de inmediato.

En 2010 fundamos una empresa llamada MobilityWOD (Workout of the Day, o Ejercicio del Día) y empezamos a subir a YouTube videos diarios centrados, como habrás adivinado por el nombre, en la movilidad. Fue un paso natural para nosotros, porque todo lo que habíamos hecho durante los años anteriores nos decía que usar el cuerpo para lo que la naturaleza lo diseñó (algo que no hace casi nadie, ni siquiera los deportistas profesionales) era la clave no solo para mejorar el rendimiento atlético, sino también para vivir mejor. Y teníamos un punto de vista privilegiado, porque, mientras ambos combinábamos la vida familiar con nuestros respectivos trabajos, empezamos a hacer incursiones en el mundo del *fitness* y organizamos eventos similares al CrossFit en el patio de nuestra casa en San Francisco, hasta que abrimos una franquicia de CrossFit en la ciudad. Si algo nos quedó claro fue que, tanto si los clientes daban todo en el gimnasio sin obtener resultados como si acababan en la camilla de fisioterapia de Kelly con dolores o lesiones intratables, el problema hundía sus raíces en la falta de comprensión acerca de cómo se suponía que debían mover el cuerpo, además de en la falta de atención a la movilidad básica. Además, muchas de estas personas habían adquirido hábitos poco saludables para afrontar sus abarrotadas agendas y recurrían a la cafeína para mantenerse despiertas durante el día y al alcohol o a las pastillas para dormir y relajarse por la noche. No tardamos en dejar nuestros trabajos y el gimnasio para centrarnos en lo que el mundo del *fitness* estaba pasando por alto: la salud asociada al movimiento.

Cuando empezamos a subir los videos de MobilityWOD en 2010, no teníamos ni idea de que desencadenarían una revolución. En un abrir y cerrar de ojos, «movilidad» se había convertido en la palabra de moda entre los expertos del deporte y del *fitness*. Y a medida que la idea se difundía, recibíamos cada vez más llamadas de personas de todo el mundo que querían saber más al respecto. Muy pronto, MobilityWOD se había transformado en lo que hoy es nuestra empresa, The Ready State, y empezamos a trabajar el movimiento y la movilidad con todas las ramas del ejército; con jugadores y entrenadores de la NFL, la NBA, las MLB y la NHL; con atletas olímpicos; con equipos deportivos universitarios; con empresas del *Fortune 500*; con consejeros delegados y con miles de personas más.

Sin embargo, si hay que repetir algo acerca de la movilidad es que no solo permite que la élite del deporte o de la sociedad alcancen su máximo rendimiento, sino que permite que lo alcance todo el mundo, incluso si se trata de dormitar en un asiento mientras se juega a *Minecraft* o a *Fortnite*. Los ejercicios para maximizar la movilidad son los mismos para todos. Resulta que lo mismo que permite a un deportista de élite rendir al máximo nivel logra también que el resto de los mortales disfruten de más agilidad y vitalidad, y sufran menos dolores. Y lo mejor de todo es que no hay que ser deportista para incluir los ejercicios de movilidad en la vida cotidiana.

Y es que (no nos cansaremos de repetirlo) no estamos hablando de hacer ejercicio físico. El ejercicio es vital para el corazón y los pulmones, para la composición corporal, para la paz mental y para un millón de cosas más. No te sorprenderá que te digamos que nos encanta. Te recomendamos encarecidamente que hagas deporte, con la única condición de que sea algo que te encante (o que, al menos, te guste). Da igual que sea pilates, remo, atletismo, natación, zumba, ciclismo, CrossFit, caminar, yoga, levantamiento de pesas o lo que sea. Somos totalmente agnósticos respecto a la mejor actividad física de todas. En cuanto al tema que nos ocupa (la movilidad), el ejercicio físico es extracurricular. (En la pág. 321 hablaremos más de este tema). Ninguna de las actividades que acabamos de enumerar sustituye a los ejercicios que activan la musculatura, los tejidos, los huesos y las articulaciones con movimientos sencillos pero vitales. Tampoco sustituyen a las prácticas que permiten esos movimientos. La cantidad de tiempo que dormimos, por ejemplo, influye en cuánto dolor sentimos y, por lo tanto, en cuánto nos movemos durante el día. Como verás a medida que leas, todo está relacionado.

A estas alturas, ya habrás oído que el sedentarismo causa todo tipo de males, siendo la muerte prematura el más grave de ellos. Sin embargo, de algún modo, este mensaje se ha traducido en la idea de que si pedaleamos a fondo durante una hora en SoulCycle o lo damos todo en la clase de *spinning*, habremos esquivado el problema del sedentarismo. Enhorabuena por hacer ejercicio, pero eso no es lo mismo que mover el cuerpo a lo largo del día de todas las maneras saludables para las que está programado. Moverse significa activar el cuerpo caminando, inclinándote, agachándote, desplazando el peso corporal, estirándote, empujando, jalando e incluso haciendo movimientos nerviosos. Se trata de una combinación de acciones funcionales que garantizan que todo esté en buen estado, desde las articulaciones al sistema digestivo. Todos nos movemos a diario; lo que sucede es que la mayoría no nos movemos lo suficiente o de las maneras en que necesitamos hacerlo.

Estamos diseñados para movernos, del cerebro hacia abajo. Y no por los motivos que podrías suponer. Sabemos que deambulamos porque la deambulación permitió a nuestros antepasados cazar y recolectar. Nuestra supervivencia dependía del movimiento (y sigue dependiendo de él, si tenemos en cuenta las veces que nos levantamos del sillón para ir al refrigerador). Sin embargo, hay otros procesos vitales que también dependen del movimiento. Necesitamos caminar, porque caminar hace que todo fluya en el cuerpo. Alimenta los tejidos, nos descongestiona y estimula la eliminación de desechos del organismo. También estamos programados para entrar en contacto regular con el suelo. Los primeros seres humanos se sentaban en el suelo, dormían en el suelo y hacían sus necesidades en el suelo. Y lo siguen haciendo en muchas culturas, lo que quizás explique, en parte, por qué se mantienen más activos en la vejez que el estadounidense promedio. También explica por qué los occidentales tenemos más probabilidades de sufrir dolor articular e incluso de necesitar prótesis articulares.

Esto no significa que tengamos que empezar a comer sentados en el suelo frente a la mesita de centro ni renunciar a los cuartos de baño modernos. No tiene sentido romantizar la vida del Paleolítico, porque no hay nada envidiable en poder morir de algo tan sencillo como una infección bucal. Sin embargo, y tomando prestado un término de la biología de la conservación, sí que podríamos «renaturalizar el cuerpo». En términos generales, *renaturalizar* se define como la «recuperación y protección de los procesos naturales». Como cualquier ecosistema, el cuerpo cuenta con un diseño intrínseco que permite un funcionamiento óptimo. Toda la información que contiene este libro tiene el objetivo de recuperar el estado natural del cuerpo: renaturalizarlo.

La necesidad es más que evidente. Está muy bien documentado que, como sociedad, vamos al gimnasio en automóvil, pedimos que nos traigan el súper a casa y pasamos más tiempo frente a las pantallas del que Steve Jobs o Bill Gates hubieran podido imaginar jamás. No cargamos el cuerpo con el peso de esas compras, lo que beneficiaría a nuestra salud musculoesquelética, y mantenemos la columna vertebral, los hombros, la cadera y las rodillas bloqueadas durante horas en posiciones que no les resultan naturales. Como ya dijimos, estamos concebidos para movernos de maneras concretas y no hacerlo es como sacar un avión a la autopista: sí, avanzará como pueda y de manera muy ineficiente, pero si lo elevamos al cielo (el lugar para el que se construyó), la maquinaria voladora saldrá disparada.

El 73% de los adultos estadounidenses padece sobrepeso, según los Centros para el Control y Prevención de Enfermedades (CDC, por sus siglas en inglés). Otra cifra que da vértigo: según el Instituto de Políticas Sanitarias de la Universidad de Georgetown, 65 millones de estadounidenses informan de un episodio reciente de dolor de espalda y unos 16 millones de adultos sufren dolor de espalda crónico. Y más aún: el Global Wellness Institute estima que la industria del ejercicio físico mueve unos 868 000 millones de dólares y los datos muestran que hacemos más ejercicio que en ningún otro momento de la historia. La incongruencia es abismal. Si hay tanta gente dejando el dinero en gimnasios, en estudios de yoga, en clases de *spinning*, en tenis deportivos, etc., ¿cómo es posible que seamos un país achacoso y con sobrepeso? Estamos más gordos, más enfermos, más delicados y menos en forma, nos sometemos a más intervenciones de prótesis articulares... la lista sigue y sigue.

Creemos que parte de la responsabilidad recae en el mensaje que transmite el propio mundo del *fitness*. Las recomendaciones acerca del ejercicio físico pueden resultar abrumadoras para las personas a quienes no les gusta demasiado hacer deporte o que tienen limitaciones físicas. Muchas personas acaban por no hacer nada, ya que se lanzan a lo que creen que deben hacer sin estar preparadas para ello, y entonces, o bien lo detestan, o bien se lesionan y lo dejan. Nos alegra decir que entrenadores personales de todo el país están incluyendo en sus rutinas los entrenamientos de movilidad que hemos popularizado y ayudan así a sus clientes a preparar el cuerpo para el ejercicio, a fin de que les resulte más fácil y placentero. Aun así, muchas de las personas que disfrutan haciendo ejercicio, e incluso muchos deportistas de élite, no saben todavía que estar en forma es mucho más que castigarse en el gimnasio o en la pista. Si quieres saber si tu rutina de ejercicios es buena, haz la prueba: si eres corredor, ve a una clase de *spinning*; si eres nadador, prueba una clase de pilates, y si eres fan del yoga, apúntate a una sesión de CrossFit. Y viceversa. ¿En qué medida eres capaz de pasar de una disciplina a otra? Si te hiperespecializaste tanto que te desmoronas cuando te dan un peso y te piden que hagas una zancada al frente, no eres muy funcional. ¿Y acaso no es eso lo que queremos? ¿Ser tan funcionales que podamos hacer todo lo que queremos y necesitamos hacer?

Es evidente que necesitamos un enfoque distinto, y creemos que ese enfoque consiste en dotarte de las herramientas necesarias para llevar a cabo un mantenimiento básico con movimientos saludables y prácticas diversas que se complementan mutuamente. Este programa es un campo base. Una vez lo domines, podrás ascender a la cima que te propongas. ¿Quieres entrenar para una carrera de diez kilómetros o un maratón? ¿Recorrer un país entero en bicicleta? O quizás tu «cima» consiste en hacer senderismo con regularidad o en pasear por tu colonia todas las mañanas. Sean cuales sean los objetivos que te hayas propuesto (por ejemplo, cumplir con tus obligaciones cotidianas sin que el dolor te obstaculice), este es el punto de partida para tu presente y tu futuro. La movilidad que cultives hoy te ayudará a disfrutar de la vejez tanto como cualquier plan de jubilación.

Durante los últimos diez años, hemos acompañado a decenas de miles de personas que adoptaron el protocolo que presenta este libro y hemos visto fantásticos resultados. Y, por si hubiera alguna duda, hacemos lo que predicamos: nosotros también hemos adoptado los diez ejercicios. Porque gracias a nuestra profesión, tenemos acceso a todas las herramientas, a todos los planes de entrenamiento, a todo el material y a toda la tecnología deportiva que puedas imaginar. Podemos llamar a atletas de fama mundial para pedirles consejo. Tenemos tanta suerte que casi resulta embarazoso. Sin embargo, lo primero que hacemos son las diez prácticas que encontrarás en el libro. A diario. Es nuestro punto de partida y, para ser sinceros, cuando la vida se vuelve caótica (algo habitual para dos personas normales con trabajos de tiempo completo y dos hijas), no damos para más. Hay veces que lo único que podemos hacer es sentarnos en el suelo mientras vemos una película (más adelante te explicaremos por qué esta actividad aparentemente pasiva mejora la movilidad), comer tres raciones de verdura y dormir.

Lo que queremos decir con esto es que ni somos perfectos ni esperamos que tú lo seas. Este es el espíritu del programa: es muy asequible y no exige ir al gimnasio. Además, hay muchas maneras de hacerlo, como verás en «Haz que funcione: Ciclo de 24 horas» (pág. 309). Tampoco te mentiremos: tendrás que dedicarle tiempo (por desgracia, no se puede tan solo leer el libro para tener todos los beneficios por ósmosis). No permitas que nadie te diga que no hay que esforzarse para tener buena salud. Claro que hay que esforzarse. Sin embargo, lo que sí podemos decir, como dos personas muy ocupadas que han integrado estos ejercicios en el día a día, es que el compromiso de tiempo es razonable y asumible, sobre todo si reclutas a amigos, familiares e incluso partes de tu comunidad para sumar responsabilidad recíproca y camaradería.

Te dediques a lo que te dediques, este libro trata más de vivir de forma consciente que de intentar satisfacer expectativas imposibles de alcanzar. Nuestro objetivo es que te levantes de la silla más veces, que te mantengas en equilibrio sobre una pierna durante unos minutos (¿o tienes algo más importante que hacer mientras te cepillas los dientes?), que añadas un poco de brócoli al vapor al plato de la cena y que duermas con antifaz. Camina. Siéntate en el suelo a ver la televisión. Mueve mejor la cadera, los hombros y la columna vertebral. Si debes dejar de lado estas actividades temporalmente, recupéralas cuando puedas. Conviértelas en los cimientos o en la piedra angular de tu bienestar para toda la vida. Y permite que te ayuden a deslizarte por la vida con tanta fluidez que te parecerá que estás hecho para moverte. ¡Y es que lo estás!

Los diez puntos básicos del libro

- Entender cómo se relacionan el rango de movimiento y la postura corporal con la salud, la facilidad de movimiento y la presencia (o ausencia) de dolor.
- Evaluaciones medibles y replicables que te ayudarán a determinar tu situación actual, tu objetivo y la manera de conseguirlo.
- Técnicas de movilización para reducir la rigidez y aliviar el dolor.
- Tomar conciencia de la frecuencia con la que te sientas, te levantas y caminas... y de por qué es importante.
- Ideas para que tu entorno promueva hábitos saludables.
- Estrategias para dormir mejor.
- Estrategias fáciles para aumentar la cantidad de micronutrientes y de proteína en la dieta, además de consejos sobre cosas que crees que tienes que comer, pero que deberías evitar.
- Aprendizajes sobre cómo usar la respiración para mejorar la movilidad y el bienestar general y aliviar el estrés.
- Primeros auxilios para los problemas de tejidos blandos: ¿qué puedes hacer si te duele algo?
- Un conocimiento exhaustivo sobre cómo llevar a cabo un mantenimiento básico del cuerpo.
- Un conjunto de prácticas que promueven la salud y un cuerpo más duradero.

Cómo usar este libro

No pensaremos mal de ti si, cuando leíste que resumimos el programa *Hechos para movernos* como «10 pruebas + 10 actividades físicas = 10 maneras de conseguir que el cuerpo funcione mejor», sentiste una mezcla de emoción y de miedo. ¿Hay alguien que no quiera que su cuerpo funcione mejor? No. Todos queremos un cuerpo que funcione mejor. Y, sin embargo, quizás te preguntes quién tiene capacidad para añadir aún más cosas a su vida. La respuesta es: tú. Tienes capacidad para añadir diez cosas más a tu vida y nosotros te enseñaremos cómo hacerlo.

Sin embargo, antes queremos dejar claro que una gran parte de esas diez cosas no son más que modificaciones de lo que ya haces, en vez de actividades completamente nuevas que debas meter con calzador en tu rutina diaria. Ya comes, te sientas, duermes, te levantas, respiras y caminas. Lo que vamos a hacer es enseñarte a hacerlo de otra manera. También habrá cosas nuevas (sobre todo las movilizaciones), aunque no son pesadas y las podrás adoptar con facilidad por ajetreados que sean tus días. Y, dijimos antes, tampoco pretendemos que alcances la perfección: nosotros solo nos exigimos hacer lo que podemos cuando podemos y a ti te pediremos lo mismo, ni más ni menos.

Aunque el libro se centra en el cuerpo, todo empieza por la mente. Queremos que cambies de idea acerca de tus hábitos diarios, que encuentres oportunidades para moverte cuando pensabas que no había ninguna y que reformules qué significa para ti estar en forma. Vale la pena repetir que, por mucho que entrenes al máximo durante una hora todas las mañanas y por beneficioso que eso resulte para el sistema cardiorrespiratorio, no significa que te puedas permitir pasar el resto del día con el trasero en una silla, convencido de que tienes buena salud. El mensaje que la mayoría de nosotros llevamos escuchando desde hace años es que basta con sudar la gota gorda durante un periodo relativamente prolongado varias veces a la semana para cuidar del cuerpo. Si entrenas, el tiempo y el esfuerzo que inviertes no están perdidos, muy al contrario, pero el cuerpo también necesita moverse a lo largo del día. Si lo quieres ayudar, pasa menos tiempo sentado y más tiempo de pie.

Luego está el tema del equilibrio. ¿Quién piensa en el equilibrio, a excepción de las personas mayores, que temen los efectos potencialmente devastadores que pueden tener las caídas a su edad? Sin embargo, hay dos motivos por los que vale la pena pensar en el equilibrio se tenga la edad que se tenga. El primero es el de la teoría de los accidentes normales, que plantea que los accidentes son inevitables en cualquier sistema complejo. Y vivimos en un mundo complejo en el que el pavimento resbala, las bicicletas dan con baches y nuestra pareja deja los zapatos tirados en el suelo. En otras palabras, no hay edad en la que el riesgo de caer sea nulo. Y todos avanzamos hacia el estatus de «persona de cierta edad», si es que no estamos allí ya. Trabajar el equilibrio y otros aspectos de la movilidad es como meter dinero en la alcancía para poder usarlo cuando lo necesitemos en el futuro.

Y cuando lo necesitemos ahora. Si tienes dolores o limitaciones concretas, las movilizaciones que te enseñaremos te ayudarán a resolver distintos problemas. ¿Abordan todos los problemas ortopédicos y de tejidos blandos habidos y por haber? Eso sería un conocimiento enciclopédico que supera con mucho el alcance de este libro. Sin embargo, ese material enciclopédico existe. Si este libro no aborda tu problema concreto, te animamos a que visites nuestro sitio web: thereadystate.com.

Para terminar, unas palabras acerca de las pruebas de evaluación. Debemos recordar que el cuerpo es dinámico y que el rango de movimiento puede cambiar en función de lo que hagamos día a día. Todas las pruebas que contiene el libro son herramientas diagnósticas que te ayudarán a evaluar tu estado actual y a determinar en qué debes centrar la atención. Y ya está. No son juicios de valor. Puede haber muchísimas cosas en juego. Estrés familiar. Compromisos de trabajo. Entrenar demasiado si eres deportista. Las variables son infinitas. El rango de movimiento, los hábitos de sueño y de alimentación, cómo respiras... son puntuaciones individuales. Se mantienen constantes y, de repente, cambian. Es decir, solo sabes cómo están hoy, y es posible que mañana tengas que hacer algo para ajustarlas. Contar con los Signos Vitales del movimiento como punto de referencia (como cuando pasas por una revisión médica, pero con más frecuencia y sin necesidad de sentarte en la sala de espera) te puede ayudar a identificar los ajustes necesarios. Una vez que hayas tenido ese momento eureka, la solución será sencilla.

Puedes empezar el programa de varias maneras. Ten en cuenta que los Signos Vitales no aparecen por orden de importancia, sino que siguen la secuencia que, según nuestra experiencia, facilita al máximo la adopción de conductas nuevas. En realidad, los puedes adoptar en el orden que prefieras y todos a la vez o por partes. Habrá personas que prefieran acabar el libro, hacer todas las pruebas e implementar todos los ejercicios a medida que avancen. Mañana mismo podrías plantearte un día completamente distinto al de hoy. Pero no es la única manera. En función de cómo sea tu relación con el cambio, adaptar las nuevas conductas de forma gradual quizás no solo sea aceptable, sino también lo más práctico. Más adelante en el libro te daremos varios ejemplos de cómo incluir las prácticas físicas en el día a día (pág. 309), pero también puedes elegir tu propia aventura. Déjate guiar por tus necesidades y tus intereses a la hora de decidir qué ejercicios adoptar primero y el ritmo al que quieres ir añadiendo los siguientes. También puedes decidir el tiempo que quieres dejar entre las movilizaciones a lo largo del día, en función de cómo se te presente este.

Puede ser que cuando mires la lista de los diez ejercicios, te des cuenta de que ya tienes integrados uno o varios de ellos. Quizás ya comes más de 800 gramos de fruta y verdura diarios o duermes ocho horas todas las noches. Quizás ya tienes un escritorio elevable que te permite trabajar de pie y reducir el tiempo que pasas sentado a lo largo del día. Una vez que hayas hecho las pruebas de evaluación, sabrás en qué punto te encuentras y, por lo tanto, adónde debes ir.

Una advertencia: superar con calificación alta alguna prueba no significa que te puedas olvidar de ese Signo Vital en concreto. Sí, ya sabemos que parecemos muy estrictos. Pero es que hay que asumir que no hay habilidad o cualidad que no exija práctica si queremos mantenerla. Eso sí, habrá aspectos en los que te tendrás que esforzar menos que alguien que tenga que comenzar de cero. Por ejemplo, si ya puedes hacer una sentadilla profunda y mantenerla durante cinco respiraciones, no necesitarás hacer los ejercicios (sentadillas en silla) diseñados para que te ayuden a conseguir la sentadilla. Sin embargo, sí que tendrás que hacer la sentadilla profunda unas cuantas veces a la semana. El objetivo final es que incluyas en tu día a día todos los ejercicios que te presentaremos. No hay normas escritas en piedra sobre cómo hacerlo, así que elige el modo que te resulte más útil para conseguirlo.

¿Qué significa conseguirlo? En primer lugar, te encontrarás mucho mejor que antes de adoptar los ejercicios del libro. En segundo lugar, habrás transformado todos esos pequeños cambios en rutinas, en hábitos que mantienes sin ni siquiera tener que pensar en ello. Y, por último, conseguirlo significa que, dentro de unos años, podrás decir: «Aún estoy activo y sano porque moví el cuerpo con frecuencia y de la manera correcta». Vale la pena señalar también que lo puedes conseguir en cualquier momento. Nunca es demasiado tarde para empezar ni, si se diera el caso, para empezar de nuevo.

Aprenderás mucho acerca de ti mismo a medida que hagas las pruebas de cada Signo Vital y adoptes medidas conscientes para mejorarlas. Y aprenderás que eres mucho más capaz de lo que pensabas: eres capaz de inmunizarte contra el dolor, capaz de dotar de energía a tu rendimiento en cualquier tarea que te propongas y capaz de mantener un cuerpo duradero y con buena salud año tras año.

ALGUNAS COSAS QUE HAY QUE SABER

Aunque nuestra intención es evitar la jerga de gimnasio y del *fitness* en la medida de lo posible, hay momentos en los que hay que llamar las cosas por su nombre, por mucho que eso suponga recurrir a la jerga. Estos son algunos de los términos que encontrarás a lo largo del libro, acompañados de nuestra definición.

RANGO DE MOVIMIENTO. Mírate una mano. Ahora, flexiona la muñeca de modo que el dorso se mueva hacia la parte externa del antebrazo. A continuación, flexiónala en sentido contrario, hacia la cara interna del antebrazo. Estos movimientos muestran el rango de movimiento de la muñeca. Al igual que esta, todas las articulaciones del cuerpo se pueden mover hasta el extremo de una determinada distancia. Y cada articulación se puede extender y flexionar en distintas direcciones; algunas incluso pueden moverse en muchas direcciones.

Disponer de un rango de movimiento completo significa que puedes mover las articulaciones completamente en todos los sentidos en que se pueden mover. La naturaleza te dotó de un rango de movimiento muy bueno, pero ni las actividades modernas de la vida diaria ni las principales formas de ejercicio (sobre todo si te centras en un tipo de actividad física concreta) ofrecen demasiadas oportunidades de emplearlo. En un día normal, la mayoría de nosotros movemos las articulaciones en un tramo diminuto de su rango de movimiento, a pesar de que podemos (y necesitamos) hacer mucho más. De la misma manera que los músculos pierden la fuerza si no los ejercitamos, las articulaciones que no se mueven en todas las direcciones pierden rango de movimiento. El dicho de «lo que no se usa se atrofia» también es aplicable aquí.

RANGO MÁXIMO. El punto distal del rango de movimiento de una articulación.

FLEXIÓN Y EXTENSIÓN. Aunque cada parte del cuerpo se mueve de distintas formas, hay dos movimientos fundamentales que iremos mencionando a lo largo del libro. La flexión es un movimiento que cierra el ángulo entre las partes del cuerpo, como el hecho de inclinarse hacia delante. La extensión es un movimiento que abre el ángulo entre las partes del cuerpo, como estirar el codo o estirar la pierna hacia atrás.

MOVILIZACIONES. El cuerpo se adapta a las posiciones en que lo ponemos día a día. Si, por ejemplo, te pasas el día sentado o conduciendo, el rango de movimiento de la cadera se reducirá y la articulación se volverá rígida. Las movilizaciones son técnicas diseñadas para contrarrestar el efecto de las posiciones prolongadas y de la falta de movimiento. No son ejercicios de fuerza, sino que desplazan la articulación en distintas direcciones, despegan tejidos blandos (piel, nervios, músculos y tendones) que están comprimidos y enseñan nuevas pautas de movimiento. También activan el cerebro, porque le hacen saber que puede acceder a posturas específicas de forma segura y que no hace falta que pise el freno cuando nos movemos de determinadas maneras. Respirar y contraer y relajar los músculos son formas de movilización. Gracias a este abordaje sistémico, las movilizaciones ayudan a corregir la tensión muscular y las limitaciones articulares que provocan dolor y despojan al cuerpo de su flexibilidad natural. A veces, las movilizaciones requieren alguna ayuda (nada raro, lo comprobarás un poco más adelante), pero con frecuencia son tan sencillas como tenderse boca arriba y levantar una pierna.

Muchas de las movilizaciones del libro te resultarán familiares si has practicado estiramientos estáticos (los que te exigen mantenerte en una posición durante aproximadamente un minuto). Sin embargo, las movilizaciones y los estiramientos tradicionales son dos cosas distintas. Los estiramientos acostumbran a centrarse en uno de los sistemas de movimiento del cuerpo (los músculos) y funcionan por tensión pasiva. Por el contrario, las movilizaciones apuntan a varios sistemas del cuerpo más allá de los músculos, como el tejido conectivo, las articulaciones y el sistema nervioso. Por lo tanto, los estiramientos solo mejoran la movilidad en parte, mientras que las movilizaciones te llevan mucho más allá. (En la pág. 32 encontrarás más información acerca de los estiramientos).

CONTRACCIÓN/RELAJACIÓN. La mayoría de las movilizaciones que encontrarás en el libro te pedirán que apliques la técnica de «contracción/relajación», que consiste en contraer (tensar) un músculo para, a continuación, relajarlo (soltarlo). Por lo general, se contrae durante unos segundos, se relaja durante unos segundos y se repite el ciclo durante un tiempo específico. Esta técnica tiene su origen en la «facilitación neuromuscular propioceptiva» (FNP) que se usa en fisioterapia, cuyo propósito es entrenar el cerebro para que controle un músculo en una determinada posición.

Cuando adoptamos una posición en la que un músculo y una articulación están en su rango máximo (harás muchas movilizaciones de este tipo para recuperar el rango de movimiento), tienen menos fuerza. Imagina que sostienes un peso pesado en la mano. Te costará mucho más si tienes el brazo totalmente extendido (en su rango máximo) que si flexionas el codo. Sin embargo, a veces necesitamos sostener algo en una posición plenamente extendida, por ejemplo, cuando tenemos que llevar una olla llena de agua desde la llave hasta la estufa. Y es ahí donde el condicionamiento contracción/relajación nos resultará útil, ya que le dice al cerebro que estar en esa posición es seguro y nos permite activar la musculatura que necesitamos para conseguirlo de un modo fácil y seguro. Contraer y relajar la musculatura también nos ayuda a calmarnos y a desensibilizar áreas dolorosas (véase la pág. 218).

ISOMETRÍA. Los ejercicios isométricos contraen la musculatura sin mover la articulación. Contraer los glúteos mientras hacemos fila en la cafetería es un ejercicio isométrico.

CARGAR. Consiste en lo que probablemente hayas supuesto al leerlo: añadir peso para aumentar la fuerza corporal. Típicamente, el término «carga» se usa en el contexto del entrenamiento de fuerza: cuando levantamos una mancuerna, cargamos. Llevar algo pesado, como las bolsas del súper, una caja o un niño también es cargar. Pasear cargados con una mochila llena de libros o latas (algo de lo que hablaremos en la pág. 141) es otro buen ejemplo de carga. Cuando añadimos repeticiones a algo que normalmente hacemos una sola vez, también cargamos, incluso si, técnicamente, no añadimos peso al cuerpo. Por lo tanto, levantarnos de una silla y volver a sentarnos varias veces es cargar. Añadir velocidad es otra forma de cargar. Caminar rápido o correr es cargar. Caminar cuesta arriba o subir escaleras también es un ejercicio de carga.

El propósito de cargar es suscitar una respuesta de adaptación positiva, la cual se aplica a los músculos y a los tejidos que los rodean, y también a los huesos. Los huesos necesitan soportar cargas, porque estas estimulan el proceso de «remodelado». A lo largo de la vida, las células óseas se descomponen y son sustituidas por células nuevas de manera constante. En eso consiste el remodelado, que es esencial para que el esqueleto se mantenga sano. Sin embargo, el proceso depende de estímulos concretos, entre ellos el de soportar cargas.

SISTEMA DE APOYO. La movilidad necesita un sistema de apoyo. Hacer todos los ejercicios de rango de movimiento y caminar 300 000 pasos diarios no lleva a ningún sitio si los tejidos no están nutridos, no les concedemos descanso y no respiramos adecuadamente a la vez que mantenemos una buena postura. Es habitual pensar que para poder estar más activo solo hay que mantenerse más activo, pero no podemos separar la actividad de lo que la alimenta. La nutrición, el sueño y la respiración son las prácticas que fundamentan los ejercicios fundamentales.

ANTICIPAMOS TUS PREGUNTAS

Hay preguntas que nos hacen con frecuencia. Y como es probable que tú compartas las mismas dudas, pensamos que estaría bien resolverlas por adelantado.

¿Tengo que seguir estirando?

Aunque ya hablamos un poco de los estiramientos, vale la pena que ahondemos un poco en el tema, porque los estiramientos se han convertido en un elemento omnipresente en el mundo del *fitness*. Omnipresente en el sentido de que se habla mucho de ellos, pero ¿quién los hace en realidad? En nuestra experiencia, nadie. Lo que hemos visto es que la gente tiende a perseverar en aquello que funciona, pero que la mayoría no persevera con los estiramientos. ¿Tal vez se debe a que estirar no funciona? Exacto.

Estirar induce tensión en los músculos grandes. Si cruzas los pies, te flexionas hacia delante e intentas tocar el suelo con las manos, notarás rápidamente tensión en los músculos isquiotibiales (en la parte posterior del muslo). Eso es un estiramiento. Por desgracia, mucha gente cree que hay que estirar porque así se consigue que los músculos cambien de alguna manera. Sin embargo, eso no pasa casi nunca. Si te sientas en el suelo con las piernas hacia delante, flexionas el tronco e intentas tocarte las puntas de los dedos, y mantienes la postura durante unos cinco minutos, es posible que los isquiotibiales se vuelvan algo más flexibles. El problema es que nadie mantiene un estiramiento durante cinco minutos. Como mucho, lo mantienen entre quince y veinte segundos. La mayoría de las veces, estirar un músculo pasivamente no consigue mucho y, ciertamente, no mejora el rango de movimiento. Para conseguirlo, hay que activar no solo los músculos, sino también la fascia (el tejido conectivo que rodea los músculos), las articulaciones, el sistema nervioso, el cerebro y la respiración.

Esa es la diferencia entre movilizar y estirar. Hacer una movilización (un movimiento que permite que las articulaciones alcancen los puntos distales de las posiciones para las que están diseñadas) es una manera de decirle al cuerpo: «Oye, me voy a quedar aquí un rato, estoy respirando, todo va bien». Es una terapia de exposición, una manera de decirle al cerebro que usar el cuerpo de esa manera es seguro. No nos limitamos a estirar tejidos con la esperanza de que cambien. Implicamos al cerebro en el movimiento y es así como se consigue el verdadero cambio. Cuando el cerebro y el cuerpo se acostumbran a estar en una posición, la podemos adoptar de forma segura cuando sea necesario, ya se trate de dar grandes zancadas si llegamos tarde a una cita, de correr detrás de un niño, de hacer el último *sprint* en un triatlón o cualquiera que sea el motivo que nos exige hacer movimientos amplios.

Estirar no tiene nada de malo. No hace daño y, en ocasiones, produce una sensación muy agradable. Sin embargo, si de lo que se trata es de conseguir resultados, estirar no es la mejor estrategia, porque no activa todos los elementos del sistema de movimiento. Estirar está bien. Si te gusta, sigue haciéndolo. Pero si quieres tener menos dolor, moverte con más fluidez y recuperarte mejor del estrés físico (ya sea por una sesión de senderismo en pendientes durísimas o porque subiste y bajaste las escaleras con el cesto de la ropa diez veces en un solo día), lo que necesitas son movilizaciones, no estiramientos.

¿Y si las movilizaciones duelen?

Mucha gente abandona el ejercicio porque les resulta demasiado incómodo. No les gustan las inspiraciones y exhalaciones trabajosas, ni quedar adoloridos después de hacer ejercicio (aunque hay que decir que también hay personas a quienes les encantan estas sensaciones). Por nuestra parte, no consideramos que las movilizaciones sean ejercicio físico en el sentido convencional de la palabra, porque no aceleran la respiración ni someten la musculatura a un estrés como el de la calistenia o el entrenamiento de fuerza. Sin embargo, sí que es posible que sientas cierta incomodidad mientras las haces (con o sin herramientas) y que incluso se te quede el cuerpo algo adolorido después. Eso no significa que las estés haciendo mal ni que sea necesario que duelan para que funcionen. Sin embargo, el objetivo de las movilizaciones es llevar al cuerpo a posiciones que, de otro modo, no adoptaría jamás, para desoxidarlo, por lo que es posible que se queje un poco. No deberías sentir punzadas intensas de dolor. Eso sería señal de que algo está mal. En cambio, no te preocupes si sientes cierta incomodidad e incluso molestias residuales.

Dicho esto, puedes elegir el grado de intensidad con que haces las movilizaciones: solo tú controlas los decibelios. Si usas alguna herramienta, como una pelota o un rodillo, y tus tejidos son sensibles a la presión, ¡enhorabuena! Encontraste una zona que mejorar con las movilizaciones. Cuando trabajamos grupos musculares grandes, nos gusta movilizar cada lado durante unos cuatro o cinco minutos. La mayoría de las personas pueden tolerar presiones mucho más intensas en los isquiotibiales y los glúteos, mientras que los cuádriceps y la cara anterior del muslo son mucho más sensibles. Algunos de los mejores sistemas deportivos del mundo, como el equipo olímpico chino de halterofilia o los luchadores de muay thai, cuentan con trabajadores cuya tarea es caminar sobre los cuádriceps de los atletas. ¡La mayoría de ellos se quejan de que necesitan aún más presión! Los meros mortales podemos aumentar la intensidad ejerciendo simplemente más presión. Si estás en una posición de flexión o de extensión, la puedes intensificar ahondando en la postura. Del mismo modo, puedes hacer lo contrario para reducir la intensidad, si es demasiada. Haz lo que necesites.

Por otro lado, también puedes ir «por la libre». Una vez que hayas aprendido los conceptos básicos de cómo usar las herramientas en tejidos blandos (lo aprenderás al practicar las movilizaciones de tejidos blandos que encontrarás a lo largo del libro), podrás apelar a tu creatividad y usar una pelota o un rodillo allá donde el cuerpo te lo pida. Por ejemplo, imagina que estás usando el rodillo en la parte superior del isquiotibial y que todo está bien. Entonces haces descender el rodillo unos cinco centímetros más y no puedes inspirar porque te duele demasiado. Sigue ahí, con suavidad, pero de forma continuada, porque eso es tu cuerpo diciéndote que necesita que trabajes esa zona.

Recuerda: siempre que hagas cualquier movilización debes poder hacer una respiración completa. Respirar es un magnífico «sensor de intensidad» integrado. Escucha a tu cuerpo. No hay mejor sensor que ese.

¿Cuál es la mejor hora del día para hacer las movilizaciones?

La respuesta breve a esta pregunta es: cuando las hagas. La verdad es que no importa a qué hora las hagas, siempre que las hagas. A cada persona le quedan mejor horas distintas. Lo sabemos por experiencia. Kelly suele hacer las movilizaciones por la noche. Esa hora le queda bien porque las hace mientras ve la televisión y sabe que a esas horas no tendrá interrupciones. Además, hacer movilizaciones con rodillos o pelotas activa el sistema nervioso parasimpático, el responsable de inducir la relajación. Es una buena manera de facilitar el sueño. Por el contrario, Juliet está más activa por la mañana e incluye las movilizaciones en los ejercicios matutinos, como parte de la rutina de enfriamiento, al final. Si eres de esas personas que se levantan a las cinco de la mañana para meditar y escribir en el diario (o para tener algo de paz y tranquilidad antes de que los correos electrónicos o los niños inicien su bombardeo diario), puede funcionarte hacer las movilizaciones a primera hora.

¿Deberías hacer las movilizaciones para calentar antes de hacer ejercicio? Si quieres trabajar algo concreto, adelante; por ejemplo, imagina que ayer saliste a correr y sentiste que ibas algo lento, así que crees que te iría bien movilizar la extensión de cadera, o bien tienes un calambre en los gemelos y les iría bien que los trabajaras un poco con el rodillo. Sin embargo, en general, lo mejor es que dediques el calentamiento para entrar en calor de verdad y empezar a sudar (en la pág. 232 encontrarás más información sobre cómo calentar antes de practicar deporte).

En el Ciclo de 24 horas y el Reto de 21 días (pág. 309), te daremos pautas específicas para incluir todos los ejercicios del libro en tu día a día. De momento, todo lo que necesitas saber es que basta con diez minutos de movilizaciones al día. Si puedes dedicarles más tiempo, mucho mejor, pero todos tenemos diez minutos disponibles. No hay excusa que valga. Piensa que diez minutos al día son setenta minutos semanales de activación de tu sistema de movimiento, lo que equivale a 280 minutos al mes y 25 550 minutos al año. Visto así, dedicarás una cantidad de tiempo impresionante a cuidar de tu cuerpo sin necesidad de alterar demasiado tu rutina.

¿Tengo que hacer todas las movilizaciones cada día?

No. Tal y como verás cuando llegues al Reto de 21 días (pág. 309), puedes distribuir las movilizaciones y combinarlas como más te convenga. Te recomendamos que hagas al menos una movilización diaria, ¡aunque esperamos que acabes haciendo muchas más! Al igual que sucede con la mayoría de las cosas, a mayor inversión, mayor beneficio.

MATERIAL NECESARIO

Necesitarás material para hacer algunas de las movilizaciones del libro, aunque en la mayoría de los casos son cosas sencillas y relativamente baratas. Si no dispones de ese material, puedes improvisar con objetos que probablemente tengas en casa. Esto es lo que necesitarás:

PELOTA DEL TAMAÑO DE UNA PELOTA DE *LACROSSE*. Son pelotas firmes que se hunden en el tejido y ayudan a «despegarlo». Las pelotas de tenis son más blandas, pero también funcionan.

RODILLO DE ESPUMA. Encontrarás estos tubos cilíndricos, que con frecuencia se usan para hacerse masajes a uno mismo, en cualquier tienda de deportes. Una alternativa es usar un rodillo de cocina.

BANDA ELÁSTICA. Las bandas elásticas ayudan a colocar bien las articulaciones. También puedes usar un cinturón, una correa, una toalla o una camiseta.

TUBERÍA DE PVC O PALO DE ESCOBA. Uses lo que uses, debe tener entre 90 y 120 centímetros de longitud.

ANTES DE EMPEZAR

Los dos pasamos mucho tiempo estudiando y, sin embargo, no hemos perdido el deseo de seguir aprendiendo cosas nuevas, sobre todo si giran en torno a cómo encontrarnos bien, cómo ser resistentes y mantenernos activos. Entendemos este libro como una oportunidad para compartir contigo parte de lo que hemos aprendido, pero, sin duda, lo más importante (y más interesante) que aprenderás aquí tiene que ver contigo. En el fondo, *Naciste para moverte* es un viaje de autodescubrimiento. ¿Te puedes mover de todas las maneras en que necesitas hacerlo? ¿Tienes realmente una buena alimentación? ¿Duermes lo suficiente? ¿Qué puede hacer tu cuerpo que ni siquiera sospechabas? ¿Las causas del dolor que sientes son las que creías que eran? Cuando cierres el libro, serás un libro abierto y estamos impacientes por saber qué descubres.

Agáchate y vuélvete a agachar

EVALUACIÓN
El test de sentarse y levantarse

EJERCICIO
Posturas y movilizaciones sentado en el suelo

¿Puede tu capacidad para sentarte y levantarte del suelo determinar cuánto vivirás? Un grupo de investigadores brasileños y estadounidenses pensaron que sí y se propusieron demostrarlo. En un estudio conjunto que se publicó en 2014 en el *European Journal of Preventive Cardiology*, los investigadores sometieron a 2 002 hombres y mujeres de entre cincuenta y uno y ochenta años a la prueba de sentarse y levantarse que te presentamos en la introducción del libro y que estamos a punto de pedirte que repitas. Los científicos se dedicaron a sus cosas durante los seis años siguientes y, entonces, volvieron para ver cómo les iba a los participantes en el estudio.

Durante ese periodo de seis años, 179 (casi el 8%) de los participantes en el estudio habían muerto. Hicieron sus cálculos y concluyeron que, según los datos del estudio, no ser capaz de sentarse y levantase del suelo sin ayuda se asociaba a un mayor riesgo de mortalidad. Por el contrario, cuanto más elevada fuera la puntuación de los participantes en la prueba, más mejoraba la probabilidad estadística de que siguieran vivos.

Sería razonable pensar: «Bueno, sí, claro, seguramente las personas que murieron eran muy mayores y, como las personas mayores pierden movilidad, probablemente se caían, no se podían levantar y les empezaron a pasar todo tipo de cosas malas. Yo no soy mayor (y, aunque lo fuera, ¡no soy un enclenque!), así que no hace falta que me preocupe mucho por si eso me pasa a mí». Sin embargo, sería un error. El estudio de los investigadores brasileños y estadounidenses concluyó que las personas que obtienen buenos resultados en la prueba tienen más movilidad y que esa mayor movilidad hace que a) la probabilidad de que se caigan sea menor, y b) tengan mejor salud general. Y esto significa que, tanto si las caídas te preocupan como si no, poder sentarte y levantarte del suelo refleja tu estado de salud (además, cualquiera se puede caer a cualquier edad, así que no desdeñes lo valioso que es poder levantarse del suelo). Si te puedes mover de todas las maneras necesarias para poder sentarte y levantarte sin apoyos (o con muy pocos apoyos), tu cuerpo es estable, flexible y eficiente. Es decir, tiene cualidades que te ayudarán a evitar el dolor, a sentirte con más energía y a participar en todas las actividades que te encanta hacer. Y eso es algo a lo que aspiran personas de todas las edades.

Una de las cosas que nos encanta del test de sentarse y levantarse, y el motivo por el que lo usamos en nuestro trabajo, es que hace visible lo invisible. Día tras día, nos movemos de la manera habitual y usamos el cuerpo de maneras tan automáticas que ni siquiera pensamos en ello. Sin embargo, ¿qué puede hacer nuestro cuerpo en realidad? ¿En qué áreas puede mejorar? No lo sabremos nunca a no ser que lo pongamos a prueba. Evaluar este Signo Vital abre la puerta al autoconocimiento y prepara el camino para un cambio constructivo.

EVALUACIÓN: EL TEST DE SENTARSE Y LEVANTARSE

El objetivo principal de esta prueba es determinar si tienes un buen rango de movimiento en la cadera. También evalúa la fuerza de las piernas y de los músculos abdominales, además del equilibrio y la coordinación, que son los atributos que te ayudan a sentarte y levantarte del suelo sin ayuda. La potencia combinada de estos elementos te ayuda a moverte con fluidez y, cuando lo necesitas, también con rapidez: si tienes que caminar con rapidez o correr, agacharte rápidamente para tomar algo del suelo, subir unas escaleras o bailar en la boda de tu hermana, tu cuerpo se sentirá más libre y notarás menos resistencia creada por la rigidez de músculos y articulaciones.

Antes de seguir, hay un par de cosas que cabe tener en cuenta. Si te puedes sentar con las piernas cruzadas y levantarte directamente sin ayuda, te puedes poner una medalla de oro. Eso demuestra que tienes una buena flexibilidad base de cadera. Sin embargo, también puedes usar un apoyo. Pon una mano (o las dos) en el suelo, avanza sobre las rodillas para equilibrarte o incluso agárrate al respaldo de un asiento. Ser capaz de levantarte ya es muy bueno. Y si no te sale demasiado bien o no te sale en absoluto, no te preocupes. Sentarse y levantarse del suelo no es algo que hagamos cada día, así que nadie espera que lo hagas bien a la primera. Lo importante es que lo harás, puedes estar seguro de ello. Una vez que tengas tu puntuación, sea la que sea, te enseñaremos a mejorarla. Así que haz la prueba, a ver qué tal se te da.

Preparación

Ponte ropa que no te apriete ni limite tus movimientos y descálzate. Elige una zona en la que no haya cosas por el suelo.

El test

Si crees que necesitarás ayuda, ponte de pie cerca de una pared o de un mueble estable. Una vez allí, cruza un pie delante del otro y ve bajando hasta quedar sentado con las piernas cruzadas. No te agarres a nada (a no ser que sientas que estás a punto de caer). Ahora, desde esa misma posición con las piernas cruzadas, levántate y ponte de pie, si es posible sin tocar el suelo ni con las manos ni con las rodillas, y sin ningún otro apoyo. Consejo: inclínate hacia delante con los brazos estirados frente a ti. Te ayudará a mantener el equilibrio.

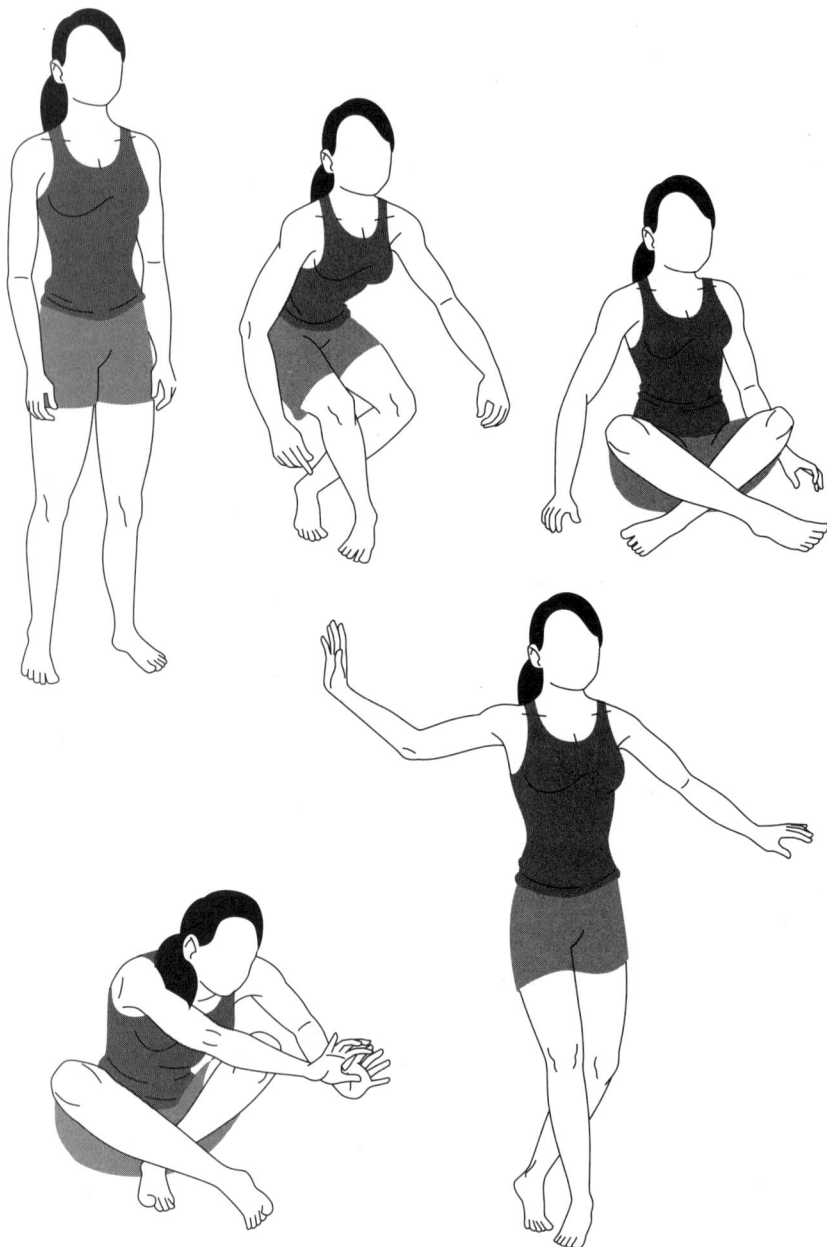

El test de sentarse y levantarse: practica y te será cada vez más fácil.

Interpretar el resultado

Comienza con 10 puntos y resta uno por cada una de los siguientes problemas o necesidades de ayuda:

Apoyar una mano en la pared o en otra superficie sólida
Apoyar una mano en el suelo
Apoyar una rodilla en el suelo
Apoyarte en el lateral de las piernas
Perder el equilibrio

¿Cómo te fue? Tanto si fue bueno como malo, tu resultado no es más que un punto de partida que te permite medir tu capacidad y, a partir de ahí, mejorar si es que lo necesitas (casi todo el mundo tiene margen de mejora). Tengas la edad que tengas y sea cual sea tu nivel de forma física, aspira al 10. Tu objetivo debería ser poder sentarte y levantarte del suelo sin ningún punto de apoyo. Sin más. ¿Significa eso que eres un desastre si no consigues un 10? En absoluto. Todos te seguiremos apreciando. Sí, nosotros también. Sencillamente, significa que irás ganando méritos a medida que mejores tu puntuación al adoptar los ejercicios físicos que te recomendaremos. Eso sí, no pares hasta lograr el 10.

Por otro lado, al margen de la puntuación que hayas obtenido, la receta para mejorarla (o mantenerla, en el mejor de los casos) es la misma. Tal vez sientas que es un poco engañoso (normalmente, a mejor puntuación, menos trabajo), pero los ejercicios y las movilizaciones que harás sentado en el suelo mejoran la movilidad y tienes que practicarlos a diario tanto si tu objetivo es mejorar tu resultado como mantenerlo. De nuevo, la puntuación solo sirve para determinar tu punto de partida. Esto es lo que significa.

10 puntos. La puntuación ideal. Es obvio que tienes un buen rango de movilidad en la cadera y que disfrutas de otras cualidades esenciales para la movilidad. Eso no significa que te puedas dormir en los laureles. Haz los ejercicios y mantén tu habilidad.

7-9 puntos. ¡Enhorabuena! Estás muy cerca. Con un poquito de práctica conseguirás ese 10 (quizás solo sea cuestión de mejorar el equilibrio o la flexibilidad de la cadera).

3-6 puntos. Vas en la buena dirección, pero tienes mucho margen de mejora. Da prioridad a estos ejercicios, que te ayudarán a mejorar el rango de movimiento de cadera que parece que te falta.

0-2 puntos. Sentarte en el suelo y levantarte te cuesta mucho o te resulta imposible. No te desanimes. Lo puedes conseguir y, si practicas, lo conseguirás. Levantarte sin apoyos exige control de piernas y de tronco, además de equilibrio y rango de movimiento de la cadera. Puedes desarrollar todas estas cualidades sentándote y levantándote del suelo y haciendo movilizaciones específicas.

¿Cuándo debes repetir el test?

Puedes volver a hacer la prueba de sentarte y levantarte y comprobar tus avances siempre que te sientes en el suelo (idealmente, cada día).

Lo maravilloso de sentarse en el suelo y cómo (y por qué) mejorar tu puntuación en el test de sentarse y levantarse

El Olympic Club de San Francisco es un elegante establecimiento privado orientado al deporte que abrió sus puertas en 1860. Los socios pueden cenar alumbrados por candelabros de araña, jugar al golf en campos inmaculados y nadar en una piscina clásica con bóvedas de cristal. Es un lugar de lo más elegante. Por lo tanto, no nos sorprendió demasiado que nos miraran raro cuando pedimos a todos los socios que habían acudido a nuestra conferencia sobre movilidad que se sentaran en el suelo. De hecho, tampoco es que pudieran hacer otra cosa. No habíamos dejado ni una sola silla a la vista.

Era evidente que los asistentes esperaban oírnos hablar acerca de estiramientos especiales, ejercicios isométricos novedosos o técnicas de movilidad dignas de los Navy SEAL. Y se encontraron con que les dábamos instrucciones para que se sentaran en el suelo con las piernas cruzadas, como niños pequeños. Los observamos mientras se movían, incómodos.

El mensaje que queríamos transmitir ese día en el Olympic Club era que una de las cosas que nos puede ayudar a desarrollar la capacidad de sentarnos en el suelo y volver a levantarnos sin apoyos es... sentarnos en el suelo a diario. Además, tiene el beneficio añadido de que contrarresta algunas de las posiciones compensatorias menos efectivas (y que, en ocasiones, provocan dolor) que el cuerpo adopta cuando pasa horas sentado en una silla (o en el sillón, o en el coche... o en cualquier lugar en que el cuerpo esté en un ángulo recto) un día sí y el otro también. El cuerpo está hecho para sentarse en el suelo, así que cuando pasamos algo de tiempo en el agradable suelo de parqué o en la mullida alfombra del comedor, ayudamos a «renaturalizar» las articulaciones de la cadera. Sentarnos en el suelo les devuelve el rango de movimiento, lo cual no solo facilita sentarse en el suelo y volver a levantarse, sino que también puede remediar problemas musculoesqueléticos asociados a pasar tanto tiempo sentados. A continuación, entraremos un poco en detalle.

Cuidado con la silla

Los niños no tienen el menor problema en sentarse en el suelo y quedarse ahí durante horas en todo tipo de posiciones. Por lo tanto, no es casualidad que también se les dé muy bien volver a levantarse. Esta última acción es tan básica durante la infancia que ni siquiera nos damos cuenta de que los niños lo hacen continuamente. Sin embargo, si se observa con atención a los niños pequeños, como hicieron psicólogos evolutivos de la Universidad de Nueva York en un estudio de 2012, se hace evidente la facilidad (y la frecuencia) con que se sientan y se levantan del suelo. Los investigadores concluyeron que los niños de entre 12 y 19 meses se caen un promedio de 17 veces cada hora. Estos intrépidos niños dieron unos 2 000 pasos en ese mismo periodo, lo que significa que también se levantaron unas 17 veces cada hora. Por suerte, los adultos no tenemos necesidad de sentarnos y levantarnos con tanta frecuencia. Pero podríamos hacerlo: somos capaces tanto de sentarnos en el suelo como de volver a levantarnos cómodamente.

Entonces, ¿por qué la mayoría de nosotros perdemos estas habilidades? Al final, todas las explicaciones llevan a un objeto muy sencillo: la silla. Nos sentamos en sillas y otros objetos similares desde hace al menos unos doce mil años, en el Neolítico. Los antiguos egipcios las usaban con frecuencia y el faraón Tutankamón fue enterrado con una. Sin embargo, tal y como Galen Cranz explica en *The Chair: Rethinking Culture, Body, and Design*, algunas culturas se resistieron (y se siguen resistiendo) a la atracción de lo que se convirtió en un elemento tan omnipresente en la cultura occidental. Cranz, que es profesora en el Departamento de Arquitectura de la Universidad de California en Berkeley, escribe que solo entre un tercio y la mitad de las personas del mundo adquirió la costumbre de sentarse en ángulo recto. Señala también que en los países no occidentales es habitual que la gente se siente de cuclillas mientras espera el autobús, se arrodille ante la mesa para comer o se siente con las piernas cruzadas para escribir una carta. Tal vez esto explique por qué la incidencia del dolor por artritis de cadera en la población china, por ejemplo, es entre un 80 y 90% menor que en la población occidental. Usar las articulaciones de la cadera para lo que la naturaleza las diseñó ayuda a mantenerlas sanas y a evitar el dolor.

Las culturas no occidentales son especialmente aficionadas a sentarse con las piernas cruzadas. El antropólogo Gordon Hewes, que llevó a cabo un estudio de alcance mundial acerca de los distintos estilos posturales, concluyó que es la manera predominante de sentarse en las áreas desde el norte de África hasta Oriente Medio y luego India, el Sureste Asiático e Indonesia, así como en muchos lugares de Asia Central, Corea, Japón, Micronesia y Polinesia. La investigación de Hewes es algo antigua (finales de la década de 1950), pero las diferencias culturales que identificó siguen siendo ciertas hoy. Según Cranz, «hay algo seguro: nuestro hábito [occidental] de sentarnos en sillas fue creado, modificado, cultivado, reformado y democratizado como respuesta a fuerzas sociales, no genéticas, anatómicas o ni siquiera fisiológicas».

Dicho de otro modo, esa necesidad de sentarte que te asalta mientras esperas que tu número aparezca en la pantalla de la oficina del Servicio Postal es más un hábito que una cuestión innata. No estamos hechos para pasarnos el día recostados en un respaldo y, de hecho, se trata de un hábito muy fácil de romper. Una vez te empieces a sentar en el suelo y te acostumbres a permanecer más tiempo de pie (Signo Vital 9), descubrirás que no solo te resulta natural, sino que te gusta.

A continuación, te daremos una breve lección de anatomía que te ayudará a entender por qué sentarte durante largos periodos altera tu fisiología. Te prometemos que no será demasiado complicado, pero saber cómo funciona el cuerpo te ayudará a entender por qué te pedimos que hagas algunas cosas de manera distinta a la que acostumbras.

Cuando nos sentamos en una silla, el peso de la parte superior del cuerpo descansa sobre todo en los isquiotibiales (los grandes músculos y el tejido conectivo en la parte posterior de la pierna, que van de la rodilla a la cadera) y el fémur (el hueso en la parte superior del muslo). El fémur se conecta a la cadera, la gran estructura ósea en la base de la columna vertebral, a través del acetábulo, una cavidad en la superficie externa del hueso de la cadera. La parte superior del fémur (la cabeza del fémur) es como una pelota y encaja exactamente en esa cavidad. La relación entre el fémur y la cadera es muy importante, porque da estabilidad a todo el cuerpo. Y la estabilidad es importante porque permite que el cuerpo funcione a pleno rendimiento. Si la relación entre la cadera y la pierna no es estable, es muy probable que aparezcan todo tipo de problemas, como dolor de espalda o de rodilla. Todos necesitamos estabilidad.

La relación fémur-cadera proporciona estabilidad al cuerpo, la cual se empieza a desarrollar desde la más tierna infancia. De hecho, este es precisamente uno de los motivos por los que no conviene que los bebés no gateen y empiecen a caminar directamente (resulta que empezar a caminar muy pronto no es la medalla de oro en las olimpiadas de «mi hijo es más extraordinario que el tuyo», como tanta gente cree). El gateo somete al fémur a unas presiones que preparan a la cadera para el trabajo que tendrá que hacer en el futuro.

De adultos, nos conviene mucho que la cadera y el fémur sigan colaborando y creando estabilidad. Sin embargo, cuando nos sentamos en una silla en el ángulo recto habitual (y, sobre todo, cuando lo hacemos durante los maratonianos periodos que nos exige la vida a muchos), el fémur acaba pasando el día descansando en una misma posición, que, además, no es precisamente la mejor para fomentar la estabilidad.

¿Qué sucede cuando carecemos de ese apoyo? Que el cuerpo resuelve el problema de otras maneras, normalmente activando los músculos largos de la espalda y de las piernas para impedir que el cuerpo se mueva en varias direcciones. (Llamamos los «cuatro jinetes» a esos músculos: psoas mayor, ilíaco, cuadrado lumbar y recto femoral). Los esfuerzos de estos músculos pasan factura cuando pasamos mucho tiempo sentados. Se mantuvieron tensos para mantenernos estables y el cerebro se acostumbró a ordenarles que se tensen. Cuando nos levantamos, siguen activos y jalan la columna, de modo que estamos incómodos. ¿Cuántas veces notaste que la espalda estaba completamente tensa y te dolía después de haber pasado mucho tiempo sentado?

Las rodillas también pueden doler. Los fisioterapeutas hablan del dolor de rodillas asociado a pasar mucho tiempo sentados como del «mal del espectador de teatro». El recto femoral, uno de los grandes flexores de cadera que cruza sobre la rótula, se vuelve rígido y sensible por el esfuerzo que le supone mantenerte erguido.

Otra consecuencia nefasta de pasar mucho tiempo sentados es que los huesos no se «cargan» de la manera adecuada. Como leíste en la página 31, la carga (poner peso sobre una parte del cuerpo) estimula el proceso cíclico normal de desintegración y reconstrucción de la masa ósea y muscular. En la cadera hay superficies diseñadas para soportar peso, llamadas «tuberosidades isquiáticas», también conocidas como «isquiones», de los que oyes hablar a menudo en yoga. Si se pasan el día en una silla, no reciben la carga que merecen y necesitan. Por el contrario, el peso descansa sobre la parte superior del fémur y de los isquiotibiales. Si nos quedamos así durante mucho tiempo, y sobre todo si somos una persona de tamaño relativamente grande, los isquiotibiales y los tejidos adyacentes se aplastan como un panini bajo una bota. Y eso es malísimo para todo el sistema. Fluidos como la linfa se estancan en los tejidos (músculos, fascia, tejido conectivo) y dejan de deslizarse y de lubricar, lo que inhibe la fluidez de movimiento. Es como tenderse en uno de esos colchones de viscoelástica con memoria. Los tejidos, aplastados por la reducción del flujo sanguíneo y de linfa, no vuelven a ascender durante un tiempo y eso perjudica a la movilidad. Hablaremos de ellos más adelante.

Cómo sentarte en una silla para no perjudicar tanto al cuerpo

No se nos ocurriría pedirte que no te sientes nunca en una silla. No sería compatible con la vida real y, sobre todo, con la vida laboral. Te sentarás, nos sentaremos y la mayoría de las personas en el mundo occidental se sentarán en una silla en algún momento a lo largo del día. Así que, a continuación, te damos tres consejos sobre cómo abordar lo inevitable.

1. Elige una silla cómoda. Sabemos que parece una obviedad, pero no te dejes engañar por la idea de que una silla de despacho de 1 000 dólares que se anuncia como lo mejor en soporte lumbar será la solución a todos tus problemas. Por la sencilla razón de que la mayoría de las personas se inclinan hacia delante para escribir en el teclado y, por lo tanto, nunca usan el soporte lumbar. Si trabajas con la espalda apoyada en el respaldo la mayor parte del tiempo, una silla así quizás te ayude. Pero antes de invertir mucho dinero en una silla superergonómica, sé consciente de cómo trabajas.

2. Ya que hablamos de respaldos, te recordaremos que, antaño, los respaldos eran cosa de ricos. La mayoría de las personas, si es que se

llegaban a sentar en algo que no fuera el suelo, se sentaban en un taburete o en un banquito, según señala Daniel Lieberman, biólogo evolutivo de Harvard, en su libro *Ejercicio*. Los asientos sin respaldo son una buena idea porque, cuando uno no tiene un respaldo en el que recostarse, activa más músculos, desarrolla más estabilidad y evita la debilidad que puede llevar al dolor de espalda. Si puedes elegir un taburete sin respaldo, adelante. Sin embargo, no te decantes por las pelotas de equilibrio, que últimamente se han convertido en sustitutas habituales de las sillas de oficina. Además de que no permiten regular la altura (lee el siguiente consejo), mantener una postura estable sobre una pelota de equilibrio resulta imposible porque necesitamos un terreno sólido para crear estabilidad. Intenta estar de pie sobre el colchón de la cama durante diez minutos y verás lo incómoda que te resulta esa superficie inestable.

3. Ajustar la altura de la silla permite conseguir una posición más estable una vez sentados (solo funciona en sillas con ruedas). Pon la silla a una altura más alta de la habitual y comprueba si puedes conseguir tracción suficiente con los pies para mover la silla hacia delante y hacia atrás. Cuando la silla está alta, es difícil mover la silla con fuerza. Y eso es lo que buscas. Ahora baja la silla un par de centímetros y repite la prueba. No la bajes más cuando llegues al punto en el que puedes usar las piernas para mover la silla hacia delante y hacia atrás con fuerza. Notarás la diferencia respecto a cuando estaba demasiado alta. Poder moverte con cierta potencia significa que puedes colocar los pies y la altura de la cadera de tal manera que soporten bien la columna mientras estés sentado.

Cuando nos sentamos en el suelo...

Al final, lo más importante es que permanecer sentados durante horas y horas seguidas inhibe el movimiento sano, tanto si nos sentamos en una silla como en el suelo. Pero todos nos sentamos al menos una vez al día, y si reservamos parte de ese tiempo a sentarnos en el suelo, evitaremos muchos de los problemas derivados de pasar horas y horas sentados en una silla. Y, por supuesto, entrenaremos al cuerpo para lograr un 10 en el test de sentarse y levantarse.

Cuando hablamos de sentarnos en el suelo, no nos referimos meramente a sentarnos con las piernas cruzadas. Podemos aprovechar los beneficios de sentarnos en el suelo adoptando distintas posturas. Por ejemplo, poniéndonos de rodillas o en cuclillas, algo de lo que hablaremos en el Signo Vital 7. Estas posturas permiten que el cuerpo se organice de tal modo que reduce la fuerza a la que la columna se ve sometida y facilitan la respiración completa. Si sentarse con las piernas cruzadas o de rodillas son las posturas preferidas para meditar (sobre todo la primera), es por algo. Cuando te sientas con las plantas de los pies juntas y dejas caer las rodillas hacia los lados (estiramiento de mariposa), la cabeza del fémur de sendas piernas rota en los acetábulos (es una rotación externa de cadera hasta el límite distal del rango), lo que forma una plataforma muy estable sobre la que sentarse. Si tenemos que permanecer sentados durante un periodo prolongado, como cuando meditamos, esta es la mejor manera de hacerlo. Sería como si comparáramos entre equilibrar la mitad superior del cuerpo sobre la cabeza de un alfiler frente a distribuirla sobre una tabla de un metro por un metro. Una de las dos opciones ofrece muchísima más estabilidad. Y mientras que sentarnos en una silla desregula para mal la relación fémur-cadera, sentarnos con las piernas cruzadas la refuerza.

Nuestro objetivo no es entrenarte como si fueras un monje budista para que puedas sentarte a meditar con las piernas cruzadas durante cuatro horas. No tienes por qué sentarte siempre de esta manera, o ni siquiera hacerlo durante periodos prolongados (reiteramos que no conviene estar sentado, sea en la postura que sea, durante mucho tiempo). Estar en el suelo en otras posturas también ofrece algunos de estos beneficios, como cargar los huesos, las articulaciones y los tejidos de maneras que los ayudan a seguir funcionando bien.

Una última cosa acerca de sentarse en el suelo: todo lo que baja debe subir. ¿Te acuerdas de esos bebés que se levantaban del suelo 17 veces cada hora? Sería fantástico que nos tuviéramos que levantar del suelo a lo largo de toda nuestra vida. No con tanta frecuencia como un niño pequeño, claro está, pero al menos una o dos veces al día.

EJERCICIO: POSTURAS Y MOVILIZACIONES SENTADO EN EL SUELO

Aunque acabamos de cantar las alabanzas de sentarse en el suelo, esta no es en absoluto la única manera de mejorar la puntuación en el ejercicio de sentarse y levantarse. Hay movilizaciones específicas que también te pueden ayudar. Tanto sentarse en el suelo como las movilizaciones mejoran la movilidad porque trabajan la flexión de cadera, o el movimiento hacia delante de la articulación de la cadera (en el Signo Vital 3, trabajarás el movimiento contrario, la extensión de cadera). Si practicas a diario los dos ejercicios, obtendrás los mejores resultados.

Si bien es probable que los ejercicios de sentarte en el suelo te resulten muy conocidos, dudamos que ningún instructor de gimnasio, entrenador o libro de *fitness* te los haya recomendado como una manera de mejorar tu bienestar o tu rendimiento físico. Y, probablemente, eso explique por qué son tan pocos los occidentales que los practican (a excepción de los niños en edad preescolar). Para que te hagas una idea de lo poco acostumbrados que estamos a hacerlos, algunos de los miembros del Olympic Club (un grupo bastante atlético) tuvieron que acostarse porque no fueron capaces de sentarse con las piernas cruzadas, sobre las rodillas o de lado. La mayoría de los adultos (a excepción de los padres y las madres de niños pequeños) no adoptan esas posiciones, a pesar de que son maneras fundamentalmente humanas de configurar el cuerpo. Así que no te preocupes si no puedes adoptar todas las posturas. Practicar te ayudará a mejorar y, además, tienes cierto margen, porque te presentaremos varias opciones. Haz lo que puedas hasta que puedas hacer más.

Para terminar, y antes de que te lances a los ejercicios, recuerda que harán mucho más que ayudarte a mejorar tu capacidad para sentarte y levantarte del suelo. Todas las posturas de estos ejercicios contribuyen a desarrollar la estabilidad y la agilidad, y alivian la presión a la que los movimientos repetitivos someten los músculos y otros tejidos. Si los haces a diario, te notarás más suelto, el cuerpo te dolerá menos y te sentirás mejor en general.

Posturas para sentarse en el suelo

Lo único que te pedimos aquí es que te sientes en el suelo de varias maneras distintas. Te puedes reclinar ligeramente en el respaldo de un sillón o de un asiento, o en una pared (la idea es que, al final, no necesites recostarte en absoluto), y no es necesario que mantengas siempre la misma posición. Si te sientas con las piernas cruzadas, la articulación de la cadera rotará de un modo muy distinto a cuando te sientas en una silla. Sin embargo, hay otras posturas que también amplían el rango de movimiento y, por lo tanto, mejoran la movilidad. Sentarse en la posición 90/90 (pág. 55), por ejemplo, rota la cadera de dos maneras distintas. Cuando te sientas con las piernas estiradas (pág. 55), activas lo que llamamos la «cadena posterior», compuesta por los músculos isquiotibiales, los glúteos y los gemelos, que actúan como motores de movimiento del cuerpo.

Disponer de un abanico de posturas permite cambiar de posición con frecuencia. Y eso es muy bueno. Por el contrario, sentarse en una silla limita mucho los movimientos y los cambios de posición. Piensa en los asientos reclinables. Están diseñados, precisamente, para que puedas cambiar de posición casi sin moverte. Lo que nosotros queremos es que te muevas y que cambies de postura en el suelo, porque así rotarás las articulaciones de la cadera en direcciones distintas y hasta su máxima amplitud de rango, aliviarás la presión sobre los tejidos y evitarás la rigidez y el dolor. El cerebro te ordenará que te muevas mientras estás en el suelo y eso es exactamente lo que creemos que debes hacer.

El objetivo es que, poco a poco, vayas aumentando el tiempo que pasas en el suelo hasta un total de treinta minutos diarios. Comienza por lo que puedas en este momento y aumenta progresivamente hasta llegar a los treinta minutos. Si lo necesitas, apóyate en el respaldo de un sillón o de una silla, o en la pared. Si no puedes estar en el suelo más de cinco minutos, ese es tu punto de partida. Comienza por cinco minutos en la posición 1. Una vez que puedas añadir cinco minutos más, incorpora la posición 2. Y poco a poco ve aumentando hasta que puedas pasar por las cuatro posturas que describimos a continuación, permaneciendo en cada una durante tanto tiempo como te resulte cómodo y pasando a la siguiente si te parece adecuado. Puedes pasar treinta minutos seguidos sentado en el suelo mientras ves la televisión o repartirlos a lo largo del día. Pasa diez minutos sentado en el suelo mientras trabajas con la laptop (en el mercado encontrarás multitud de escritorios para trabajar de pie ajustables, escritorios para el suelo y mesas bajas que te permitirán teclear sentado con las piernas cruzadas); otros diez minutos mientras hablas por el celular, y los últimos diez mientras disfrutas de una taza de té. Nosotros pasamos en el suelo media hora del tiempo que pasamos frente al televisor. Y nuestras hijas hacen lo mismo.

1. Sentarse con las piernas cruzadas

Con los glúteos en el suelo, flexiona ambas piernas y cruza una delante de la otra, con los tobillos bajo las rodillas. Intenta sentarte con la columna recta o con el torso ligeramente inclinado hacia delante. Descruza las piernas y vuélvelas a cruzar del revés para que ambas queden por delante parte del tiempo.

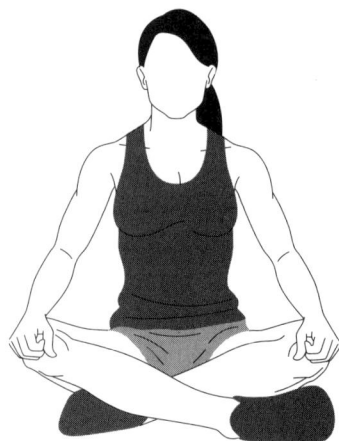

Sentarse con las piernas cruzadas mantiene y recupera la función de la cadera y de la zona lumbar.

2. Postura 90/90

Con los glúteos en el suelo, siéntate con una pierna en un ángulo de 90 grados frente a ti (el muslo sale en línea recta de la cadera). Traslada ligeramente el peso hacia el glúteo de la pierna que tienes adelantada y flexiona la otra pierna en un ángulo de 90 grados, de modo que el pie quede a tus espaldas. Mantén la postura durante cinco minutos (o el tiempo que te resulte cómodo) y cambia de lado.

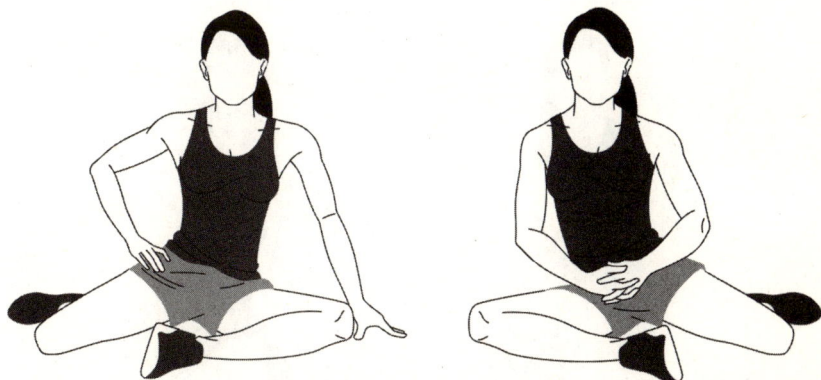

La postura 90/90 es una manera muy sencilla de mantener la capacidad y las opciones de movimiento.

3. Sentarse con las piernas estiradas

Con los glúteos en el suelo, siéntate con las piernas estiradas frente a ti. Intenta sentarte con la espalda recta o con el torso ligeramente inclinado hacia delante.

Sentarte con las piernas estiradas promueve la flexibilidad de los tejidos de los isquiotibiales y de los gemelos.

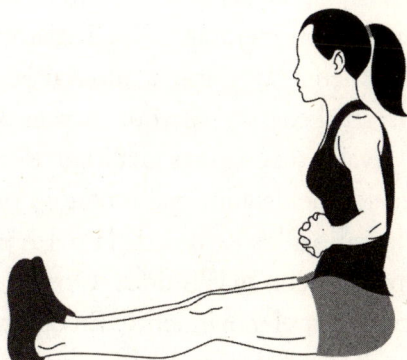

4. Sentarse con una pierna flexionada

Con los glúteos en el suelo, siéntate con las piernas estiradas frente a ti. Flexiona una rodilla y mantén el pie plano en el suelo. Agarra con ambas manos la rodilla flexionada para aumentar la estabilidad. Mantén la postura durante cinco minutos (o el tiempo que te resulte cómodo) y cambia de lado.

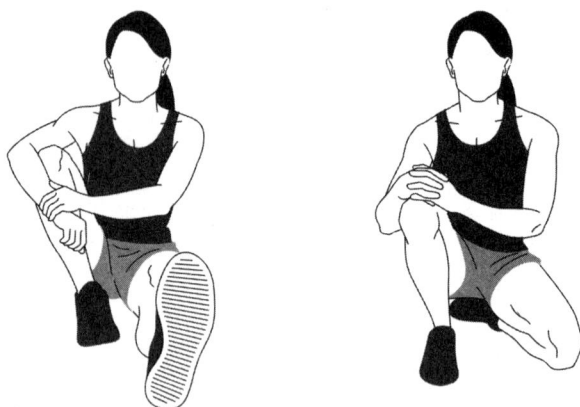

Despierta tu creatividad y busca la comodidad. No hay maneras equivocadas de sentarse en el suelo. El objetivo es la variedad.

Movilizaciones

Estas movilizaciones no solo se suman a las posturas sentadas en el suelo para mejorar tu capacidad para sentarte y levantarte, sino que también te ayudarán a adoptar las posturas en el suelo porque entrenarán al cuerpo para que puedas permanecer ahí durante más tiempo y levantarte con más facilidad. Pero eso tampoco es todo. La «movilización del isquiotibial sentado» parece un automasaje, pero en realidad afloja los tejidos de la parte posterior de las piernas para que se muevan con más fluidez. Otras movilizaciones enseñan al cerebro a controlar el movimiento. En conjunto, te ayudarán a conseguir ese 10 en el test de sentarse y levantarse.

Piensa en estas movilizaciones como en microdosis de movimiento. Son muy sencillas: no necesitas una intervención supersofisticada para mejorar la movilidad; basta con que empieces a familiarizar de nuevo el cuerpo con estos movimientos tan naturales. Son cuatro movilizaciones e, idealmente, deberías hacer dos de ellas cada par de días (sí, también tú que superaste la prueba de sentarte y levantarte). Puedes elegir qué dos prefieres hacer, pero los resultados serán mucho mejores si las vas alternando todas.

Necesitarás este material:

Una pelota de *lacrosse* o tenis, o de un tamaño similar.
Una correa, un cinturón flexible, una cuerda o una banda elástica.

1. Movilización del isquiotibial sentado

Esta acción te ayudará a recuperar las superficies deslizantes de los músculos y de otros tejidos que pierden funcionalidad cuando pasamos demasiado tiempo sentados.

Siéntate en una silla, taburete, mesa o cualquier superficie dura que te permita tener una pierna estirada frente a ti y la otra al lado. Coloca una pelota o un rodillo justo debajo del glúteo de la pierna que mira hacia delante y estira la pierna. Contrae y estira la pierna y, luego, relaja y flexiona la rodilla mientras te deslizas de lado a lado sobre la pelota o el rodillo, con movimientos en sierra. Repite el movimiento y haz rodar la pelota o el rodillo desde la cadera hacia la rodilla durante dos minutos o hasta cinco minutos con cada pierna.

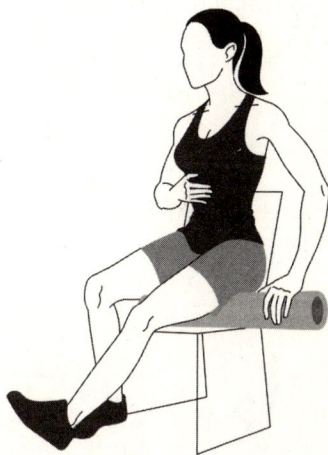

Las movilizaciones sedentes son una de nuestras maneras preferidas y fáciles de movilizar los tejidos blandos.

2. Bloqueo de isquiotibiales

Al contraer y relajar los músculos de la pierna en esta posición, ense-
ñas al cuádriceps (el gran músculo en la parte anterior del muslo) a
combatir la rigidez del isquiotibial. Esta movilización también es una
manera de pasar dos minutos (con cada pierna) en el extremo de tu
rango de movimiento. Si no tienes ni correa ni banda elástica, puedes
usar un cinturón o una cuerda.

Acuéstate en el suelo, con la correa o la banda elástica a tu lado.
Levanta una pierna hasta que forme un ángulo de 90 grados con el
torso (o lo más cerca posible) y pon la banda alrededor del puente
del pie que hayas levantado. Tensa (flexiona) el muslo, de modo que la
pierna quede tan recta como te sea posible, y jala el pie hacia la cabeza.
No fuerces el movimiento, solo debes sentir cierta tensión. Relaja el
muslo y, después, vuelve a tensarlo y jala el pie hacia la cabeza. Repite
la secuencia de tensar y relajar durante dos minutos o hasta cuatro o
cinco minutos. Cambia de pierna. Intenta mantener la tensión del isquiotibial cuando relajes el cuádriceps.

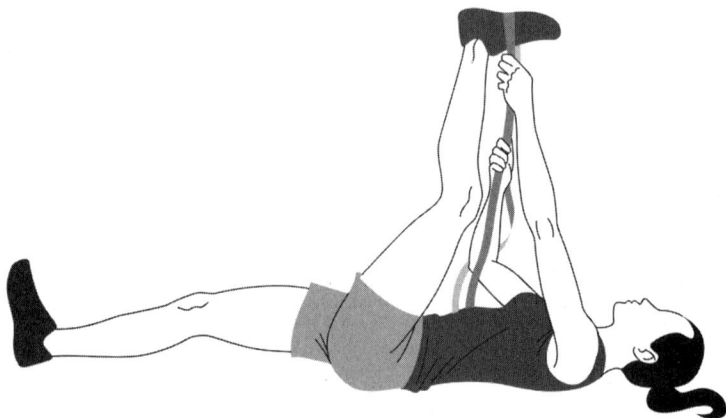

Los bloqueos son básicos en todos los grupos con los que trabajamos, desde
deportistas profesionales a nuestros hijos.

3. Apertura de cadera

Esta movilización mejora la flexión de cadera, la extensión de cadera y la función de la cadera en general, porque trabaja los rincones más tensos de la cadera.

Agáchate, extiende la pierna izquierda hacia atrás y coloca la pierna derecha delante de ti, con la rodilla flexionada, la tibia en posición vertical sobre el tobillo y el pie plano en el suelo. Respira hondo varias veces. Mueve la rodilla derecha como si siguieras los «rayos» de los 360 grados del sol, avanzándola a lo largo de un rayo, volviéndola a llevar al centro y avanzando a lo largo del rayo siguiente, y así hasta que hayas completado toda la circunferencia. Usa estos movimientos para identificar los puntos donde sientes más limitaciones e insiste un poco en las zonas de tensión que detectes. Intenta acumular entre dos y tres minutos dando «vueltas al sol» antes de cambiar de pierna. Descansa tantas veces como necesites.

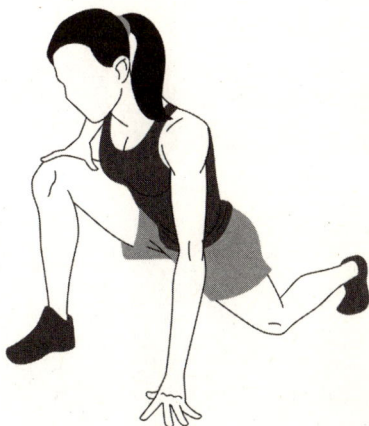

Esta movilización expone al cuerpo a más movimientos donde la cadera alcanza su rango completo de una manera segura y controlada.

4. La paloma elevada

Esta posición exagera la que adoptaste para sentarte con las piernas cruzadas. Es similar a la postura de la paloma que se usa en el yoga, pero en una versión mucho más sencilla.

Coloca el pie derecho sobre el lado izquierdo de un banco (o mesa), dejando que la rodilla caiga hacia el lado y que el gemelo repose sobre la superficie, de modo que quede perpendicular al cuerpo. Abre la pierna izquierda hacia atrás. Pon la mano izquierda sobre el pie derecho, como si fuera una grapa que lo sujetara sobre el banco, y la mano derecha sobre la rodilla derecha, para ganar estabilidad. Bloquea los brazos y mantén los hombros hacia atrás. Rota hacia la izquierda y luego hacia la derecha. Alterna entre ambas posiciones durante dos a cinco minutos hacia cada lado. Cambia de pierna. Para tu comodidad, puedes poner un cojín debajo de la rodilla que estés trabajando o saca el pie más allá del borde de la mesa.

Si la posición de la paloma es básica en muchas tradiciones de movimiento, será por algo.

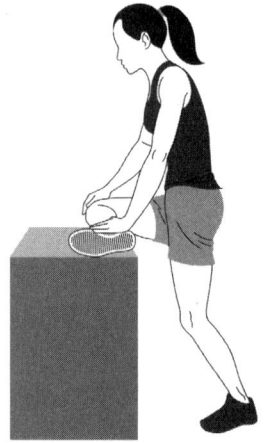

¿Y no basta con hacer yoga? ¿O pilates?

En una palabra, la respuesta a estas preguntas es «no». Yoga, pilates, taichí, chi kung... todas ellas son formas de ejercicio fantásticas, pero son ejercicios de movimiento. Es decir, son formas de practicar el movimiento, no formas de recuperar el rango de movimiento. También es cierto que todas estas prácticas incluyen posturas beneficiosas para el rango de movimiento. Los indios antiguos que desarrollaron el sistema físico del yoga sabían muy bien lo que hacían cuando diseñaron posturas que promovían que el cuerpo adoptara posturas sedentes con las piernas cruzadas, lo que, en sí mismo (como estás aprendiendo en este capítulo), ya lleva a las articulaciones de la cadera a su máximo rango. El yoga, el taichí y el chi kung también trabajan el equilibrio y te piden que respires por la nariz, dos elementos necesarios para una buena movilidad. Todos estos movimientos tradicionales se practican descalzo, lo que tiene sus propias ventajas: los pies transmiten muchísima información sensorial al cerebro, lo que ayuda a ser consciente de la postura y a usar el resto de cuerpo en consecuencia. Hay personas que plantean que parte del motivo por el que el dolor de espalda es casi omnipresen-

te en el mundo es porque privamos a los pies de la estimulación sensorial al ir calzados.

Si eres un devoto del yoga o de cualquier otra práctica de movimiento, los beneficios están garantizados. Estas prácticas se diseñaron con el
propósito de resolver problemas físicos (Joseph Pilates fue un genio en
este sentido). Sin embargo, por sí solas no ofrecen una solución completa. No son como este programa, que es un programa de entrenamiento
básico con una serie de sistemas diseñados específicamente para mejorar
la movilidad y la salud general. El yoga y el pilates, así como otras formas
de ejercicio, son prácticas extracurriculares y no compensan las horas de
sedentarismo durante el resto del día. No compensan todo el tiempo que
pasamos sentados, el no dormir lo suficiente o el no caminar bastante. El
mensaje es el mismo que transmitimos a nuestros atletas, ciclistas o halterófilos: hay que trabajar las bases para mejorar en la actividad deportiva
elegida y cubrir los espacios que esta no satisface.

Una de las cosas con las que nos encontramos, sobre todo con las
personas que practican yoga, es que están convencidas de que el yoga
cubre todos los frentes. Sin embargo, en cuestión de salud, el yoga no es
la panacea para cualquier problema físico (lo cierto es que no hay ninguna solución única para todos los problemas). Y lo que queremos dejar
muy claro (porque es una idea errónea muy habitual) es que el yoga no
aumenta la masa muscular de un modo significativo. En cambio, hacer
ejercicios de fuerza puede ayudar a mejorar la práctica de yoga. Al igual
que ampliar el rango de movimiento mediante las diez prácticas físicas que
presenta el libro. Te ayudarán a acceder con mucha más facilidad a las
asanas de yoga.

SIGNO VITAL

2

Respira hondo

Respirar no es nada nuevo. Siempre hemos respirado. Es decir, la humanidad (desde los discípulos de los textos de yoga del siglo V a los americanos nativos que vivían en las llanuras, o los seguidores del pionero del trabajo de la respiración [y del LSD] Stanislav Grof en la década de 1970) ha usado la respiración consciente para mejorar la salud, lograr la serenidad psicológica y alcanzar la satisfacción espiritual a lo largo de la historia. Y parece que la respiración está experimentando un renacimiento en la actualidad, con multitud de libros sobre el tema, avalanchas de clases para aprender a respirar y aplicaciones de respiración guiada e incluso relojes que «¡piip!» nos recuerdan que es hora de inhalar y exhalar de forma consciente.

Nos encanta. Todo lo que promueva la idea de que, lejos de ser una mera respuesta automática que permite que el corazón siga latiendo, la respiración es una herramienta que podemos usar para controlarlo todo, desde la presión arterial a la respuesta inmunitaria y la ansiedad, tiene nuestra más firme aprobación. Sin embargo, también tenemos que mencionar uno de los beneficios de la respiración que con frecuencia queda eclipsado por todo este discurso sobre los efectos de la respiración para calmar la mente y bajar el nivel de cortisol. Lo bien (o mal) que respiramos se correlaciona directamente con la mecánica del cuerpo y nos ayuda a movernos con más eficiencia, evitar las lesiones y padecer menos dolor musculoesquelético. De hecho, cuando alguien acude a nosotros con dolor de espalda o dolor cervical persistentes, lo primero que hacemos es evaluar cómo respira.

¿Qué significa respirar «bien»? Según nuestra definición, respirar bien depende de tres cuestiones básicas.

La primera es respirar con amplitud, es decir, respirar de tal modo que el abdomen, la caja torácica y el pecho se expandan con generosidad al inhalar. Estas partes del cuerpo están diseñadas para moverse con la respiración no solo para maximizar la entrada de oxígeno, sino también para permitir que entre el aire suficiente para movilizar los fluidos encargados de transportar los desechos del tronco y crear una especie de cámara presurizada que aporta estabilidad a la columna. (Este es uno de los motivos por los que respirar bien contribuye a prevenir el dolor de espalda). La respiración comienza en el diafragma, un músculo curvado que separa el tórax del abdomen y que, al moverse, masajea los órganos próximos, de modo que facilita la función digestiva. La activación completa de ese gran músculo recibe el nombre de «respiración diafragmática» (o «respiración abdominal») y es a lo que deberías aspirar.

La segunda cuestión es respirar lentamente y por la nariz en lugar de por la boca, incluso (en la medida de lo posible) mientras haces deporte. Volviendo al tema de cómo nos diseñó la naturaleza, la nariz se concibió como nuestro principal portal de respiración por varios motivos, que van desde su capacidad para filtrar gérmenes a su capacidad, en cuanto iniciadora de la inspiración, para enviar más oxígeno a las células del organismo. La boca es nuestro sistema de respiración auxiliar. Es para esas veces en las que nos persigue un oso o huimos de una casa en llamas, o para cuando estamos resfriados y con la nariz congestionada. No es para cuando estamos sentados o cuando dormimos. Respirar por la nariz no solo es lo normal, sino que ayuda a dormir mejor, a subir escaleras sin ahogarnos, a hacer ejercicio durante más tiempo y con más intensidad, e incluso a tener mejor salud bucal (te lo explicaremos más adelante en este mismo capítulo).

Y la tercera y última cuestión es respirar para maximizar la tolerancia al CO_2. Al inspirar, accedemos al oxígeno que necesitamos para alimentar hasta la última célula del organismo; al exhalar, expulsamos dióxido de carbono, que es el producto de desecho de ese proceso. Oxígeno, bueno; dióxido de carbono, malo. Al menos, eso es lo que nos enseñaron a la mayoría de nosotros... aunque no es del todo así. Sí, es cierto que tenemos que expulsar el CO_2; sin embargo, también lo necesitamos para producir hemoglobina, una proteína de la sangre que transporta el oxígeno a los lugares donde se necesita y donde se libera O_2. Por lo tanto, cuanto más CO_2 podamos tolerar (es decir, cuanto más larga y lenta sea la exhalación), más oxígeno podremos utilizar.

No es casual que respirar sea el segundo de los Signos Vitales que presentamos en el libro. Respirar de un modo eficaz está íntimamente relacionado con casi todos los Signos Vitales que componen la lista. Como mencionamos antes, mejora la calidad del sueño (Signo Vital 10); también te ayudará a sacar el máximo partido a los paseos (Signo Vital 4), aportará energía a las movilizaciones del resto de los Signos Vitales, y si tienes dolor (sobre todo en las cervicales; véase el Signo Vital 5), te ayudará a que lo trates tú mismo. Si bien es cierto que nadie tuvo que enseñarte a inhalar y exhalar (ya traías esta habilidad de fábrica), también lo es que tanto la ciencia como la experiencia nos dicen que (re) aprender a respirar mejor puede mejorar la calidad de vida de multitud de maneras. La investigación también ha demostrado que las personas con una capacidad pulmonar sana viven durante más tiempo. Hablaremos más de ello en las páginas que siguen, pero, antes, veamos cómo toleras el CO_2.

EVALUACIÓN: CONTENER LA RESPIRACIÓN

En la mayoría de los casos, podemos determinar lo bien que respiramos prestando atención a algo en lo que, por lo general, ni siquiera pensamos. ¿Respiras a lo largo de todo tu tronco o la respiración se detiene en el cuello y el pecho? ¿Inhalas por la nariz y exhalas por la boca? Las respuestas deberían ser evidentes. Sin embargo, evaluar la tolerancia al CO_2 no es tan sencillo; por eso te presentamos esa prueba. Se llama test de nivel de oxígeno corporal (BOLT, por sus siglas en inglés) y se popularizó gracias a Patrick McKeown, un irlandés que recorre el mundo enseñando (a deportistas de élite y otros) a respirar de un modo más eficiente.

El test consiste en contener la respiración hasta que sientas una necesidad imperiosa e ineludible de respirar. Aunque no obtendrás un número exacto, como el que obtendrías en un laboratorio, sí que te dará una idea bastante aproximada de tu capacidad para tolerar niveles más elevados de CO_2 y de cuál es tu punto de partida, a partir del cual podrás mejorar. Si obtienes una puntuación baja, quizás sería conveniente que examinaras otros aspectos de tu vida para ver si la respiración es parte del problema. Por ejemplo, las personas con puntuaciones bajas en el test BOLT tienden a roncar y notan que les falta la respiración si hacen ejercicio o con solo subir para lavar al piso de arriba.

Preparación

Haz esta prueba cuando estés en reposo, sin hacer nada, no justo después de haber dado un paseo o de haber escalado en el rocódromo. Es decir, la respiración debe ser regular y no estar nada acelerada. Necesitarás el segundero de un reloj o de un cronómetro; si usas un cronómetro, inícialo antes de comenzar el test, para evitar tener que manipularlo y prestar atención a la respiración al mismo tiempo. Fíjate en qué marca cuando comiences y ya está. Por otro lado, y a pesar del nombre del test, lo que vas a hacer es vaciar los pulmones y mantener la exhalación (no la inhalación).

El test

De pie o sentado en calma, inhala por la nariz con normalidad. Exhala con normalidad también por la nariz y, entonces, presiona las fosas nasales para cerrarlas. Aguanta la respiración hasta que el cuerpo se empiece a agitar y sientas que debes respirar. Cuenta los segundos que pasaron entre que cerraste y abriste la nariz.

Interpretar el resultado

La cantidad de segundos durante los que hayas podido contener la respiración es tu puntuación.

Menos de 10 segundos. Tu tolerancia al CO_2 es muy inferior a la normal. Debes trabajar para mejorarla.

10-20 segundos. Es un buen punto de partida, aunque debes mejorar tu capacidad para soportar la incomodidad.

20-30 segundos. Estás muy cerca de lo que se considera normal.

30-40 segundos. Todo el mundo debería estar o llegar a este rango, que es el que se considera normal.

Antes de que te pongas nervioso porque no eres «normal», recuerda cuántos factores de la vida cotidiana pueden conspirar para interferir en nuestra respiración. Sin embargo, todos respiramos y todos podemos respirar bien. Si practicas, mejorarás rápidamente. Tal y como repetiremos hasta la saciedad a lo largo del libro, obtener una puntuación baja no es motivo de vergüenza. No es más que un punto de partida que te permitirá evaluar tu progreso.

¿Cuándo debes repetir el test?

Date una semana para hacer los ejercicios antes de repetir el test BOLT. Repítelo de nuevo pasada otra semana. Después, repítelo siempre que quieras comprobar si mejoraste.

UN PLAN PARA RESPIRAR MEJOR

Cuando pensamos en respirar (si es que pensamos en ello alguna vez), pensamos en cómo seguir respirando. Respirar = vivir. Pero ¿y si respirar no solo nos permitiera vivir, sino que nos permitiera vivir de verdad, es decir, vivir plenamente? Eso es precisamente lo que sucede cuando mejoramos los hábitos de respiración. Saber qué sucede en el cuerpo cada vez que inhalamos te ayudará a entender por qué nos atrevemos a hacer una afirmación tan osada. A continuación encontrarás un breve resumen.

El impulso de respirar comienza en el cerebro, que envía un mensaje al diafragma y al resto de los músculos implicados en la respiración para ordenarles que se contraigan. La contracción jala los pulmones hacia abajo y crea una presión negativa que atrae aire (ya sea por la nariz o por la boca) y lo hace pasar por la garganta, la tráquea y los bronquios, desde donde se extiende por los lóbulos de los pulmones. En los extremos distales de los lóbulos hay unas burbujitas microscópicas que reciben el nombre de «alveolos». Es ahí donde comienza la acción. El oxígeno pasa de los alveolos a los capilares adyacentes, donde entra en contacto con los glóbulos rojos de la sangre. Entonces, el O_2 monta a lomos de la hemoglobina, una proteína presente en los glóbulos rojos, e, impulsado por el latido del corazón, es transportado a las células de los músculos y de los órganos. Una vez llega a su destino, el oxígeno pasa a unas pequeñas centrales energéticas celulares (las mitocondrias) que lo usan para generar energía. Esa energía, el trifosfato de adenosina (ATP), permite que el cuerpo lleve a cabo sus funciones y se mueva. El dióxido de carbono es un producto de desecho de esta producción de energía y es expulsado del cuerpo con la exhalación.

Sin embargo, el dióxido de carbono es mucho más que el serrín que cubre el suelo de la carpintería. Tenemos que eliminarlo, porque con demasiado CO_2 en el organismo no podríamos funcionar, pero antes de desaparecer debe llevar a cabo una tarea muy importante. En 1904, Christian Bohr, un científico danés, descubrió que el dióxido de carbono acidifica la sangre, lo que lleva a la hemoglobina a desprenderse del oxígeno que acumuló en los pulmones. En conclusión, el dióxido de carbono es más que un producto de desecho y, en realidad, facilita que haya más oxígeno disponible para el organismo. Por eso, cuando de verdad necesitas más oxígeno (por ejemplo, imagina que estás subiendo una cuesta o descendiendo una pendiente sobre tus esquís preferidos), el calor generado por el esfuerzo produce más CO_2, que estimula la liberación de oxígeno para alimentar a los músculos.

El descubrimiento de Bohr llevó a la práctica de entrenar para aumentar la tolerancia al CO_2. Cuanto más tiempo puedas retener el dióxido de carbono en tu sistema, más oxígeno podrás utilizar y más energía tendrás disponible para hacer lo que quieras, ya se trate de subir las escaleras con el súper o subir un desnivel de 600 metros en bicicleta. Lo que sea. Porque, por lo general, el problema no es que nos falte oxígeno. La mayoría de nosotros puede inhalar con bastante eficiencia y saturar la sangre con O_2. El depósito está lleno incluso cuando respiramos con tranquilidad. Sin embargo, lo que no siempre hacemos con tanta eficiencia es acceder a ese oxígeno, un problema que podemos resolver si aprendemos a retener el CO_2. Por eso, cuando alguien que está sufriendo un ataque de pánico empieza a hiperventilar (una respiración acelerada que inunda al organismo de oxígeno, pero da la sensación de que no podemos respirar), se le hace respirar en una bolsa de papel. Respirar en la bolsa devuelve dióxido de carbono al sistema y recalibra y reequilibra la proporción de CO_2 y O_2.

RESPIRAR PARA GANAR ESTABILIDAD Y ENERGÍA

Si alguna vez presenciaste una competencia de halterofilia, donde fornidos atletas elevan unos enormes trozos de hierro sobre sus cabezas, probablemente hayas observado con estupefacción la fuerza que llega a hacer falta para alzar tanto peso. Hace falta mucha. Sin embargo, también hace falta algo más: una buena técnica de respiración. Uno de los atletas olímpicos con los que trabajé, Wes Kitts, lo aprendió por las malas. Wes se desvaneció mientras competía en los Juegos Panamericanos, pero cuando reapareció tres años después, consiguió el récord estadounidense de «arranque» (levantar la barra desde el suelo hasta por encima de la cabeza en un solo movimiento continuo) en los Juegos Olímpicos de Tokio 2020. Una de las claves de su éxito fue que había aprendido a usar la respiración para generar rigidez en el tronco mientras, al mismo tiempo, enviaba oxígeno a los músculos que necesitaba activar.

Sí, ya sabemos que Wes no es un tipo normal y corriente (consiguió el récord levantando 177 kilogramos de peso), pero cualquiera debería poder hacer lo que él hizo (gestionar una carga y ventilar al mismo tiempo), ya se trate de un evento olímpico o de llevar leña a la chimenea sin desmayarse por el camino. Esa es la definición de un ser humano útil.

Seguramente hay muchas cosas en la vida que te gustaría hacer y que podrás hacer con más facilidad y sin hacerte daño si aprendes a usar la respiración de un modo más constructivo. Imagina que tu vecino te pide que lo ayudes a mover el sillón. O que vas a mover una caja llena de tiliches en el garage. O que quieres bajar de la cajuela la bolsa de los palos de golf. La idea es ser como Wes Kitts (pero empezando con pesas de 4 kilos). Todos esos movimientos te saldrán a la perfección si respiras bien.

Así es como funciona: si respiras por el diafragma y llevas aire a todos los rincones del tronco (ampliando la caja torácica, el pecho y el abdomen, en lugar de restringir la respiración al pecho y el cuello), generas una rigidez alrededor de la columna que permite al cuerpo gestionar cargas o esfuerzos físicos de otro tipo sin tener que inclinarse ni doblarse de maneras que resultan incómodas en el mejor de los casos y peligrosas en el peor. En cierto sentido, casi todo el mundo sabe intuitivamente que el aire proporciona estabilidad, porque casi todo el mundo contiene la respiración cuando está a punto de hacer un esfuerzo. Por ejemplo, cada vez que ponemos a prueba el equilibrio al pedir a alguien que alce los brazos por encima de la cabeza y se mantenga sobre una sola pierna, el cien por cien de las personas contiene la respiración durante la prueba.

Imagina que te ponemos a una niña de cuatro años delante y te pedimos que la sujetes en alto frente a ti, como si fuera un tronco. Es muy probable que lo siguiente que hagas (sin ni siquiera pensar en ello) sea inspirar hondo y contener la respiración para generar una gran bolsa de aire en el tronco que proteja a la columna del esfuerzo de sostener un peso. Y eso es bueno. Ser capaz de crear lo que llamamos «presión intraabdominal» cuando se necesita es una medida de seguridad natural. Sin embargo, muy pronto tendrás que respirar otra vez (sobre todo si te mueves), de modo que contendrás cada respiración que hagas hasta que el cerebro te diga que no puedes mantener el nivel de estabilidad en el tronco y obtener el oxígeno que necesitas si sigues respirando así. Tendrás que dejar a la niña en el suelo. Básicamente, tu cerebro habrá cortocircuitado tu capacidad para generar fuerza. No es que no seas lo bastante fuerte para sostener a la niña. Es que el cerebro se muestra muy protector con la respiración y siempre la primará antes que a la fuerza. Si puedes seguir respirando, que puedas o no sostener a la niña dependerá de la fuerza que tengas. Pero la fuerza no te servirá de nada si no puedes ventilar.

Dicho esto, también es valioso poder contener la respiración cuando es necesario. Por ejemplo, el «entrenamiento hipóxico», que consiste en aprender a contener la respiración, puede aumentar tu tolerancia al CO_2. Sin embargo, si hablamos de la vida cotidiana, el primer paso para respirar bien, no para contener la respiración bien, es ser consciente de que necesitamos inhalar y exhalar de forma continuada en todo momento y que tenemos que respirar plena y ampliamente, no con respiraciones cortas y rápidas. Te darás cuenta de que, a medida que practiques las técnicas de respiración que encontrarás en este capítulo, no solo serás consciente de tu respiración, sino que respirarás mejor.

La excelente aventura de respiración de Laird y Gabby

Bucear de un lado a otro cargado con una pesada mancuerna en una mano. Saltar repetidamente desde el fondo de la piscina hacia la superficie, esta vez con una mancuerna en cada mano. ¡Ah! Y hacer estos ejercicios con una sola respiración. Sí, seguramente no sea plato de gusto de todo el mundo, pero estas pruebas de contención de la respiración en movimiento han sido un bombazo en el mundo del *fitness*. Estos ejercicios en la piscina forman parte del programa de entrenamiento XPT, basado en la secuencia respirar-moverse-recuperarse y cocreado por Gabrielle Reece y Laird Hamilton, su marido. Tiene la dificultad añadida de realizarse bajo el agua para poner a prueba la capacidad de gestionar niveles muy elevados de CO_2.

Laird, un pionero del surf de olas grandes y coinventor del *tow-in surf*, y Gabby, exjugadora de voleibol profesional, que ahora son locutor deportivo y presentadora de pódcast respectivamente, empezaron a hacer ejercicios de respiración en la piscina de su casa antes de añadirlos a su exigente protocolo XPT. La idea de añadir mancuernas para aumentar la dificultad del entrenamiento de la respiración bajo el agua (esencial para alguien como Laird, que puede acabar bajo la masa de agua de una ola de nueve metros) se les ocurrió cuando una de sus hijas, que entonces tenía cinco años, ascendió a la superficie de la piscina con una mancuerna en la mano. Acababa de nacer una nueva forma de entrenar.

Queremos dejar claro que sabemos que el cuerpo tiene suficiente oxígeno disponible durante estos ejercicios; es el aumento del CO_2 lo que hace que las personas asciendan a la superficie. «La gente cree que les falta aire y que deben subir para respirar, pero en realidad no es así; están bien —explica Gabby—. Al cabo de un tiempo empiezan a entender que la única diferencia entre hacer un salto o cuatro saltos sin respirar es su capacidad para ser eficientes y para relajarse. Aprenden a encontrar armonía en una incomodidad primordial».

El término técnico para este tipo de entrenamiento es «entrenamiento de apnea dinámica» (limitar la entrada de aire mientras se está en movimiento). *Apnea* procede del griego y significa «falta de respiración». Lo puedes probar en la banqueta de delante de tu casa. Fíjate un punto de destino próximo (por ejemplo, la siguiente esquina) e inhala ampliamente para prepararte para caminar. Contén la respiración mientras avanzas, y párate y suelta el aire cuando sientas que debes inhalar otra vez. Cuando notes que te puedes mover de nuevo, repite el proceso de contener y soltar la respiración tantas veces como sea necesario hasta llegar a tu destino. ¿Cuántas veces tuviste que respirar? ¿Cuánto tiempo necesitaste para recuperarte antes de poder retener la respiración y caminar de nuevo? Cuanto más efectivo seas a la hora de acceder al oxígeno disponible en tu torrente sanguíneo, más rápido podrás completar el recorrido. Este mismo principio ayuda a los deportistas a conseguir cierta ventaja cuando compiten, lo que explica por qué este estilo de entrenamiento de la respiración se volvió tan popular entre los mejores del mundo.

Gabby cree que los beneficios van más allá del rendimiento deportivo. «Estoy convencida de que habituarse a estar en situaciones productivas y útiles, si bien incómodas, ayuda a gestionar el estrés y eso beneficia a la vida familiar, a la vida profesional y al autoconocimiento —dice—. Y lo mejor de respirar es que es gratis y se puede hacer en cualquier sitio. Es una de las herramientas más potentes de que disponemos».

ADOPTA LA MEJOR POSTURA POSIBLE

En el mundo del entrenamiento físico, nos inspiran las palabras del fisioterapeuta Gray Cook, que acuñó la expresión de «si no puedes respirar en esa postura, no controlas esa postura». Sin embargo, esa perla de sabiduría se aplica a todas las posturas, ya estemos dentro o fuera del gimnasio. Hay veces en que necesitamos adoptar posturas incómodas o difíciles (por ejemplo, subir el equipaje de mano al compartimento superior o darle la vuelta al colchón) y es entonces cuando la respiración diafragmática nos puede ayudar a hacerlo con seguridad y con la energía necesaria para satisfacer las exigencias de esa posición. También conviene respirar así, aunque no se esté haciendo ningún esfuerzo especial. Es una manera saludable de respirar que siempre resulta beneficiosa.

Es imposible respirar bien si se adopta una mala postura. En la medida de lo posible, intenta que las decisiones que tomes respecto a tu postura te permitan mantener la integridad de la función respiratoria. Las posturas que te permiten respirar de un modo más fácil y efectivo son mejores y más funcionales. De hecho, si no puedes inspirar en toda la amplitud del tronco, es señal de que tu cuerpo no está bien configurado.

Acostumbramos a usar el término «configurado» para referirnos a cómo disponemos el cuerpo. Por ejemplo, estar de pie con los hombros y la cadera ligeramente hacia atrás es una forma de configurar los músculos, los huesos y las articulaciones. Lo mismo sucede cuando nos sentamos con el torso ligeramente inclinado hacia delante. Cómo nos configuramos define nuestra posición/postura. Y deberíamos buscar una forma de configurar las partes del cuerpo que nos permita respirar plenamente. De hecho, la respiración puede ser un indicador de la efectividad de la postura corporal. A veces no nos damos cuenta de que estamos de pie, sentados o moviéndonos de maneras que limitan nuestra eficiencia mecánica o nuestro desempeño funcional. Prueba lo siguiente para hacerte una idea de a qué nos referimos.

Siéntate en una silla con el área dorsal de la espalda encorvada y con los hombros echados hacia delante; sí, tal como te decía tu madre que no te pusieras. Desde esa posición encorvada, haz rodar los hombros ligeramente en dirección al pecho. Ahora, haz una inspiración moderadamente profunda. Fíjate en qué sientes en el cuerpo. Ahora, reconfigura el cuerpo y elige una postura que creas que te permitirá respirar más hondo. Vuelve a hacer una inspiración moderadamente profunda. ¿Notas la diferencia? Probablemente, la primera respiración te produjo sensación de restricción, mientras que la segunda (si colocaste el cuerpo en una posición relajada pero plenamente erguida) te habrá dado la sensación de estar proporcionando al cuerpo una dosis generosa de oxígeno.

Durante años se nos enseñó que ir encorvado o encogido era un atentado contra la estética y, sin embargo, resulta que más bien es un ataque contra el sistema respiratorio. Si no podemos respirar bien al adoptar alguna postura, el aire no podrá fluir por el cuerpo y salir de un modo eficiente. Quizás te configures en posiciones y practiques patrones de movimiento que te impiden aprovechar al máximo la increíble fisiología del cuerpo. Además, la naturaleza restrictiva de la postura hará que, por defecto, respires solo por el pecho y el cuello. Es como respirar por una pajita y puede ser un factor en el dolor cervical y de otros tipos, además de contribuir al bruxismo y al dolor de cabeza.

La cuestión es que, en lugar de preocuparte por la postura, vale más que te preguntes: «¿Puedo respirar bien en esta postura?». Si la respuesta es afirmativa, la postura está bien. Obtienes el aire que necesitas, usas el aparato respiratorio como se supone que debes usar y es poco probable que estés sometiendo al cuerpo a presiones indebidas. Qué triplete. Puedes (y debes) aplicar la estrategia de comprobar la respiración a muchas situaciones cotidianas. Mientras estás sentado en el escritorio escribiendo la computadora. Durante un entrenamiento en el gimnasio. Cuando tengas que cargar algo pesado, como un niño que se revuelve o una mascota rebelde. Cuanto más efectivamente puedas respirar y crear esa cámara presurizada que sujeta la columna, más capacitado estarás.

POCO A POCO Y CON LA BOCA CERRADA

Te lo decimos con todo el cariño del mundo. Hay muchas evidencias de que respirar poco a poco por la nariz proporciona todo tipo de beneficios para la salud, entre ellos la mejora de la mecánica corporal. Y una vez que empieces a pensar en la diferencia entre respirar por la nariz y respirar por la boca, empezarás a detectar ejemplos en tu entorno, en la cultura popular, en el deporte... por todas partes. Si eres fan de *Star Wars*, vuelve a ver la pelea entre Rey (Daisy Ridley) y Kylo Ren (Adam Driver) en *Episodio IX: El ascenso de Skywalker*. Al comienzo de la escena, se ve con claridad que Rey respira con fuerza por la boca, pero, entonces, la cierra, hace varias respiraciones hondas por la nariz, saca su espada láser y ejecuta una voltereta vertiginosa sobre el monstruoso caza TIE que se le acerca a toda velocidad. Todo gracias a inhalar y exhalar de forma controlada por la nariz.

Sí, es una película. Pero queremos creer que Ridley, como actriz, sabía lo que hacía. Si prefieres fijarte en un ejemplo de la vida real, piensa en el luchador de artes marciales mixtas Conor McGregor durante su combate contra Floyd Mayweather. Ambos habían mantenido la boca cerrada durante todo el combate, pero, entonces, McGregor abre la boca para recuperar la respiración y acaba perdiendo el *round*. Muchas personas señalaron que Eliud Kipchoge respiraba por la nariz cuando cruzó la línea de meta y se convirtió en la primera persona en terminar un maratón en menos de dos horas. ¿Casualidad? Hay muchos motivos por los que pensamos que no.

Primero, hablemos de por qué debería importarte si no te interesa competir, correr, ni ninguna otra actividad deportiva (¡o si no soportas *Star Wars*!). Se sabe que los seres humanos están diseñados para respirar principalmente por la nariz. A la hora de filtrar las bacterias y los microbios infecciosos, y de calentar el aire para que avance con más facilidad por los bronquios, la respiración nasal gana por goleada a la respiración bucal. Sin embargo, tal y como James Nestor documenta tan bien en su libro *Respira. La nueva ciencia de un arte olvidado*, las fuerzas evolutivas conspiraron para encoger tanto la boca como los senos nasales, lo que complica la tarea de respirar por la nariz (y junta los dientes, que tienen menos espacio; los cráneos antiguos han revelado que antaño no había necesidad de ortodoncia). Esta situación es común a todo el mundo, pero hay personas que tienen complicaciones añadidas, como alergias, o diferencias estructurales que las llevan a respirar preferentemente por la boca.

Respirar por la boca se asocia a todo tipo de males, como insomnio, apnea del sueño, ronquidos, alergias, congestión, gases e hinchazón (por tragar aire mientras masticamos), hipertensión e incluso mala salud dental. Un estudio concluyó que las personas que respiran por la boca tenían más sarro y más bacterias de las que causan caries. Además, respirar por la boca también puede provocar problemas musculoesqueléticos. Las personas que respiran por la boca tienden a inclinar la cabeza hacia delante, lo que aumenta el peso sobre la columna. También vemos mucha más rigidez en la mandíbula y el cuello en las personas que inspiran por la boca, porque cuando respiramos así usamos la musculatura de la parte superior del pecho y del cuello para hinchar los pulmones, en lugar de usar el diafragma, que es el principal motor de ventilación del cuerpo.

Por si esto fuera poco, esta manera superficial de respirar es ansiógena. Las respiraciones rápidas y superficiales por la boca activan el sistema nervioso simpático, la red de respuesta de estrés que pone al cuerpo en modo lucha o huida. Usar los músculos auxiliares de la respiración del cuello genera un estado de activación que puede aumentar la frecuencia cardiaca y la presión arterial, y desgastar el cuerpo en general. El sistema de lucha o huida está pensado para funcionar en brotes breves, pero lo cierto es que tenemos al cerebro pensando que debería usar un turbocargador para mantener el cuerpo funcionando durante todo el día. Es una manera muy ineficiente de funcionar y un gasto de energía innecesario.

Sí, habrá momentos en los que tendremos que respirar por la boca. Si, por ejemplo, no estamos acostumbrados a subir una colina o a correr para no perder el autobús, tendremos que respirar por la boca para satisfacer nuestras necesidades de oxígeno. Y es prácticamente imposible nadar sin respirar por la boca. Sin embargo, hay atletas que se han entrenado para seguir respirando por la nariz incluso cuando someten a sus músculos a una demanda extrema. Un estudio de la Universidad Estatal de Colorado concluyó que los corredores que respiraron por la nariz mientras hacían ejercicio durante seis meses mantuvieron los mismos beneficios aeróbicos y, además, conservaron energía durante las carreras. Con entrenamiento, algunos de nuestros atletas han podido hacer ejercicio a ritmos cardiacos de aproximadamente el 90% de su frecuencia cardiaca máxima... ¡mientras siguen respirando por la nariz!

Tanto si aspiras a lograr un objetivo de este tipo como si no, vale la pena que aprendas a respirar por la nariz en tu vida cotidiana, si es que no lo haces ya. Respirar por la nariz casi siempre activa mecánicas respiratorias más eficientes, como inspirar usando el diafragma tal como se supone que debemos hacer. Y ni siquiera hay que entrenarse para ello. Basta con cerrar la boca.

Los beneficios son notables. Por ejemplo, se demostró que respirar por la nariz invierte casi todos los efectos negativos de respirar por la boca y cura la apnea del sueño y los ronquidos, además de corregir problemas respiratorios causados por la congestión y las alergias, y de mejorar la presión arterial. Y es que suceden varias cosas. Cuando inhalamos por la nariz, se libera óxido nítrico (NO) en la cavidad nasal. Este gas es un vasodilatador, lo que significa que ensancha los vasos sanguíneos y permite que llegue a las células más oxígeno (un 18% más). También puede aumentar la capacidad pulmonar, lo que no es poca cosa: cuanto más grandes y eficientes sean los pulmones, más años puede prolongarse tu vida, según el Framingham Heart Study, un largo estudio de investigación sobre los factores de riesgo cardiovasculares que comenzó en 1948.

Otro beneficio de respirar por la nariz es que es más probable que las respiraciones sean del tipo que comentamos antes: espaciosas y que expandan el torso. Estas respiraciones llegan al extremo inferior de los pulmones, donde activan el sistema nervioso parasimpático. El sistema parasimpático es el centro de control del «descanso y la digestión», y prepara al cuerpo para que haga precisamente esas dos cosas. Es decir, nos serena y nos permite ocuparnos de nutrir al cuerpo. Por eso, las prácticas de meditación requieren respiraciones profundas y, también por eso, «respira hondo» no es un tópico vacío, sino un consejo valiosísimo. No es que necesariamente tengamos que vivir en un estado de serenidad parasimpática permanente. Tenemos que poder transitar de un estado a otro y apretar el acelerador y funcionar a pleno rendimiento cuando sea necesario, así como pisar el freno cuando tengamos que hacerlo. Cuando respiramos por la boca, gran parte de los mecanismos del cuerpo se quedan atascados en el «modo acelerador» cuando intentamos bajar la velocidad.

Si combinamos respirar por la nariz con la respiración expansiva y sumamos una respiración más lenta, tenemos la trifecta. (En realidad, sería una *cuadfecta*, si tenemos en cuenta que respirar hondo y expandiendo el torso nos puede ayudar a evitar dolor de cervicales y hombros). Respirar más despacio (tanto al inhalar como al exhalar) desarrolla la tolerancia al CO_2 y aumenta el flujo sanguíneo al cerebro, al tiempo que ayuda a los pulmones a —en palabras de Nestor— «absorber» más oxígeno del aire que inspiramos. Aunque al haber tantos elementos podría parecer complicado, cuando pruebes los ejercicios de este capítulo comprobarás que todo encaja con mucha facilidad. Y respirar bien se convierte muy pronto en una costumbre.

Ahuyentar el dolor a soplidos

Cuando lo sufrimos, el dolor parece una entidad independiente, algo ajeno a nosotros, una fuerza externa. Sin embargo, el dolor físico es la percepción que el cerebro tiene de lo que le sucede al cuerpo. Es una señal que el cuerpo le envía para advertirle de que algo está mal. Cómo se interpreta o incluso se detecta esa señal puede variar drásticamente. Recordemos, por ejemplo, el relato de Paul Templer, que explicó que, a pesar de haber sufrido múltiples heridas, no sintió dolor en un suceso que ocurrió en el río Zambeze, en Zimbabue, cerca de las cataratas Victoria. Templer, que entonces trabajaba como guía fluvial, estaba guiando a varias embarcaciones llenas de turistas por un tramo del Zambeze conocido por su abundante población de hipopótamos, cocodrilos y búfalos cafre, todos ellos animales agresivos. Sin embargo, es un itinerario habitual para las visitas guiadas en canoa y se considera relativamente seguro.

Ese día no lo fue. Un hipopótamo de dos toneladas embistió una de las canoas, la catapultó al aire y el colega de Templer cayó al agua. Templer intentó ayudarlo y acabó en las fauces del hipopótamo, que casi se lo tragó; lo empezó a sacudir como si fuera una muñeca de trapo, lo lanzó al aire y lo volvió a atrapar, para seguir mordiéndolo con sus enormes y afilados dientes. Para cuando lo rescataron, el guía tenía cuarenta heridas perforantes (una de ellas tan profunda que dejaba a la vista el pulmón) y un brazo hecho trizas, que perdería luego en la mesa del quirófano. Sin embargo, en cuanto le hubieron proporcionado los primeros auxilios, Templer se quiso asegurar de que sus clientes estaban a salvo y dijo que no sentía dolor alguno (aunque, ciertamente, lo sintió después).

En parte, esta historia resuena con nosotros porque Juliet también fue atacada por un hipopótamo en ese mismo lugar y en esa misma época (mediados de la década de 1990). Era 1997 y sus compañeras de equipo y ella estaban celebrando una victoria en el mundial de *rafting* extremo que se había celebrado cerca de allí con un safari en canoa por una parte más tranquila del Zambeze. El tercer día llegaron a una serie de canales y, cuando el guía preguntó a las mujeres (entre las que estaba la madre de Juliet, que no es para nada aventurera) si querían pasar por «Hippo City» o por «Hippo Bronx», la mayoría de ellas votaron por la ruta más dura, la del Bronx. Momentos después, un hipopótamo embistió la canoa de Juliet, y ella y una compañera cayeron al agua, donde tuvieron que nadar 46 metros para llegar a la isla más próxima, con la posibilidad de encontrarse con cocodrilos y más hipopótamos por el camino, además de los célebremente agresivos búfalos cafre que podían estar aguardando en la orilla. Nadaron como si su vida dependiera de ello (dependía de ello). Juliet solo sufrió algún rasguño, pero era muy consciente de lo que hubiera podido pasar y sintió una profunda empatía por Templer y su accidente.

Perdón por habernos ido por las ramas (aunque son buenas anécdotas, ¿verdad?). Para volver al tema que nos interesa, la experiencia de Templer o, para ser más precisos, la no experiencia de Templer de lo que debería haber sido un dolor insoportable demuestra que es posible interrumpir o modificar cómo el cerebro interpreta lo que sucede en el cuerpo. Es posible que algo esté mal, pero no siempre tiene que ser causa de un malestar extremo. No sabemos exactamente cómo pudo Templer evitar el dolor en su momento, pero lo que sí sabemos es que la respiración se puede usar como herramienta de desensibilización. Si no cuando estamos frente a frente con un hipopótamo furioso, ciertamente sí cuando tenemos un dolor de espalda que no nos abandona.

O durante el parto. Las respiraciones profundas son un elemento fundamental del método Lamaze, que se aplica desde la década de 1950 y que ayuda a las futuras madres a soportar el dolor del parto. Por lo tanto, la idea de que la respiración permite modular la percepción del dolor no es en absoluto novedosa (se remonta a mucho más atrás de la década de 1950), aunque quizás sea ahora cuando estamos empezando a entender cómo funciona. Lo que nos lleva a Wim Hof.

No hay conversación sobre ejercicios de respiración que se considere completa si no menciona a Wim Hof. Si aún no conoces al mundialmente famoso «Iceman» («Hombre de Hielo»), estas son algunas de las gestas del neerlandés: haber ascendido al Kilimanjaro y al Everest en shorts y haber obtenido varios récords Guinness, como nadar bajo el hielo, correr medio maratón descalzo en Finlandia y sentarse en una caja de hielo durante casi dos horas. Ah, también corrió un maratón en el desierto del Namib sin beber ni una gota de agua.

Hof te diría que su capacidad para no sentir dolor ante el frío o el calor no es sobrehumana, sino el resultado natural de su capacidad para sacar el máximo partido a algo muy ordinario: la respiración. Su método Wim Hof combina ejercicios de respiración (ciclos con rondas de 30 a 40 respiraciones profundas y retención de la respiración durante unos seis minutos), exposición al frío y concentración, pero es la respiración lo que hace que los otros dos elementos sean posibles, sobre todo la exposición al frío. «La respiración genera calor por los músculos intercostales y también aumenta la tolerancia al dolor», escribe Hof en *El método Wim Hof*. Investigadores de la Universidad Estatal Wayne decidieron estudiar cómo respirar aumenta la tolerancia a temperaturas bajo cero extremas y observaron a

Hof de cerca. Lo vistieron con prendas especiales que lo exponían tanto al frío como al calor y descubrieron que Hof podía modificar su bioquímica a voluntad, estimulando la liberación de neurotransmisores que inhiben las señales de dolor en el cuerpo. Y Hof no es el único que puede hacerlo. Algunos de sus seguidores han participado en estudios que concluyeron que ellos también podían alterar la bioquímica de su cuerpo.

Otros estudios sugieren que la respiración puede ayudar a soportar el dolor de las temperaturas extremas. Un estudio midió lo bien que podía tolerar el calor un grupo de personas en distintas condiciones. A cada una se le aplicó en el antebrazo un dispositivo que emitía calor mientras ellas respiraban lenta y profundamente, respiraban con normalidad, respiraban más rápido de lo habitual, jugaban a un videojuego (distracción) o estaban conectadas a una máquina de *biofeedback*. El calor aumentaba gradualmente hasta que la persona ya no lo podía soportar más. Al final del estudio, era evidente: el umbral de dolor fue significativamente superior en los protocolos de respiración lenta y profunda y de *biofeedback* (que también incluía respiraciones lentas). La distracción también tuvo un efecto positivo sobre la tolerancia al dolor, aunque no de forma tan significativa como en el caso de la respiración.

¿Cómo funcionan las respiraciones lentas y profundas? Aunque los investigadores (científicos de la Universidad de Sherbrooke de Quebec) no lo podían afirmar con total seguridad, señalaron que la respiración consciente aumentaba la actividad del sistema parasimpático que favorece «descansar y digerir», ralentizaba la frecuencia cardiaca y relajaba el cuerpo en general. La capacidad de la respiración para mantenernos en este estado de relajación podría explicar por qué ayuda con el dolor, sobre todo cuando pensamos en la alternativa. Cuando el cuerpo está en modo de lucha o huida, en un estado de gran activación e intranquilidad, el cerebro presta atención a los estímulos más sutiles, por lo que es más probable que detecte las señales de dolor que envía el sistema nervioso. La idea de que el sistema nervioso, la respiración y la percepción mental están interrelacionados se conoce desde hace años. El celebrado yogui B. K. S.

Iyengar dijo una vez: «Los nervios reinan sobre la respiración y la respiración reina sobre la mente». Nosotros entendemos esa frase de la siguiente manera: si podemos controlar la respiración, podemos controlar la mente. Y si podemos controlar la mente, podemos influir en lo conscientes que somos de las señales de dolor.

EJERCICIOS: PRÁCTICAS Y MOVILIZACIONES PARA RESPIRAR MEJOR

En gran medida, aprender a respirar mejor depende, sencillamente, de que nos demos cuenta de cuándo contenemos la respiración o de cuándo respiramos de forma rápida y superficial. Ahora que ya sabes cuándo se considera que la respiración es defectuosa, la puedes corregir. También creemos que la práctica no hace la perfección, sino la permanencia. Estos ejercicios son precisamente el tipo de práctica que queremos y están diseñados no solo para que cambies tu estilo de respiración habitual, sino para crear cambios fisiológicos en el cuerpo.

Es posible que, de algún modo, ya lo estés aplicando. Quizás ya te hayas dado cuenta de que las movilizaciones del Signo Vital 1 (y, para el caso, todas las movilizaciones que encontrarás en el libro) incluyen instrucciones acerca de la respiración. Inhalar, exhalar y retener la respiración mientras contraes y relajas los músculos te permite matar dos pájaros de un solo tiro. También encontrarás parte de los ejercicios de respiración en el capítulo sobre el Signo Vital 4 (caminar). Combinar los ejercicios de respiración con los paseos acortará tu lista de tareas pendientes. Y no es que tengas que hacer varias cosas a la vez. Es que lo uno se relaciona con lo otro. Respirar afecta a cómo nos movemos y movernos afecta a cómo respiramos.

También te vamos a proponer tres ejercicios independientes. Uno consiste simplemente en sentarse y respirar, mientras que los otros dos son movilizaciones. Si puedes, aumenta progresivamente la frecuencia hasta practicarlos a diario.

Un último apunte antes de empezar. Hay muchísimas técnicas de respiración, desde el *pranayama* del yoga o la respiración cuadrada (usada por los Navy SEAL, que consiste en inhalar, retener, exhalar y retener) al método Wim Hof. Si te interesa profundizar en la respiración, te animamos a que explores otras técnicas y las añadas a los ejercicios que te recomendamos aquí.

Activación matutina

Se trata de una manera fantástica de comenzar el día. Antes de que el día se vuelva caótico, reserva tiempo para sentarte en paz y respirar. Planteamos este ejercicio de respiración como una sesión de desarrollo de habilidades. Quizás notes que los músculos respiratorios se cansan al cabo de un minuto o dos. ¡Es normal! Tampoco pasa nada si sientes la cabeza algo ligera o si notas cosquilleos. Recuerda: ¡solo estás respirando! Si la sensación se vuelve demasiado incómoda, descansa durante un minuto y vuelve a empezar. Lo ideal es hacer entre tres y cinco rondas de esta respiración. Son muchísimas las cuestiones fisiológicas interesantes que intervienen aquí. Usarás la respiración para mejorar el rango de movimiento de tus sistemas de ventilación.

Haz lo siguiente: programa un temporizador para que suene dentro de dos minutos o ten un reloj a la vista. Siéntate en una silla o, mucho mejor, con las piernas cruzadas en el suelo, o incluso acuéstate boca arriba. Inhala hondo por la nariz, expandiendo el tórax, la caja torácica y el abdomen. Trata cada inhalación como si fueras a batir un récord. Relájate y exhala el aire totalmente, soltando un «uuuh» mientras exhalas (no soples). No te detengas entre inhalación y exhalación. Repite durante dos minutos. Ahora repite el ejercicio, pero esta vez exhala completamente y contén la respiración durante tanto tiempo como te sea posible antes de volver a inspirar. Cuando sientas la necesidad de respirar, inhala y repite durante dos minutos más. Alterna estas secuencias tantas veces como quieras. Si haces entre tres y cinco rondas, habrás transformado este ejercicio en una práctica de meditación.

Movilización del tronco

Si sientes estrés o agobio, si te preocupa tu familia, tu trabajo... no lo pienses más y haz esta movilización. Es muy efectiva contra el estrés porque estimula el nervio vago por partida doble, tanto aplicando una presión física externa como a través de la respiración. Eso hace que el cuerpo pase al modo parasimpático («descanso y digestión») y ejerce un efecto calmante. Además, es una manera fantástica de practicar las exhalaciones largas y trabajar la tolerancia al CO_2.

Acuéstate boca abajo en el suelo sobre un rodillo o una pelota grande (como las de voleibol) que colocarás justo por debajo de las costillas, de modo que presione el abdomen, con los brazos frente a ti. Inhala por la nariz durante cuatro segundos y retén la respiración durante cuatro segundos mientras contraes los abdominales. A continuación, exhala durante cinco segundos o más mientras relajas el tronco. Inhala profundamente una o dos veces entre los ciclos de contracción y relajación. Luego deslízate de lado a lado sobre el rodillo o la pelota mientras inhalas y exhalas lentamente. Si detectas una zona rígida o «rara» cuando pasas sobre la pelota o el rodillo, contrae la musculatura de la zona mientras exhalas durante cuatro segundos y relájala mientras espiras durante ocho segundos. Repite tantas veces como necesites hasta un máximo de diez minutos.

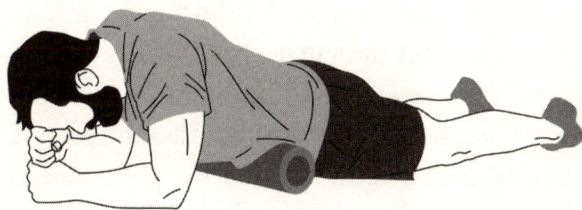

Aunque el ejercicio puede resultar algo extraño e intenso al principio, estarás a solo unos minutos de mejorar la función del tronco.

Movilización de la columna dorsal 1

Esta es otra manera de aprender a respirar bien mientras relajas el tronco, de modo que puedas inspirar más hondo. La columna dorsal es la parte central y superior de la espalda. Si la columna dorsal está rígida, no solo inhibe la respiración, sino que presiona la zona lumbar y puede acabar provocando dolor. Dar más movilidad a la columna dorsal es una manera fantástica de liberar muchísima capacidad oculta del cuerpo.

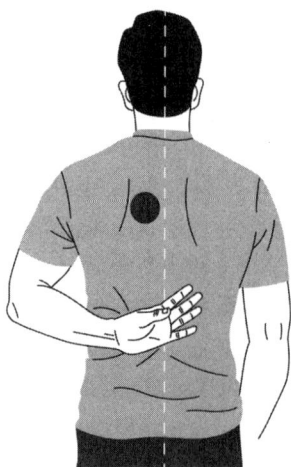

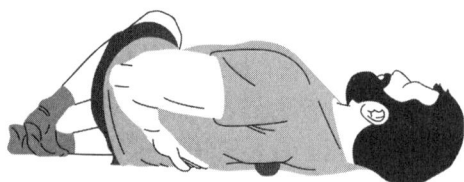

Este ejercicio es un dos por uno: movilizas la espalda y trabajas una forma crucial en el hombro.

Acuéstate boca arriba y coloca una pelota pequeña debajo de ti, en el lado derecho, en el centro de la espalda, en algún punto entre la columna y el omóplato. Comienza por ver si puedes hacer una respiración completa en esta posición. Entonces, si lo deseas, eleva la cadera del suelo para aumentar la presión sobre la espalda. (Recuerda: modifica la postura solo hasta el punto en el que aún puedas inhalar y exhalar plenamente y no tengas que contener la respiración). Ahora, coloca el brazo derecho bajo la espalda, entre la zona lumbar y la zona central. Con suavidad, rueda hacia delante y hacia atrás sobre la pelota, respirando hondo mientras haces bajar la pelota a lo largo del omóplato. Repite lo mismo al otro lado. La presión de la pelota te resultará más intensa en unas zonas que en otras. Sigue respirando y explorando las sensaciones hasta cinco minutos por cada lado.

Caminar respirando por la nariz
Véase la página 141.

Punto extra: ciérrate la boca con cinta adhesiva

Tras publicarse el libro *Respira*, de James Nestor, estuvo a punto de acabar con las existencias de cita adhesiva deportiva, porque el libro inspiró a los lectores a usarlo para asegurarse de que respiraban por la nariz mientras dormían. ¿Funciona? Se dice que los roncadores dejan de roncar, que corrige la apnea del sueño y que se logra un sueño mejor y más reparador. Hemos oído anécdotas de personas que respiran por la boca y que, por la mañana, se despiertan con niveles elevados de lactato, lo que es un indicador de estrés. Cerrarse la boca con cinta adhesiva lo remedia (al igual que caminar respirando por la nariz, como verás en la pág. 141, para ayudar a reforzar el hábito).

Aunque suena drástico e incluso puede dar algo de miedo, nuestra experiencia personal es que parece seguro y funciona bien. Seguimos el consejo de Nestor y usamos un trozo de cinta adhesiva de tela del tamaño de un sello postal y nos sellamos la boca horizontalmente. Póntelo antes de apagar la luz. Si te resulta claustrofóbico, hazlo gradualmente. Pruébalo durante diez minutos, luego veinte... y aumenta el tiempo gradualmente hasta que duermas toda la noche con la boca sellada.

El ludita y la señora Dispositivo

En un mundo rebosante de dispositivos de alta tecnología para el *fitness*, Kelly tiene un secreto: es un tipo analógico. Bueno, en realidad no es un secreto, porque es tan obvio como el reloj que lleva en la muñeca, un clásico, sin notificaciones ni lucecitas. Le gustan los dispositivos y las aplicaciones, pero, con algunas excepciones, para los demás. Por el contrario, Juliet es una creyente de la máxima de que «lo que se mide se gestiona», por lo que es una devota de los dispositivos y de las aplicaciones que permiten hacer el seguimiento de los datos de *fitness* y de salud con el objetivo de mejorar las estadísticas personales. En cualquier momento de su vida sigue (lo que parecen) cien tipos de datos distintos. Para ella, es muy informativo y, sobre todo, divertido.

Dadas nuestras diferencias personales en lo que a la tecnología del *fitness* se refiere, llegamos a un acuerdo: ninguno de los dos tiene razón ni está equivocado. Si un reloj inteligente, o una aplicación, o cualquier otro tipo de entrenamiento de la respiración, recopilador de datos o registro de *fitness* te ayuda a hacer lo que necesitas hacer, los dos estamos contigo. Y si crees que no necesitas nada de eso, tampoco te preocupes: no te estás perdiendo nada. Es una decisión personal. Si te interesa investigar un poco, estos son tres que nos gustan especialmente.

APNEA TRAINER. La palabra *apnea* alude a la interrupción temporal de la respiración. Esta aplicación te guiará para hacer ejercicios de retención de la respiración para aumentar la tolerancia al CO_2.

CORE BY HYPERICE. El Core es un pequeño dispositivo que cabe en la mano y que usa luces y vibraciones para guiarte en distintos ejercicios de respiración y de meditación. Tiene biosensores que registran la frecuencia cardiaca y lo puedes acoplar al teléfono para hacer un seguimiento de tu progreso.

GARMIN. Esta marca ofrece múltiples tipos de relojes inteligentes, entre ellos relojes diseñados para deportes específicos. Los hay con distintas funciones, como el oxímetro (mide la saturación de oxígeno en sangre) o el monitor de la frecuencia cardiaca.

Mueve las caderas

EVALUACIÓN
El test del sillón

EJERCICIO
Movilizaciones de cadera

Cuando viajamos, la fila del control de seguridad en el aeropuerto nos resulta inusualmente interesante. Mientras nos acercamos al agente de la Administración de Seguridad en el Transporte (TSA, por sus siglas en inglés), observamos a las personas que pasan por el escáner de cuerpo completo y que se deben quedar de pie, con las piernas abiertas y los brazos sobre la cabeza. Entonces nos fijamos en quién tiene la cadera bloqueada en flexión. Es un juego de observación que, posiblemente, solo pueda apasionar a dos personas obsesionadas por la salud del movimiento, pero lo cierto es que confirma lo que vemos en nuestro día a día en el trabajo: la mayoría de las personas tienen una extensión de cadera limitada.

Recapitulemos un poco. Quizás recuerdes que expliqué que la flexión es cuando se cierra un ángulo entre partes del cuerpo. Cuando nos sentamos, la cadera está en flexión y el ángulo entre el torso y el muslo es de aproximadamente 90 grados, relativamente cerrado en comparación con cuando estamos incorporados. Cuando hacemos un *lunge* (zancada hacia delante) y extendemos la otra pierna hacia atrás, la cadera de la pierna estirada está en extensión y el ángulo entre el torso y el muslo es bastante abierto. La extensión de cadera es el yin del yang de la flexión de cadera.

Vemos que algunas personas en el escáner de cuerpo completo están en flexión, con los muslos y la pelvis hacia delante, porque tienen una «columna platanera», que es exactamente lo que su nombre sugiere: el cuerpo se curva en una forma de plátano muy poco saludable, con el torso inclinado hacia delante y la espalda arqueada, una posición que somete el sistema a una presión indebida y que dificulta respirar bien.

No es que las personas que muestran una espalda platanera en el escáner estén en una flexión tan profunda que es como si estuvieran sentadas, pero incluso esa leve flexión de la cadera impide que el cuerpo se alinee de un modo saludable. También significa que no pueden adoptar la extensión de cadera que necesitan para estabilizar el cuerpo cuando levantan los brazos sobre la cabeza. Con más extensión podrían enderezar el rumbo, mantenerse erguidos y evitar el desequilibrio (y quizás también el dolor).

Muchas veces nos plantean preguntas del tipo: «Si solo pudiéramos hacer una movilización, ¿cuál tendría que ser? ¿Cuál es la movilización más efectiva?». Básicamente, lo que preguntan es: «¿Qué parte del cuerpo es la más importante?». Eso es como preguntarle a alguien: «¿A cuál de tus tres hijos quieres más?». O pregúntate lo siguiente: «Tienes dos riñones. ¿De cuál vas a cuidar?». O, como nunca nos cansamos de las metáforas automovilísticas: «Entonces, ¿rotarás las llantas, pero no cambiarás el aceite?». No sería nada práctico, ¿verdad? Así que permítenos que comencemos el capítulo diciendo que no creemos en hacer una única movilización o en elegir una parte del cuerpo que cuidar a expensas de otras. Sin embargo, tenemos que admitir que la movilización de la extensión de cadera (y, preferiblemente, varias movilizaciones de la extensión de cadera) podría ejercer el mayor impacto en la función corporal cotidiana. Si solo pudieras elegir una, sería esta.

La mejor manera de determinar lo bien que puedes extender la cadera es hacer lo que se conoce como el test del sillón. Antes de que te emociones demasiado con la idea de hacer una prueba con la palabra «sillón» en su nombre, te diremos que no tiene nada que ver con tirarte en él (aunque, ¿quién no querría hacerlo?). Por el contrario, el test del sillón se llama así porque se basa en una movilización que exige apoyar la rodilla en el asiento del sillón con la espinilla apoyada en el respaldo. Esta movilización, creada por Kelly y popularizada cuando Tim Ferriss la incluyó en su libro *El cuerpo perfecto en 4 horas*, es muy fácil de incluir en el día a día: puedes adoptar la postura mientras ves las noticias o una serie. Sin embargo, es mejor que lo hagas en el suelo (con la espinilla descansando en la pared), con la posibilidad de hacerlo en el sillón si te resulta demasiado difícil así.

El test del sillón mide tu capacidad para extender las caderas hacia atrás y el rango de movimiento de tu cuádriceps. Cuando estos dos movimientos son normales, las piernas pueden hacer todo lo que necesitan hacer. Si nunca has hecho *lunges* o movimientos de yoga como las poses del guerrero I y II, es posible que extender la cadera en el test del sillón te resulte muy extraño y difícil. No te preocupes. Con la práctica podrás aliviar las restricciones que te impiden superar el test con éxito (restricciones cuya existencia quizás desconocías). Al igual que con tantos otros signos vitales de este libro, queremos hacerte consciente del problema no solo para que trabajes para conservar la flexibilidad de la cadera, sino para que añadas la *in*flexibilidad de la cadera a la lista de cosas que revisar cuando algo no vaya bien. ¿Te duelen las lumbares? ¿Las rodillas? ¿Eres más lento al correr o incluso al caminar? ¿Caminas encorvado? Es posible que una extensión de cadera limitada sea uno de los factores que contribuyen a ello.

Un aspecto importante de esta prueba, si bien quizás algo inesperado, es que exige contraer las nalgas con tanta fuerza como sea posible mientras se extiende la cadera. Lo que hacemos aquí es activar los glúteos, los grandes músculos de las nalgas. Y esto es importante porque extender la cadera sin control lleva precisamente a la espalda platanera que queremos evitar. Sí, queremos ser capaces de extender la pierna por detrás de nosotros, pero, para que el movimiento sea seguro y potente, la cadera debe operar en sintonía con los glúteos. (En «Atención a la retaguardia», en la pág. 99, podrás saber más acerca de los glúteos). En realidad, este test no extiende la pierna lejos hacia atrás, sino que determina lo bien que puedes extender y activar los glúteos a la vez. Así es como recuperamos el movimiento básico de un modo seguro y firme.

Respirar bien durante el ejercicio también contribuirá a la calidad y a la seguridad de la postura. Y lo que queremos decir con «respirar bien» es que hay que tomar respiraciones completas por la nariz y llenar el tronco de aire. Si estás en una de las posturas más avanzadas y no puedes respirar del todo, detente y vuelve a un movimiento más sencillo. Si estás en el movimiento más sencillo y tampoco puedes inspirar hasta llenar el tronco, entiéndelo como un objetivo que conseguir y no pases al siguiente movimiento hasta que domines este.

Preparación

Necesitarás una pared despejada y espacio contiguo en el suelo también despejado; quizás también un sillón. Si haces el test en el suelo, y lo necesitas, puedes usar un tapete o un cojín para amortiguar la presión sobre la rodilla de la pierna que estarás trabajando. Descálzate antes de empezar (si no quieres dejar marcas en la pared).

El test

Como hacer esta prueba en el suelo y en la pared ofrece una evaluación más precisa del rango de movimiento de la cadera que si se hace en el sillón, comienza con el suelo o la pared. Si te resulta demasiado difícil o tienes limitaciones físicas que te impiden usar el suelo, sigue las instrucciones para hacerlo en el sillón.

En suelo/pared

Posición 1. Coloca la rodilla izquierda en la intersección entre el suelo y la pared, y apoya la espinilla y el empeine sobre la pared, con los dedos de los pies en punta hacia arriba. Coloca la rodilla derecha en el suelo delante de ti y apoya ambas manos sobre el suelo. El torso debería quedar inclinado hacia el suelo. Manteniendo la rodilla izquierda en la intersección suelo/pared, contrae los glúteos con tanta fuerza como te sea posible e inhala contando lentamente hasta cinco, y luego relaja los glúteos mientras cuentas lentamente hasta cinco. Repite cinco veces. Cambia de lado. Si esto te resulta fácil y puedes contraer los glúteos con fuerza (la capacidad para activar los glúteos es una parte importante del test), pasa a la «posición 2». Si no tienes claro si contrajiste el glúteo lo suficiente, estira la mano y tócalo para comprobar que esté duro. Por otro lado, ¡asegúrate de que puedes respirar! Idealmente, contraer los glúteos y respirar no debería ser incompatible.

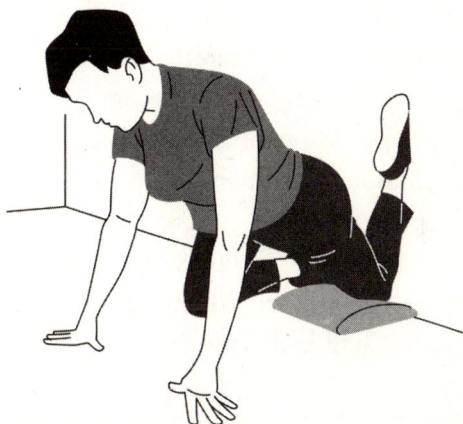

Comienza por la posición 1; si la puedes hacer, pasa a la posición 2.

Posición 2. Desde la posición 1, levanta la rodilla derecha, flexiónala en un ángulo de 90 grados y apoya el pie en el suelo, frente a ti. Con el torso inclinado hacia el suelo y manteniendo la rodilla izquierda en la intersección suelo/pared, contrae los glúteos tanto como te sea posible e inhala mientras cuentas lentamente hasta cinco; relaja los glúteos y exhala mientras cuentas lentamente hasta cinco.

Repite cinco veces. Cambia de lado. Si la movilización te resultó fácil y pudiste contraer los glúteos, pasa a la posición 3.

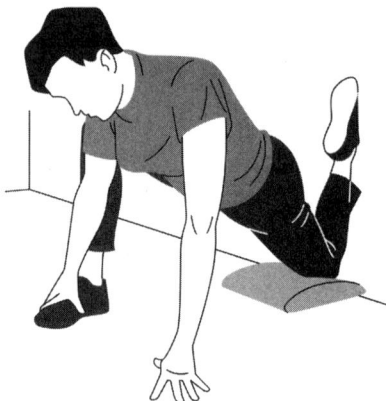

Probablemente, pasamos la mayor parte del tiempo en la posición 2 o similar.

Posición 3. Desde la posición 2, yergue el torso de modo que quede tan paralelo a la pared como te sea posible mientras mantienes la rodilla izquierda en la intersección suelo/pared. Contrae los glúteos tan fuerte como te sea posible e inhala mientras cuentas lentamente hasta cinco; después relaja los glúteos y exhala mientras cuentas lentamente hasta cinco. Repite cinco veces. Cambia de lado.

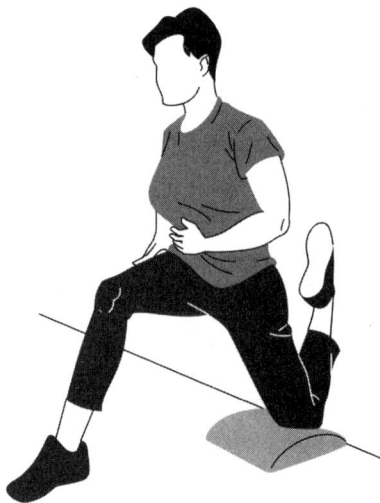

Erguir el torso pone de manifiesto lo rígidos que nos hemos vuelto muchos de nosotros.

En el sillón

Posición 1. Colócate delante de un sillón, de espaldas al respaldo. Levanta la pierna derecha hacia atrás, flexiona la rodilla y apóyala en el asiento del sillón, justo donde el asiento se encuentra con el respaldo. Apoya en el respaldo la espinilla y el empeine, con los dedos de los pies en punta. Con el torso erguido, mantén el pie izquierdo apoyado plano en el suelo y flexiona la rodilla izquierda. Con la rodilla derecha en el asiento y la espinilla y el empeine siempre apoyados en el respaldo del sillón, contrae los glúteos e inhala mientras cuentas lentamente hasta cinco; después relaja los glúteos mientras cuentas lentamente hasta cinco. Repite cinco veces y cambia de lado. Si esto te resulta fácil y puedes contraer los glúteos con fuerza (la capacidad para activar los glúteos es una parte importante del test), pasa a la posición 2. Si lo necesitas, puedes separar la rodilla del respaldo del sillón para que la postura te resulte más cómoda.

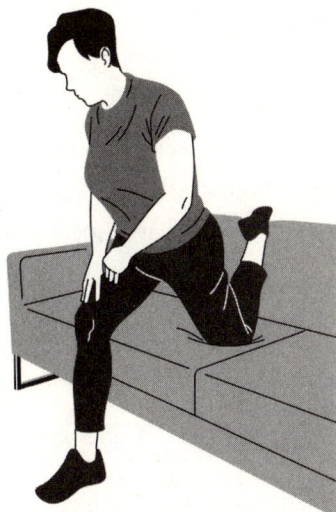

Este es el test del sillón en su diseño original. ¡Puedes hacerlo mientras ves la televisión!

Posición 2. Desde la posición 1, sube el pie izquierdo al asiento del sillón, con la rodilla flexionada en un ángulo de 45 grados. Manteniendo la rodilla derecha sobre el asiento, con la espinilla y el empeine apoyados sobre el respaldo, contrae los glúteos tanto como puedas e inhala mientras cuentas lentamente hasta cinco; después relaja los glúteos y exhala mientras cuentas lentamente hasta cinco. Repite cinco veces. Cambia de lado.

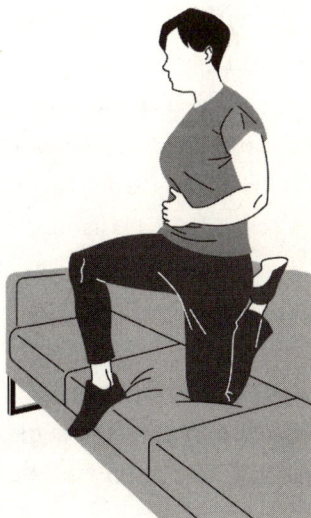

Al colocar el pie de delante sobre el sillón, el movimiento se hace más intenso.

Interpretar el resultado

Es muy normal que un lado de la cadera esté más rígido que el otro. Quizás tu pie dominante es el izquierdo, conduces siempre con el pie derecho o impulsas la patineta siempre con el mismo pie, o tienes una lesión antigua que hace que un lado esté más rígido que el otro. Sea cual sea el motivo, no sería raro que puedas adoptar una posición con una pierna, pero no con la otra.

En el suelo, consigues la posición 1. Tu rango de movimiento es relativamente bueno, pero recuerda: tal y como dicen en la Facultad de Fisioterapia, los músculos son como perros obedientes. Si te comprometes a entrenarlos, cambiarán. Así que sigue entrenando hasta que la posición 2 te resulte cómoda.

En el suelo, consigues la posición 2. Si logras esta extensión de cadera, estás muy cerca de tu rango máximo. Sigue practicando y pronto podrás adoptar la posición 3.

En el suelo, consigues la posición 3. ¡Enhorabuena! Tienes la capacidad de cadera que permite a los atletas destacar en deportes como el atletismo o la natación, y que protege del dolor de espalda y de rodillas. Sigue practicando para asegurarte de que no pierdes este elemento esencial del movimiento.

En el sillón, consigues la posición 1. Es un buen comienzo. Sigue entrenando hasta, al menos, conseguir la posición básica.

En el sillón, consigues la posición 2. Esta es la posición básica. Es posible que, a estas alturas, solo consigas una extensión de cadera limitada. Quizás se deba a que permaneces sentado durante muchas horas y no caminas demasiado. También podría ser que, por naturaleza, no seas demasiado flexible en esa zona. Inténtalo en el suelo a ver qué tal se te da.

¿Cuándo debes repetir el test?

Lo repetirás de forma natural cuando hagas el estiramiento del sillón (pág. 109). Toma nota de los avances.

Cómo trabajar la extensión de cadera

Todo el que haya superado primero de primaria sabe que las rodillas se conectan a los muslos, los muslos se conectan a la cadera y la cadera se conecta a la espalda. Sin embargo, por mucho que los estadounidenses tengamos grabada a fuego la letra de la canción sobre los huesos del cuerpo *Dem bones*, la mayoría de las personas olvidan estas conexiones cuando piensan en por qué su cuerpo ya no se mueve lo bien que se movía o por qué tienen molestias. Como dice la canción, todo está conectado, y es precisamente por esas conexiones que la cadera en concreto desempeña una función clave en el bienestar general del cuerpo. Influye incluso en lo bien que funcionan los pulgares de los pies.

Aunque luego hablaremos de ello, ahora nos centraremos en por qué la incapacidad para extender la cadera en todo su rango normal afecta a esa parte del cuerpo que da problemas a tanta gente: la zona lumbar. La cadera determina la postura de la espalda incluso cuando estamos de pie, y sobre todo cuando queremos caminar rápido o correr. Si te quieres hacer una idea de qué sucede cuando la cadera no se puede extender bien, prueba lo siguiente: inclina el torso hacia delante de modo que la espalda quede a un ángulo de unos 45 grados respecto a la cintura, mete las manos en los bolsillos y, a través de la tela, pellízcate la piel de la parte más superior del muslo. (Si no tienes bolsillos, pellízcate la piel a través de la ropa que lleves). Ahora, intenta erguirte de nuevo. Te darás cuenta de que te cuesta, porque el cuerpo intenta superar la limitación de movimiento, así que o bien acabarás encorvado (un problema que afecta a muchas personas mayores con una extensión de cadera limitada y que aumenta el riesgo de caídas) o con una espalda platanera hiperextendida.

Por supuesto, este movimiento es una exageración de lo que sucede cuando nos falta extensión de cadera, pero sirve para que te hagas una idea de por qué esta situación puede desencadenar una sucesión de problemas. El psoas y el ilíaco son dos músculos grandes que van de la pelvis al fémur. Si están rígidos o acortados, como suelen estar cuando falta extensión de cadera, jalan la columna y la flexionan de modo que, cuando nos ponemos en pie... ¡bienvenida, columna platanera! Mantener la columna en esa posición, menos funcional y flexionada, exige mucho esfuerzo y puede provocar fatiga y dolor en la región lumbar cuando nos movemos. Además, cuando la espalda debe compensar la falta de extensión de cadera, arrastra a la pelvis hacia delante, de modo que el diafragma, el suelo pélvico y la musculatura abdominal tienen dificultades para operar con la efectividad necesaria. Y una de las consecuencias es que no podrás hacer las respiraciones amplias de las que hablamos en el Signo Vital 2.

Esto es lo que se aprecia con frecuencia en las partes del cuerpo que se conectan por encima de la cadera, aunque también puede haber repercusiones en la cadena inferior. Todo el mundo puede extender la cadera hasta cierto punto, algo evidente cuando caminamos. Recorrer el trayecto del coche al trabajo o caminar por el pasillo de casa no exige demasiada extensión de cadera. Adelantamos un pie, una pierna queda atrás y avanzamos. Sin embargo, se trata de un rango de movimiento muy corto y no podemos atrasar la pierna demasiado, de modo que el cuerpo suele encontrar maneras alternativas de equilibrarse y estabilizarse, sobre todo rotando la pierna, la rodilla y el pie hacia fuera cuando extendemos la cadera hacia atrás. De repente, nos encontramos caminando como un pato, y eso puede dar lugar a distintas complicaciones. La rodilla se vuelve rígida y empieza a doler, y el tobillo (ese regalo de la evolución que nos permite elevar el cuerpo al movernos) no se mueve como debería, así que el dolor puede hacer su aparición también aquí. Si nos gusta correr, es posible que acabemos siendo de esas personas cuyo primer punto de contacto con el suelo es el talón. Y no es que eso sea necesariamente negativo, pues hay quien corre así y no le va mal, pero, para muchos otros, correr así aumenta el riesgo de lesión.

Y luego está el dedo pulgar del pie. El pulgar del pie tiene una función importantísima en el cuerpo. Una de las cosas que distingue al ser humano del resto de nuestros primos primates es la capacidad de caminar erguido, que debemos en gran medida al pulgar del pie, que se flexiona, se vuelve rígido y, cuando ejercemos presión sobre él, nos impulsa hacia delante. (Si observas el pie de un chimpancé, verás que los dedos no se alinean de la misma manera que los de un ser humano, aunque tienen una función prensil muy superior a la de los pies humanos). Sin embargo, cuando la extensión de cadera es deficitaria y el pie rota hacia el exterior para compensar, el pulgar apenas nos puede impulsar. Por el contrario, si tenemos una buena extensión, el pulgar cuenta con mucha potencia de impulsión (corredores, caminantes y senderistas, tomen nota); este es otro motivo por el que es importante poder atrasar la pierna con facilidad.

Atención a la retaguardia

Como los glúteos (los grandes músculos de las nalgas) desempeñan una función crucial en la extensión de cadera, creemos que ahora es un buen momento para hablar del trasero. Una de las funciones de los glúteos, que son los músculos más grandes del cuerpo, es controlar la pelvis de modo que no se incline hacia delante y fuerce a la columna a adoptar la postura platanera (y la someta a la tensión y la inestabilidad derivadas de esta). Por eso, es importante que podamos activar (contraer) los glúteos cuando lo necesitamos, como durante el estiramiento del sillón (pág. 109) o cuando hacemos la plancha, pero también cuando hacemos algo tan sencillo como sostener una caja o permanecer de pie durante largos periodos de tiempo. No es que tengamos que mantener los glúteos permanentemente contraídos durante nuestras actividades diarias (por ejemplo, mientras usamos un escritorio elevable). Sin embargo, contraerlos de vez en cuando es una buena manera de resetear el cuerpo y de asegurarnos de que estamos en una posición favorable. Así que cuando haga una o dos horas que estás de pie ante el escritorio o cuando lleves un buen rato esperando en la fila de la charcutería, contraer los glúteos te ayudará a comprobar que no estás dejando que la pelvis se incline hacia delante y tire de la columna.

La investigación ha demostrado que la debilidad de los glúteos se asocia a lesiones de rodilla, dolor lumbar crónico, dolor en las espinillas, caídas en personas mayores y mucho más. Por el contrario, se ha demostrado que la fortaleza de los glúteos remedia muchas de estas situaciones. Puedes ver el efecto de cuánta estabilidad llegan a proporcionar los glúteos si realizas la postura de la plancha, la misma posición que adopta la parte superior del tronco cuando haces una flexión. Si te colocas en plancha y no contraes los glúteos, lo más probable es que la columna se hunda y, si alguien te presionara levemente en la cadera, te desplomarías. Sin embargo, si mantienes los glúteos contraídos durante la postura, de repente eres como una... exacto, una plancha. Esa misma persona podría sentarse sobre ti y podrías mantener la postura.

Si aún no te hemos convencido de que debes prestar atención a la espalda, quizás te convenzamos hablándote de la forma de tu trasero. La gran cantidad de gente que se pone implantes de glúteos en la actualidad (o, en realidad, la mera existencia de los implantes de glúteos) es una evidencia palmaria de lo deseables que son unos glúteos bien torneados. Sin embargo, resulta que hay una manera muy sencilla de reforzar los glúteos y conseguir esa retaguardia torneada: contraerlos. Es lo que hicieron 16 participantes en un estudio de la Universidad Estatal de Wichita publicado en 2019. Estos conejillos de Indias usados para probar la fortaleza del trasero solo tuvieron que contraer los glúteos durante quince minutos diarios. Daba igual que los hicieran seguidos o por tramos, siempre que sumaran un total de quince. Los participantes de un grupo hicieron las contracciones mientras estaban sentados, contrayendo los glúteos durante cinco segundos y con una breve relajación entre contracción y contracción (básicamente, ejercicios isométricos), mientras que los integrantes del otro grupo hicieron «puentes bilaterales», un ejercicio que consiste en acostarse en el suelo boca arriba con las rodillas flexionadas y elevar las caderas, contraer los glúteos brevemente y volver a bajar la cadera. Siguieron el mismo protocolo de quince minutos.

Al final del estudio de ocho semanas de duración, ambos grupos presentaron mejoras similares tanto en la extensión de cadera como en la fuerza de los glúteos, aunque solo los participantes que hicieron las contracciones sentados presentaron un aumento del tamaño de los glúteos. Y esto es lo que nos encanta del estudio: demuestra que no hace falta ir al gimnasio para aumentar la fuerza de los glúteos y la extensión de cadera. Aunque los participantes del estudio hicieron los ejercicios isométricos mientras estaban sentados, habrían sido igualmente efectivos de haberlos hecho de pie, lo que significa que los puedes hacer mientras esperas en la fila de la cafetería, lavas los platos o te cepillas los dientes. Es así de fácil.

Invierte en tu (cuerpo) futuro

En el mundo de los negocios se habla mucho de prepararse para el futuro: planes trienales, planes quinquenales, tableros de visión que nos ayudan a imaginar el éxito de nuestra empresa... En la vida cotidiana nos hablan continuamente acerca de los planes de pensiones y de jubilación, y de todas las maneras en que podemos ahorrar para cuando lleguemos a «la tercera edad». Sin embargo, ¿sabes de lo que no nos hablan nunca? De planes para desarrollar habilidades y capacidades físicas que nos permitan hacer lo que queramos cuando tengamos setenta y cinco, ochenta, noventa años o más. ¿Dónde están esos planes a veinticinco años con el objetivo de: «Eh, quiero poder pasear por Disneyland con mis nietos durante dos días y no tener que pedir a nadie que me suba y me baje el equipaje de mano de los compartimentos de la cabina de avión. Quiero seguir yendo en bicicleta de montaña y tener la fuerza necesaria para levantarme del suelo si me caigo o bañarme de pie cuando tenga noventa y cinco años»?

Una de las cosas que hacemos con nuestros atletas es estudiar el evento para el que quieren entrenar y, entonces, diseñar un plan en retrospectiva a partir de ese punto. Ahondamos en los detalles más ínfimos de lo que supone el evento para ayudarlos a prepararse de la mejor manera posible. Y eso es lo que todos deberíamos hacer a medida que nos hacemos mayores: investigar qué supone hacerse mayor y entrenarnos para ello, en lugar de cruzar los dedos y dejarlo todo a la suerte de la genética. Quizás no podamos prevenir una catástrofe como el cáncer o el párkinson, pero sí que podemos hacer cosas que nos preparen para lo que nos espera, por lejos que nos parezca que está la vejez ahora.

Pensamos que Peter Attia tiene razón. Es un médico que creó lo que llama Decatlón Centenario, que es su respuesta a la pregunta: «¿Por qué no nos entrenamos para ser nonagenarios de campeonato?». A Attia se le ocurrió la idea después de asistir al funeral del padre de un amigo, donde los familiares se lamentaban de que, durante los diez años anteriores a su muerte, el fallecido no había podido hacer ninguna de las dos cosas que realmente le encantaban: jugar al golf y cuidar de su jardín. El Decatlón Centenario no es un evento deportivo colectivo, sino que funciona como una especie de santo grial personal. Piensa en cómo quieres vivir tu vida, sé consciente de que el cuerpo se vuelve más rígido y pierde fuerza a medida que envejece, y diseña estrategias para compensar esas pérdidas potenciales antes de que aparezcan. Por ejemplo, si quieres morir con los tenis puestos, céntrate en movilizaciones de fuerza, equilibrio y movilidad que te ayuden a conseguirlo.

Todo el contenido del libro está pensado para ayudarte a mantenerte activo y bien hasta una edad muy avanzada. Si añades ejercicio físico regular a la fórmula, el resultado será aún mejor (en la pág. 321 te explicamos nuestra postura respecto al ejercicio físico). Sin embargo, la idea principal que te queremos transmitir es que si quieres poder seguir moviéndote cuando seas mayor, debes empezar a moverte, o seguir haciéndolo, ahora. No se nos ocurre un ejemplo mejor del buen resultado que puedes conseguir que un viaje que hicimos al Gran Cañón del Colorado con Warren, el padre de Juliet.

Fue un viaje exigente físicamente: dieciséis días remando por el Colorado, caminando y durmiendo bajo las estrellas. Éramos unos cuantos y la mayoría de nosotros teníamos cuarenta y tantos años. El padre de Juliet, con setenta y seis, era con diferencia el mayor de todos. Y, sin embargo, hizo exactamente lo mismo que hicimos nosotros, que no fue cualquier cosa. Sufrimos tormentas de arena (más de una mañana nos despertamos con arena en todos los orificios) y lluvias monzónicas, además de días muy secos y con temperaturas de hasta 40 °C. Cada mañana, cargábamos las canoas con mochilas resistentes al agua y el material para acampar; por la tarde, las volvíamos a descargar. Durante el día, descendíamos por rápidos de clase IV y V, lo que significa que es imposible sentarse tranquilamente en la canoa a disfrutar del viaje. Hay que remar sí o sí. Cuando descansábamos del río, hacíamos excursiones de más de 9 kilómetros por caminos retorcidos, empinados y rocosos.

Si bien es posible que Warren se acostara algo más cansado que nosotros al final del día, no se perdió ni una actividad. Al final del viaje, todos los compañeros quedaron maravillados al constatar su agilidad y su resistencia. Algunos de ellos comentaron que a sus padres, de la misma edad que el de Juliet, les hubiera resultado imposible afrontar el viaje por el Gran Cañón. Cuando le preguntaron cómo se explicaba haber podido soportar semejante esfuerzo, respondió: «Bueno, estoy seguro de que la genética tuvo algo que ver —una afirmación nada sorprendente viniendo de un científico—, pero también es que he estado en movimiento durante toda mi vida».

Por supuesto, estamos convencidos de que la clave reside en la segunda parte de su afirmación. El ADN tiene una influencia limitada. La cuestión es que Warren realmente había invertido en su futuro. Empezó a ir al gimnasio en la década de 1970 y a levantar pesas mucho antes de que ninguna de las dos actividades hubiera llegado a la conciencia nacional. Salía de excursión y hacía viajes de mochilero. Adoptó hábitos saludables muy pronto y la inversión temprana le ofreció unos dividendos notables.

Por lo tanto, así es como puedes invertir en tu cuerpo futuro: piensa en todo lo que quieres hacer cuando te hagas mayor. Usa la imaginación. ¿Qué te hará feliz? Ponlo por escrito como prueba del compromiso contigo mismo y para que tengas algo que consultar cuando la motivación flaquee. Luego, con este libro como punto de partida, haz lo que sea necesario para mantener las capacidades físicas que harán realidad esos deseos. Comienza ahora, antes de que sea demasiado tarde.

PISA CON SOLTURA

Si estamos diseñados para contar con una generosa extensión de cadera y estamos hechos para extender la cadera más allá de la línea media del cuerpo, ¿adónde fue a parar esa extensión? Tal y como sucede con otros tantos males modernos, gran parte del problema se deriva de las horas que pasamos sentados. Si, por definición, la extensión es un alargamiento de los tejidos que permiten que la cadera se incline hacia atrás, la flexión (la posición que adopta la cadera cuando nos sentamos) acorta o vuelve rígidos los tejidos de la parte anterior de la cadera y de las piernas. A medida que el cuerpo se adapta a esta configuración que le damos una y otra vez, la restricción del movimiento de la cadera acaba siendo inevitable. Y lo que perpetúa el acortamiento de los tejidos no es solo que nos aposentemos en el sillón para ver la televisión o que nos pasemos el día sentados frente a la computadora. Formas de entrenamiento populares, como el *spinning* y SoulCycle, así como otras actividades que nos sientan en una bicicleta, en una piragua con un remo o en una máquina de remo estática durante periodos prolongados, contribuyen a lo que se acaba convirtiendo en la postura preferida del cuerpo.

El cuerpo humano tiene una cualidad maravillosa y es que se adapta, se adapta y se vuelve a adaptar. Dicho de otro modo, podemos renaturalizar la cadera, pero exige un esfuerzo consciente por nuestra parte. Cuando trabajamos con personas en entornos deportivos de alto rendimiento que tienen problemas, como dolor de rodilla o de espalda, una de las cosas que hacemos es examinar las formas y las posturas que van adoptando a lo largo del día... y las formas y las posturas que no van adoptando a lo largo del día. Y casi siempre detectamos un gran déficit de actividades que promueven la extensión de cadera. Por lo tanto, no es solo sentarse, pedalear o lo que sea que configura los cuerpos en flexión, sino que la falta de extensión tiene mucho que ver. La mayoría de nosotros, incluyendo a los deportistas de élite, no tenemos la oportunidad de posicionar las rodillas por detrás de la cadera a una distancia significativa. A no ser que practiquemos yoga o alguna otra actividad que exija dar muchas zancadas hacia delante, es muy poco probable que pasemos ni un solo minuto del día en esa posición. Si observamos a alguien entrenando en una elíptica, que podría parecer que lleva al cuerpo a adoptar un rango de movimiento saludable, vemos que ni siquiera así el cuerpo se ve obligado a extender la cadera.

Si nos fijamos en la anatomía de la zona, es fácil ver las repercusiones de no practicar la extensión de cadera o de permanecer sentados durante largos periodos (o de ambas cosas a la vez). Una de las cosas que puede suceder es que la cápsula de la articulación de la cadera (cápsula de la articulación coxofemoral), una bolsa de tejido conectivo que une la cabeza del fémur al acetábulo de la cadera, puede perder flexibilidad al adaptarse a las posturas en las que se configura con más frecuencia. Es posible que el origen esté más abajo, en el acortamiento del músculo recto femoral, uno de los músculos del cuádriceps que cruza la articulación de la cadera (es como la bandolera del muslo). También es posible que haya problemas en la larga franja de tejido conectivo que va desde la parte superior del pie hasta el abdomen, pasando por la parte anterior de la rodilla, que puede perder flexibilidad o acortarse durante el proceso de adaptación. Y no nos olvidemos del cerebro. Ya sea como consecuencia de una lesión o por falta de práctica, el cerebro no permite al cuerpo adoptar una postura que, en realidad, es físicamente capaz de adoptar. Tiene un punto ciego; eso sí, se trata de un punto ciego que se puede eliminar con la estimulación adecuada.

Los cuerpos cambian con frecuencia y no siempre sabemos por qué. Y francamente, el porqué no nos importa demasiado. Lo que nos importa es saber cuál es la manera más rápida de devolver al cuerpo sus movimientos naturales. La buena noticia es que se pueden conseguir cambios significativos con relativa rapidez. A continuación tienes un ejemplo.

Joe DeFranco, entrenador de fuerza y de acondicionamiento físico, además de colega y amigo nuestro, buscaba una manera de ayudar a un corredor de futbol americano a recuperar su magia después de una intervención quirúrgica en la rodilla. Joe incluyó un entrenamiento de movilidad de cadera (muy parecido al que te espera al final del capítulo) en el calentamiento del deportista y luego hizo que corriera un *sprint* de 9 metros. El deportista batió su récord personal en 5 centésimas de segundo porque su zancada se amplió inmediatamente después del entrenamiento de movilidad de cadera. Quizás te parezca una mejora minúscula, pero no lo es si la multiplicas por 10 (hubiera reducido su marca personal en medio segundo de haber corrido 90 metros), o si recordamos que su trabajo como corredor consiste en acelerar a lo largo de esos primeros 9 metros (10 yardas) en el terreno de juego.

Si a ti, como al 0.000000001 de la población (es una mera suposición), te interesa mejorar tu marca al correr, es una noticia magnífica. Sin embargo, ¿qué pasa si eso de correr no te gusta? Pasa que la experiencia del corredor de futbol americano demuestra que puedes cambiar rápidamente cómo tu cuerpo se mueve en el mundo, sea cual sea el movimiento en cuestión. Lo sucedido influyó drásticamente en Joe a partir de entonces. «Ver a un atleta de élite reducir medio segundo su *sprint* de nueve metros me hizo pensar en lo importante y lo potente que es ser capaz de extender la cadera completamente. Si el cuerpo de un atleta de élite cambió tanto en tan poco tiempo, ¿qué podría hacer el entrenamiento de extensión de cadera en el caso de una persona normal? —se preguntó Joe—. Ese día fue, literalmente, el día en que decidí convertir la extensión de cadera en el foco principal de todos mis entrenamientos para clientes que no eran deportistas, y este cambio ha tenido un gran impacto en lo que a "limpiar" problemas y quejas habituales se refiere. Ahora mis clientes tienen un alineamiento pélvico más saludable y menos dolor lumbar, de cadera y de rodilla».

No se trata de una anomalía. Travis Mash es un entrenador de nivel mundial que incluyó las movilizaciones de cadera como elemento clave del entrenamiento de sus clientes levantadores de pesas. Cuando participó junto con Kelly en un pódcast, nos dio muy buenas noticias. «Kelly —dijo—, aún no te lo había explicado, pero básicamente han acabado con el dolor de espalda en nuestro gimnasio. Nos empezamos a centrar en mejorar la extensión de cadera en nuestros halterófilos olímpicos y, en la mayoría de los casos, el dolor de espalda desapareció». ¡Cómo nos gusta oír eso!

Si aún no te hemos convencido de la importancia de contar con una cadera plenamente funcional, permítenos que hagamos un último intento. Quizás camines bien, corras con regularidad sin sufrir percances y no tengas una espalda platanera ni ningún otro signo de que tu cuerpo está desalineado. Sin embargo, cuando quieras subir de nivel, como hacer senderismo montaña arriba, mejorar tu marca personal en una carrera de 5 kilómetros, mover las piernas con más fuerza en la piscina para dejar a tu compañero de carril atrás o caminar por las empinadas ciudades de la Toscana, la extensión de cadera será tu mejor aliada. Es como quitarte unos jeans demasiado estrechos. De repente, te puedes mover. Moverte de verdad.

Incluso si no tienes la menor intención de subir de nivel de ninguna de las maneras posibles, ser capaz de extender la cadera es un buen mantenimiento corporal y una manera de compensar el proceso de envejecimiento. Te podrás mover mejor, tan sencillo como eso. Y aprovechamos para recordarte que si tienes algún dolorcillo, la extensión de cadera es un buen punto de partida para empezar a investigar. Sabemos por experiencia, tanto propia como ajena, que las movilizaciones para favorecer la extensión de cadera pueden remediar situaciones aparentemente intratables.

¿Para qué sirve el cerebro? Para movernos

Es posible que tengamos cerebro para poder reflexionar sobre cuestiones como para qué sirve el cerebro. Ciertamente, es nuestro ágil cerebro lo que nos ha ayudado a dominar al reino animal (bueno, con la excepción de uno que otro hipopótamo enfurecido, como el de las págs. 79-80). Sin embargo, hay quien cree, como nosotros, que la función más importante del cerebro es dirigir los movimientos del cuerpo. Daniel Wolpert, neurocientífico de la Universidad de Columbia, también suscribe esta teoría, que defendió durante una charla TED en 2011. Mientras hablaba, proyectó en la pantalla una fotografía de ascidias marinas, una imagen bastante inesperada en una conferencia titulada «La verdadera función del cerebro». Las ascidias marinas son animales muy humildes y la variedad concreta que Wolpert proyectó en la pantalla (opaca, con un cuerpo estriado y parecido a la celulosa) recordaba a una botella de agua vacía.

Aun así, y a pesar de su rudimentaria estructura, las ascidias marinas tienen, como nosotros, cerebro y sistema nervioso; al menos al principio de sus vidas. Cuando son jóvenes, nadan libremente por el mar, hasta que encuentran una roca que les parece apropiada, se adhieren a ella y permanecen allí durante el resto de sus días. Una vez que se aposentan, las ascidias digieren su propio cerebro y sistema nervioso por completo. Sí, es muy extraño. Pero también muy eficiente. Ahora que son completamente sedentarias, las ascidias no los necesitan para nada. «El movimiento es la función principal del cerebro», afirmó Wolpert ante el público de la charla TED.

EJERCICIO: MOVILIZACIONES DE CADERA

La mayoría de nosotros usamos el cuerpo de maneras asimétricas, y es muy poco probable que pases tanto tiempo en extensión de cadera como en flexión de cadera. De hecho, nadie (y mucho menos nosotros) espera que lo hagas. Tampoco es necesario. Sin embargo, pasar menos tiempo sentado (véase el Signo Vital 9) y posicionar la cadera en extensión a diario mediante movimientos deliberados te ayudará muchísimo a recuperar el rango de movimiento normal. No es cuestión de magia. Es solo una mera cuestión de usarlo para no perderlo.

El ejercicio para aumentar la extensión de cadera consiste en poner la cadera en extensión (para sorpresa de nadie), además de realizar algunos movimientos concretos para aliviar la tensión de los tejidos próximos. Practícalos con tanta frecuencia como te sea posible. También te presentaremos un par de movilizaciones que te darán puntos extra y que te aconsejamos encarecidamente que incluyas en tu rutina. No son obligatorias, pero valen mucho la pena.

Estiramiento del sillón

El estiramiento del sillón es, básicamente, el test del sillón. La única diferencia es que la posición se mantiene durante más tiempo. Te recordamos que, aunque le sacarás el máximo provecho si lo haces en el suelo, es totalmente aceptable hacerlo en el sillón mientras ves tu documental preferido de National Geographic (o lo que sea que te guste mirar). Lo que nos importa es que configures la cadera en extensión; dónde lo hagas nos da lo mismo.

Un par de cosas que recordar: es posible que la cadera no tenga la misma capacidad de extensión en ambos lados. Adapta el ejercicio en consecuencia. Y no te olvides de la respiración. Cuando inhalas profundamente, activas la fascia y el tejido conectivo de una manera distinta a cuando respiras de forma superficial o retienes la respiración. Respirar te permite explorar rangos de movimiento más amplios. Recuerda que si no puedes respirar en una postura, no dominas la postura.

Consejos para modificar la postura: si te cuesta mantener el estiramiento del sillón durante tres minutos por lado, haz un minuto, descansa y recupera la postura. O aleja la rodilla de la pared o del respaldo del sillón para reducir la intensidad del estiramiento. Otra manera de facilitar el movimiento si estás en el suelo en la posición 1 o 2 es colocar una silla delante de ti y apoyar las manos en el asiento para sujetar el tronco.

En suelo/pared

Posición 1 (pág. 93). Adopta la posición inicial. Manteniendo la rodilla derecha en la intersección del suelo con la pared, contrae los glúteos e inhala contando lentamente hasta cinco; después relaja los glúteos mientras exhalas contando lentamente hasta cinco. Repite durante tres minutos. Cambia de lado. Si te resulta fácil y puedes contraer los glúteos, pasa a la posición 2.

Posición 2 (pág. 93). Adopta la posición inicial. Manteniendo el torso inclinado hacia el suelo y con la rodilla derecha en la intersección suelo/pared, contrae los glúteos e inhala contando lentamente hasta cinco; después relaja los glúteos mientras exhalas contando lentamente hasta cinco. Repite durante tres minutos y descansa si lo necesitas. Cambia de lado. Si te resulta fácil y puedes contraer los glúteos, pasa a la posición 3.

Posición 3 (pág. 94). Desde la posición 2, eleva el torso hasta que quede tan paralelo a la pared como te sea posible. Manteniendo la rodilla derecha en la intersección suelo/pared, contrae los glúteos mientras inspiras contando lentamente hasta cinco; después relaja los glúteos mientras exhalas contando lentamente hasta cinco. Repite durante tres minutos. Cambia de lado.

En el sillón

Posición 1 (pág. 94). Adopta la posición inicial. Mantén la rodilla derecha clavada en el asiento del sillón y apoya la espinilla y el empeine derechos en el respaldo. Contrae los glúteos mientras inhalas lentamente contando hasta cinco; después relaja los glúteos mientras exhalas contando lentamente hasta cinco. Repite durante tres minutos. Cambia de lado. Si te resulta fácil y puedes contraer los glúteos, pasa a la posición 2.

Posición 2 (pág. 95). Adopta la posición inicial. Sube el pie izquierdo al asiento del sillón, con la rodilla flexionada en un ángulo de 45 grados. Mantén la rodilla derecha clavada en el asiento del sillón y apoya la espinilla y el empeine derechos en el respaldo. Contrae los glúteos mientras inhalas lentamente contando hasta cinco; después relaja los glúteos mientras exhalas contando lentamente hasta cinco. Repite durante tres minutos. Cambia de lado.

Movilización de cuádriceps

Los cuádriceps son uno de los grupos musculares más grandes del cuerpo y se encargan de gran parte del trabajo que el cuerpo lleva a cabo, además de ayudar a sostener nuestro peso y a movernos a lo largo del día. En la mayoría de los casos, también se les da muy bien mantenerse en la longitud necesaria para estar sentados. Esta movilización ayuda a devolver la flexibilidad al tejido rígido de los cuádriceps. Necesitarás un rodillo de espuma para esta movilización, aunque también puedes empezar con algún objeto tubular (una botella de vino, un rodillo de cocina o un par de pelotas de beisbol pegadas entre sí con cinta adhesiva).

Acuéstate boca abajo con el rodillo colocado sobre la parte superior del muslo derecho (en realidad, cualquier punto entre la parte superior de la cadera y la rodilla). Rueda ligeramente hacia la cara externa de la pierna derecha; ahora, con movimientos lentos, rueda hacia la cara interna. Asegúrate de que trabajas a una presión significativa pero que te permita hacer respiraciones completas. Si la presión que aplicas te corta la respiración o te das cuenta de que la retienes, reduce la presión. Trabaja de forma sistemática hasta completar el recorrido a lo largo del muslo, moviéndote de lado a lado. Es posible que te resulte algo incómodo, lo que sería normal y típico. Al rodar, deberías sentir una presión agradable. Cambia de lado. Comienza con dos o tres minutos por lado y aumenta progresivamente hasta cuatro o cinco minutos.

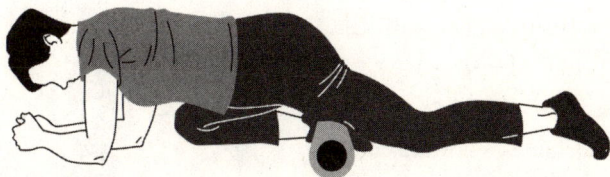

Es probable que movilizar el muslo sea uno de los últimos puntos de la lista de maneras divertidas de cuidar del cuerpo. Sin embargo, debería ser de los primeros.

Punto extra: ejercicios isométricos para la extensión de cadera

Si puedes sacar algunos minutos más al día, estos ejercicios son sencillos y muy efectivos. Son ejercicios isométricos, que consisten en contraer y relajar músculos específicos (por ejemplo, si puedes cerrar la mano en un puño apretado, estás haciendo una contracción isométrica). Estos movimientos no trabajan un músculo concreto, como haría, por ejemplo, el *curl* de bíceps, sino que configuran el cuerpo en posturas naturales que son versiones exageradas de las que adoptaríamos en la vida cotidiana. Al adoptar estas posturas y contraer y relajar la musculatura mientras las mantenemos, le decimos al cerebro: «Eh, estoy en esta postura, es segura y estoy bien. Deberías permitir que el cuerpo la adopte siempre que lo necesite».

Ejercicio isométrico de rodillas

Arrodíllate en el suelo, con la pierna derecha en un ángulo de 90 grados y la izquierda apoyada en el suelo por detrás de los glúteos, con el torso erguido y las manos sobre la rodilla derecha. Contrae el glúteo derecho, adelanta la rodilla derecha tanto como te sea posible (que no será mucho con el glúteo contraído) y mantén la posición. Mantén el glúteo contraído mientras respiras (cinco inhalaciones lentas, cinco exhalaciones lentas) durante un minuto. Asegúrate de que mantienes el glúteo en cuestión contraído durante todo el minuto. Cambia de lado.

Es muy fácil incluir esta postura en la rutina diaria. Es fantástico recordarle al cerebro para qué sirven los glúteos.

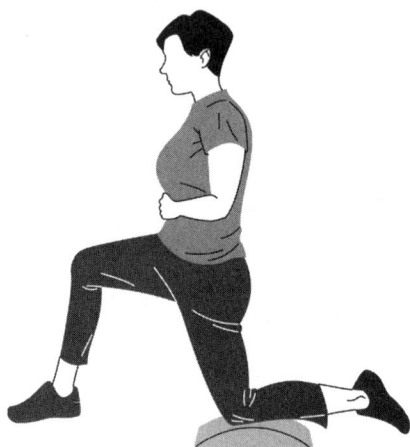

Ejercicio isométrico de pie

Separa los pies, dejando el derecho hacia delante y el izquierdo hacia atrás. Flexiona ligeramente la rodilla derecha y adopta una posición de zancada moderada hacia delante. Deberías notar tensión en la parte anterior del muslo izquierdo. Contrae el glúteo izquierdo y mantén la posición, manteniendo el glúteo contraído mientras respiras: cinco inhalaciones lentas y cinco exhalaciones lentas durante treinta segundos. Cambia de lado.

Al hacerse de pie, puedes practicar este ejercicio en cualquier sitio: esperando el autobús, viendo un partido de futbol, etc.

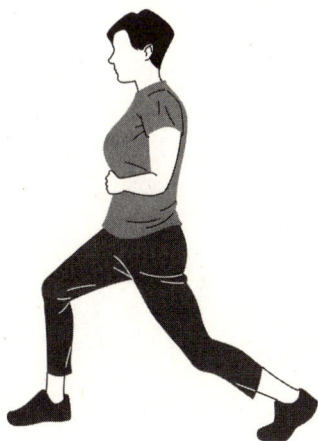

Ejercicio isométrico en el sillón (minizancada con el pie atrasado elevado)

Ponte en pie, de espaldas al reposabrazos del sillón. Da un paso adelante con el pie derecho y descansa la espinilla izquierda sobre el reposabrazos. Flexiona la rodilla derecha hasta colocarte en una zancada moderada. Contrae el glúteo y mantén la posición, manteniendo el glúteo contraído mientras respiras: cinco inhalaciones lentas y cinco exhalaciones lentas durante treinta segundos. Cambia de lado.

Si se hace con movimiento y con mancuernas, es un ejercicio básico de cualquier entrenamiento. También se conoce como sentadilla búlgara isométrica.

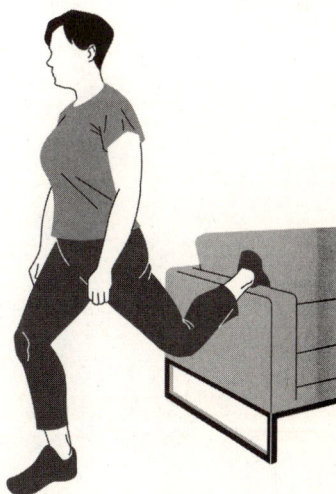

SIGNO VITAL

4

Levántate y anda

> *sedentario/a* · adjetivo
> Del lat. *sedentarius*, «que trabaja sentado», der. de *sedēre*, «estar sentado».
> Dicho de un oficio o de un modo de vida: de poca agitación o movimiento.

Si no te mueves demasiado a lo largo del día, es muy probable que ya tengas bastante claro que cumples la definición de «sedentario/a». Y también es probable que ese sea el motivo por el que estás aquí leyendo estas páginas (¡o al menos, eso esperamos!). Sin embargo, si te gusta hacer deporte, o incluso te apasiona, seguramente te sorprenda descubrir que quizás también se te podría calificar de sedentario. Muchas de las personas que cumplen la recomendación de hacer ejercicio entre tres y cinco veces por semana se quedan asombradas al constatar que las consideramos básicamente inertes. Quizás cumplas tu objetivo diario de subir y bajar escaleras, o tu entrenamiento de CrossFit o pilates y pienses: «¡Genial! ¡Lo tengo controlado!». Pero es que entonces te sientas de ocho de la mañana a ocho de la tarde frente a la computadora para trabajar de abogado o programador informático, luego te sientas a la mesa a cenar y rematas el día con una sesión de películas en casa. Como dijimos antes, aunque es estupendo que hagas ejercicio físico intenso durante media hora o una hora al día, si te pasas el resto del día entre la silla y el sillón, estás anulando casi todo lo que conseguiste con el ejercicio.

Con esto no pretendemos enviar a nadie al rincón con un capirote y el cartel de «sedentario» colgado al cuello. Lo entendemos. Todo lo que tiene que ver con las recomendaciones de actividad física (cuánta hacer, de qué tipo...) resulta muy confuso últimamente. Además, estamos muy ocupados y la vida es complicada, por no mencionar que todo nuestro entorno está organizado para hacernos más sedentarios. Imperan los trabajos de oficina, la tecnología es cautivadora y hay momentos en los que el movimiento no sucede, sin más. Lo que sí pretendemos es dejar claro qué significa realmente llevar una vida sedentaria en contraposición a una vida activa y, lo más importante, enseñarte a «hacer» que el movimiento suceda. Tal y como ya habrás supuesto a estas alturas, tiene que ver con caminar. En cuanto sociedad, todos nos podemos poner en pie y movernos más..., estamos hechos para movernos. Caminar no solo es una manera eficiente de conseguirlo, sino que también se asocia intrínsecamente a la robustez de todos los sistemas y estructuras del cuerpo. El mero hecho de caminar supera cualquier dispositivo de *fitness* o cuota de gimnasio posible. Es la mejor herramienta de movimiento disponible. Dicho esto, si hay limitaciones físicas que te impidan caminar, no renuncies a la idea de moverte más. Cuando teníamos un gimnasio de CrossFit en San Francisco, desarrollamos un programa deportivo adaptado que permitía a personas con distintos niveles de discapacidad encontrar maneras diversas de moverse, por lo que sabemos por experiencia que hay alternativas a caminar. Todo movimiento es bueno; es una manera de salir de la vida sedentaria y evitar sus posibles consecuencias negativas.

Cuáles son exactamente esas consecuencias negativas aún es objeto de cierto debate. ¿De verdad que estar sentado es el nuevo tabaquismo? Eso es ser algo exagerado. Todo ser humano se debe sentar antes o después. Es inevitable y no tiene nada de malo. El problema es que la cantidad de horas que una persona normal y corriente pasa sentada no es razonable en términos de fisiología y, tal y como demuestran las investigaciones, tampoco es razonable en cuestión de bienestar. En 2010, investigadores de la Asociación Estadounidense contra el Cáncer (ACS, por sus siglas en inglés) publicaron un estudio basado en datos epidemiológicos de 123 216 hombres y mujeres. Concluyeron que permanecer sentados durante un porcentaje sustancial del día aumentaba exponencialmente el riesgo de muerte. Según los datos del estudio, las mujeres y los hombres que permanecen sentados durante más de seis horas al día tienen, respectivamente, entre un 37 y un 18% más de probabilidades de morir antes que las personas que permanecen sentadas menos de tres horas al día. Además, los efectos negativos eran igual de potentes en personas que practicaban ejercicio con regularidad. Otros estudios posteriores obtuvieron resultados similares.

«Sentado» pasó a ser sinónimo de «sedentario» porque la mayoría de las personas apenas se mueven cuando asientan las posaderas en una silla o un sillón. Sin embargo, los expertos sanitarios tienen otro nombre para ello: MET bajo. Un MET es un «equivalente metabólico», una unidad de medida que representa cuánta energía consumimos en reposo en contraposición a la que consumimos cuando estamos activos. (Quizás conozcas el término en su forma más conocida, «metabolismo», que se refiere a las calorías que consumimos). El sedentarismo se define como una actividad inferior a 1.5 MET, una cifra que conviene evitar durante periodos prolongados. ¿Qué quiere decir «prolongado», exactamente? En lo que a nosotros se refiere, más de treinta minutos sin levantarte ni moverte. Con solo caminar (no tiene por qué ser rápido, ni incluir subir escaleras o ascender por colinas) se puede triplicar la puntuación de MET.

Aunque saber qué es un MET puede resultar útil, hay una manera mucho más fácil de hacerse una idea del nivel de actividad física diaria: contar los pasos que se dieron al final del día. Contar pasos se convirtió en la manera habitual de controlar la actividad física por el sencillo hecho de que todo el mundo puede hacerlo y proporciona una instantánea precisa de cuánto movemos el cuerpo (o de lo poco que lo movemos). Hay varias hipótesis acerca de cuánto caminaban a diario nuestros antepasados cazadores-recolectores. Las estimaciones varían entre los 12 000 y 17 000 pasos diarios. Si extrapoláramos la información obtenida a través del estudio de tribus indígenas actuales con hábitos cazadores-recolectores para hacernos una idea de la vida en el pasado, la cifra estaría alrededor de los 15 000 pasos diarios. Se mire como se mire, la mayoría de nosotros no llegamos ni por asomo a esa cantidad de pasos. Según el estudio America on the Move (aunque se publicó en 2010, estamos seguros de que la situación no ha cambiado demasiado desde entonces y de que es posible que incluso haya empeorado después de la pandemia por COVID-19), los estadounidenses solo hacen un promedio de 5 117 pasos diarios (unos 4 kilómetros). Se trata de una cantidad muy inferior a la que incluyen las recomendaciones sanitarias generalmente aceptadas. En comparación, los australianos dan unos 9 695 pasos diarios y los japoneses, 7 168. No es casualidad que el índice de obesidad también sea muy inferior en esos países. Sabemos que los pasos diarios no son la única diferencia cultural que explica el índice de obesidad en Estados Unidos, pero cuesta argumentar en contra de movernos más a diario.

Cuanto más tiempo pasemos caminando, más haremos para protegernos de la obesidad, la diabetes, las enfermedades cardiovasculares, algunos tipos de cáncer, la osteoporosis, el dolor de la artritis, los resfriados y la gripa, la depresión, la ansiedad... la lista sigue y sigue. Y esto es solo una pequeña parte. Desde el punto de vista de la movilidad, caminar moviliza las articulaciones y carga los huesos (incluyendo la columna vertebral y los huesos de los pies, que son importantísimos) y los tejidos blandos de una forma que mejora la durabilidad y previene el dolor. Caminar también mejora aspectos de la salud que facilitan el movimiento, como la circulación, el sueño y la neuroquími-ca. Hemos remado en aguas no bravas, sino bravísimas, hemos des-cendido como misiles por pistas de esquí, hemos bajado en bicicleta de montaña por rutas imposibles, hemos corrido por senderos lle-nos de rocas y hemos levantado pesos pesadísimos. Pero consideramos que todo eso es extracurricular. Nada sustituye a poner un pie frente a otro y caminar.

EVALUACIÓN: RECUENTO DE PASOS DIARIOS

Además de ser una manera sencilla de documentar la actividad física, lo mejor de contar pasos es que todos los pasos cuentan. No solo los que damos de forma consciente cuando salimos a dar una vuelta, sino también los pasos «casuales» (actividad no asociada a ejercicio, o NEA por sus siglas en inglés) que damos cuando, por ejemplo, reco-rremos los pasillos del supermercado, subimos y bajamos las escaleras de casa para recoger la ropa sucia de las recámaras, o cuando cami-namos del coche a nuestro destino. Saber que todos estos movimien-tos adicionales aumentan las cifras diarias puede ser un gran incentivo para acumular más pasos casuales. De repente, devolver el carro del supermercado a la entrada en lugar de dejarlo en el espacio reservado en el estacionamiento cobra un sentido nuevo.

Te recomendamos que des un mínimo de 8 000 a 10 000 pasos diarios, y 12 000 o más si es posible. Es una cantidad razonable en cuanto a inversión de tiempo (dijimos razonable, no fácil; sabemos que exige un esfuerzo, pero también pensamos que caminar no es negociable). Además, las investigaciones nos respaldan. En 1965, la frase «da 10 000 pasos al día» entró en el discurso sanitario, pero no salió de los abovedados salones de la medicina estadounidense, como cabría esperar, sino del departamento de marketing de una empresa japonesa que quería vender más podómetros. Resulta que el fabrican-te de podómetros había dado con un nicho, y años de investigación posterior corroboraron el visionario eslogan. Más recientemente, en

2020, un amplio estudio llevado a cabo por un equipo de investigación compuesto por científicos de múltiples organizaciones sanitarias nacionales concluyó que, en comparación con caminar solo 4 000 pasos diarios, alcanzar los 8 000 se asociaba a una reducción del 51 % de la mortalidad por cualquier causa. Caminar 12 000 pasos diarios se asociaba a una reducción del 65 por ciento.

En esta evaluación, te pedimos que registres tus pasos durante tres días y que luego calcules la distancia diaria promedio. Dado que la mayoría de nosotros hacemos cosas diferentes en distintos días, tendrás una idea mucho más precisa de cuánto caminas si haces el promedio de varios días, sobre todo si combinas días laborables y días no laborables.

¿Y si también hago ejercicio? ¿Cuenta o no cuenta?

Si ya caminas o haces senderismo como ejercicio físico, esos pasos cuentan. Del mismo modo, si sales a correr, también puedes contar esos pasos. Cualquier otro paso que des como parte de una actividad física planeada (por ejemplo, correr en una pista de *squash*, bailar en una clase de Zumba...) también cuenta. Traducir actividades como la natación o el ciclismo en un recuento de pasos es más complicado y, para esta evaluación, te sugerimos que ignores el tiempo que dediques a actividades físicas en las que no se camina.

Más allá de esta evaluación, si haces ejercicio, te puedes permitir caminar menos. Por ejemplo, si entrenas varias horas al día para un triatlón o haces cualquier otra actividad física de alta intensidad (pero alta de verdad) durante largos periodos, puedes decidir quedarte en la franja baja de la recomendación de pasos diarios o incluso por debajo (pero nunca saltártela). Aunque nos encantaría poder ofrecerte una fórmula para convertir el ejercicio extracurricular y no basado en pasos en un recuento de pasos, no hay fórmulas mágicas. Sin embargo, sí que debes tener un par de cosas en cuenta. Por un lado, muchas personas sobrestiman el ejercicio que hacen, así que fíjate de verdad en cuánto te mueves. Por el otro, tal y como dijimos, no sirve de mucho matarte en la bicicleta de montaña o levantar pesas en el gimnasio durante tres horas si luego te pasas el resto del día sentado. Debes mover las articulaciones y los tejidos en todas las direcciones y de todas las maneras que permite el caminar.

Preparación

Para hacer esta prueba necesitas alguna manera de contar los pasos. Si ya tienes un teléfono o reloj inteligentes, no necesitas nada más porque o bien tienen podómetros integrados, o bien te permiten descargar aplicaciones que lo hagan. Los dispositivos de seguimiento de la actividad física, como un Fitbit o un sencillo podómetro de clip, también son opciones muy válidas.

Si no te gustan los artilugios, puedes hacer un cálculo bastante aproximado de los pasos usando el siguiente parámetro. Para la persona promedio, 1 kilómetro = 1 250 pasos. El gran inconveniente de calcularlo así es que resulta muy difícil contar los pasos casuales que des a lo largo del día. Nuestro consejo es que no sabotees. Hay podómetros por 10 dólares e incluso menos.

El test

Cuenta los pasos durante tres días sucesivos, desde que te levantas por la mañana hasta el momento en que te vuelves a acostar por la noche. Suma los totales de los tres días y divide el resultado entre tres. Ese es tu promedio de pasos diarios y también tu puntuación.

Interpretar el resultado

Aunque te pedimos que calcules el promedio diario de tres días, es importante recordar que deberías dar entre 8 000 y 10 000 pasos cada día. No puedes ahorrar movimiento para otro día. Si das 16 000 pasos el sábado, pero te pasas el domingo tirado en el sillón (excepto cuando sales a buscar el postre en coche), los tejidos y las articulaciones del cuerpo registrarán todo el tiempo que pases sentado. Por lo tanto, sea cual sea el recuento final de pasos al cabo del día, recuerda que la constancia es tanto o más importante que la cantidad. Alcanza un mínimo de 8 000 pasos diarios, pero tampoco te agobies (o, peor, desistas en el intento) si no puedes alcanzar ese objetivo. Todo paso que des estará bien dado y será mejor que no dar ninguno.

¿Cuándo debes repetir el test?

Cada día. Es decir, cuenta los pasos que das cada día para asegurarte de que avanzas hacia el objetivo o de que lo sigues alcanzando.

El movimiento se demuestra andando

Pensemos en dos mujeres. Las dos miden 1.68 centímetros y pesan 66 kilogramos. Una de ellas quema un total de 101 608 calorías anuales por encima de sus calorías basales (el número de calorías que quema durante el curso de sus actividades cotidianas). La otra quema aproximadamente la mitad, unas 51 480 calorías adicionales. Adivina cuál de ellas sale a correr tres veces por semana y cuál de ellas sale a caminar y da 8 000 pasos diarios.

Sí, somos conscientes de que ya te mostramos nuestras cartas (al fin y al cabo, este capítulo trata de caminar), así que, efectivamente, es la mujer que da 8 000 pasos al día la que quema más calorías. Sin embargo, la magnitud del impacto de caminar durante el día para estar activos resulta reveladora. ¿Cincuenta y una mil calorías de diferencia? ¿Sabes cuánto helado es eso? No podrías comer tanto helado, pero al quemar 51 000 calorías más te podrías permitir comer más que tus amigos que no se molestan en caminar. ¿Y si intentas mantener o alcanzar un peso saludable? Tienes la solución ante ti. Multiplica las calorías adicionales quemadas a lo largo de los años de toda una vida y verás que la diferencia es espectacular. Hace ya algún tiempo que recibimos el mensaje de que las personas que hacen ejercicio con regularidad son héroes, y lo son (no encontrarás a dos personas que defiendan con más pasión que nosotros los beneficios del ejercicio). Sin embargo, deberíamos recibir el mismo mensaje en relación con las personas que se mueven de otras maneras a lo largo del día.

Desde que Hipócrates dijera ya en el año 400 a. C. que «solo comer no mantendrá a un hombre sano; también debe hacer ejercicio... Y parece que es necesario discernir el poder de varios ejercicios, tanto naturales como artificiales», hemos intentado dar con la fórmula de la actividad física óptima. Durante gran parte de los últimos setenta y cinco años, el foco se ha puesto en el ejercicio «artificial», en las cosas que hacemos de manera consciente para fortalecer el sistema cardiovascular y reforzar los músculos sin ningún otro propósito más allá de fortalecer el sistema cardiovascular y reforzar los músculos (y, para algunos de nosotros, también porque es muy divertido). En la mayoría de los casos, no hay un objetivo último que nos lleve a correr sobre la caminadora durante treinta minutos o a hacer una clase de HIIT (entrenamiento de intervalos de alta intensidad) más allá de la intención de quemar calorías, mantenernos sanos y sentirnos bien. Y es un objetivo válido. Sin embargo, ahora los expertos no solo tienen en cuenta cuánto tiempo pasamos haciendo ejercicio físico programado, sino también el «coctel» preciso de actividad artificial y de actividad natural no planificada (o actividad no asociada al ejercicio) a lo largo de un día concreto.

En 2021, un equipo de investigadores de varios países revisó los resultados de seis estudios anteriores y descubrió que los beneficios de treinta minutos de ejercicio de moderado a intenso dependían de cómo se pasara el resto del día. Si la persona pasaba menos de siete horas sentada, el ejercicio reducía el riesgo de muerte prematura en hasta un 80%. Sin embargo, no reducía el riesgo de muerte prematura para las personas que eran sedentarias durante más de once o doce horas diarias. Tal y como dijo Keith Diaz, uno de los investigadores y profesor de medicina en la Universidad de Columbia, cuando se publicó el estudio: «No es tan fácil como tachar "ejercicio" de la lista de tareas diaria. Un perfil de movimiento saludable exige más de treinta minutos diarios de ejercicio. También es importante moverse y no pasarse el día sentado».

Bueno, creemos que ya lo dejamos lo suficientemente claro. En general, no basta con hacer ejercicio. Ahora, veamos por qué caminar es la mejor solución al problema de la actividad física. En el pasado, el ser humano tenía muchísimas oportunidades para moverse a lo largo del día, ya fuera cazando, recolectando o haciendo todo tipo de cosas para sobrevivir; por el contrario, ahora apenas hay necesidad de realizar actividades no asociadas al ejercicio. A no ser que se trabaje en una profesión que exija estar de pie y moverse durante largos periodos (mesero, trabajo en cocina, jardinería, enseñanza, fuerzas del orden, ejército...), lo más probable es que haya que planificar caminatas para complementar el movimiento que se hace durante el resto del día. Sin embargo, estamos convencidos de que caminar tiene valor en sí mismo, más allá de ayudarte a cumplir con la cantidad de pasos diarios recomendada.

Caminar lo mejora todo

Que tantas personas tengan teléfonos inteligentes (excepto quizás el padre de Juliet, un ingeniero aeroespacial que aún usa uno de esos teléfonos celulares con tapa) y que todos los teléfonos inteligentes permitan contar los pasos nos dice que son muchas las personas que quieren saber cuánto caminan. Ya las conquistaron con lo de «te ayuda a vivir más», aunque lo cierto es que acumular una cantidad significativa de pasos a diario ofrece muchos más beneficios, sobre todo en lo que a movilidad se refiere. Caminar es relevante para muchos de los otros signos vitales de este libro, incluidos los que tienen que ver con el sueño, la extensión de cadera y la respiración. Todo está interrelacionado.

A continuación te presento algunos de los beneficios que ofrece caminar.

Mejor mecánica corporal (y menos dolor)

Caminar es el antídoto contra el sedentarismo, algo que ya explicamos que es esencial. Sin embargo, caminar no solo nos pone en movimiento, sino que nos pone en movimiento de la manera adecuada, es decir, de una manera que compensa los achaques biomecánicos que perpetúa el hecho de permanecer sentado.

En el mejor de los casos, los maratones de silla limitan la funcionalidad y hacen que los músculos y otros tejidos blandos pierdan flexibilidad y se tensen, lo que perjudica a la agilidad y a la velocidad. Subir escaleras se hace difícil. Caminamos encorvados. Nos podemos olvidar de llegar al autobús o al metro justo antes de que las puertas se cierren. Lo más probable es que no podamos correr a la velocidad suficiente para llegar a tiempo. A eso nos referimos cuando hablamos de función. En el peor de los casos, la rotación diaria de automóvil a silla de escritorio a sillón nos provocará dolor. Ya hablamos de ello antes en el libro, pero nunca lo repetiremos lo suficiente: sentarse acorta adaptativamente la musculatura y los tejidos conectivos de la parte anterior del cuerpo, desde los cuádriceps a los flexores de cadera. Incluso los glúteos y los isquiotibiales se adaptan a las posturas sedentes. Los cambios resultantes pueden alterar nuestra capacidad para movernos con soltura cuando por fin nos tenemos que levantar de la silla. (¿Cómo se te quedó el cuerpo la última vez que subiste a un avión para un vuelo de larga distancia? ¿Tenías la espalda rígida? ¿Cómo estaban las caderas?). La buena noticia es que caminar te echa una mano y saca a la cadera, los cuádriceps y los isquiotibiales de la posición en ángulo recto y los mueve de las maneras en que la naturaleza quiere que se muevan. Cuando alguien acude a nosotros y refiere dolor crónico, lo segundo que le prescribimos es que camine (lo primero son los ejercicios de respiración de la pág. 83). Muchas de estas personas son deportistas que creen que les estamos diciendo que se deben resignar a practicar un ejercicio de segunda, caminar. Pero nada más lejos de la realidad. Ahora, muchos *quarterbacks* de la NFL comienzan sus días de entrenamiento con caminatas de veinte minutos.

No podemos insistir lo suficiente en ello: caminar a paso vivo, caminar de forma relajada, salir a la montaña... sea cual sea la manera en que lo hagas, caminar configura la cadera en extensión, alarga los tejidos que acorta el hecho de permanecer sentado y devuelve al cuerpo el equilibrio biomecánico. El movimiento ayuda a lubricar las articulaciones y refuerza los músculos que las sujetan. Esto puede ser especialmente útil para las personas que sufren dolor de rodilla. A diferencia de los músculos, los cartílagos no están en la ruta de la circulación sanguínea y reciben los nutrientes gracias al movimiento de la articulación, que facilita que el fluido nutritivo entre y salga del cartílago. Cuando aplicamos y quitamos peso de las rodillas (y de las articulaciones de la espalda), las bañamos en sustancias que las benefician. Esto es importante aunque no nos duela nada. Si nos duele algo, es imperativo.

Mejores pies

Si pensamos a largo plazo, necesitamos pies resistentes y fuertes (básicamente, pies a prueba de bombas). Y la manera de conseguirlo es sometiéndolos a cargas y ofreciéndoles estimulación sensorial. Caminar nos da ambas cosas.

Al igual que las manos, los pies tienen receptores que responden a la presión, la temperatura, la textura y las vibraciones. También tienen receptores que recaban información acerca de dónde está el cuerpo en el espacio (es lo que conocemos como «propiocepción»). Todos estos receptores envían información sensorial al cerebro y nos ayudan a mantener el equilibrio, a caminar con paso firme y a tomar decisiones que afectan a nuestro movimiento y a nuestra seguridad. Cuando los pies envían al cerebro información a toda velocidad, es menos probable que te tropieces y te caigas, que te tuerzas un tobillo o que retuerzas el cuerpo de un modo dañino en el intento de gestionar un pavimento irregular o un juguete inesperado en el camino. Huelga decir que los pies no reciben mucha información sensorial mientras estamos sentados. Por el contrario, caminar los despierta (sobre todo si caminamos descalzos o con un calzado plano, algo de lo que hablaremos más en la pág. 138) y activa el eje pie-cerebro cuando necesitamos ser ágiles.

Otra cosa importante: a pesar de que los Beach Boys nos instaban a quitarnos un peso de los pies con la canción *Take a Load Off*

Your Feet, la realidad es que la mayoría de las personas necesitan cargarlos más. Los pies tienen 28 huesos, 30 articulaciones y más de cien músculos, tendones y ligamentos. Y al igual que sus homólogos en el resto del cuerpo, también necesitan soportar fuerza y contraerse, ya que así es como se adaptan, se remodelan y se mantienen fuertes. Estar en pie ayuda a ejercer una carga en los pies, pero caminar es aún mejor, porque añade peso y contracciones musculares, y ambas cosas ayudan a mantener los pies flexibles y ágiles. Al caminar, renaturalizamos los pies y los reentrenamos para que hagan aquello para lo que están diseñados: llevarnos adonde necesitamos ir sin molestias ni dolor.

Mejor circulación

La sangre sigue circulando por el cuerpo mientras permanecemos sentados en una silla sin hacer nada. También recibiremos algunos de los beneficios del sistema linfático, que forma parte del sistema circulatorio y que, en pocas palabras, funciona como el sistema de drenaje del cuerpo. La linfa es un líquido transparente que fluye por los vasos del sistema linfático y que ayuda a eliminar los desechos celulares al tiempo que ayuda a mantener los niveles de fluidos y a trasladar a células inmunitarias que combaten las infecciones.

Es decir, el cuerpo no se apaga cuando nos sentamos. Pero sí que funciona mucho mejor cuando nos movemos. La sangre fluye bombeada por el corazón, que late con más fuerza cuando nos movemos (basta con un paseo tranquilo), con lo que enviará más sangre rica en nutrientes y en oxígeno por las tuberías. Las contracciones musculares activan el sistema linfático, así que las contracciones musculares que ocurren cuando nos movemos aceleran el proceso, expulsan los desechos y descongestionan el cuerpo.

Si queremos una circulación óptima en el cuerpo en todo momento, tenemos que caminar a diario. Sin embargo, hay momentos concretos en los que caminar es especialmente importante. Si visitas a alguien en el hospital poco después de que se haya sometido a una intervención quirúrgica, quizás te sorprendas al ver que la enfermera ya hizo que se levante y empiece a caminar. En este caso, el movimiento es fundamental para activar el riego de sustancias que aceleran la curación y la eliminación de los productos secundarios del trauma. Y no hace falta haberse sometido a una intervención quirúrgica para obtener los beneficios derivados de caminar: mejorar la circulación es útil incluso cuando sufrimos dolores y achaques leves. En concreto, activar el sistema circulatorio linfático puede ayudar con la recuperación después de un ejercicio intenso. Los entrenamientos vigorosos causan una gran cantidad de desechos celulares que el organismo debe eliminar para que puedan ocurrir las adaptaciones del ejercicio.

Mejor sueño

Una noche de sueño reparador es un elemento crucial para la movilidad y para la buena salud general (hablaremos más de ello cuando lleguemos al Signo Vital 10). ¿Y cómo podemos conseguir una noche de sueño reparador? Caminando. Hace mucho que se sabe que el ejercicio ayuda a conciliar un sueño revitalizador, pero las investigaciones más recientes que han evaluado la cantidad de pasos diarios en la población han demostrado que caminar también lo consigue. En palabras de uno de los investigadores, «no siempre es necesario hacer ejercicio estructurado de alta intensidad para mejorar el sueño».

Fijémonos, por ejemplo, en un pequeño pero interesante estudio húngaro de 2020 en el que participaron dos grupos de personas sedentarias de entre diecinueve y treinta y seis años. Se pidió a la mitad de ellas que anduvieran entre 8 000 y 10 000 pasos diarios durante cuatro semanas y que luego informaran acerca de cuestiones relacionadas con el sueño. El otro grupo no cambió ninguno de sus hábitos de actividad física. El objetivo del estudio era determinar si caminar influía en la calidad del sueño, medida, entre otras variables, por la facilidad para conciliar y mantener el sueño, las horas de sueño totales, cuántos medicamentos para dormir tomaban y lo bien que rendían durante el día. Los investigadores también querían saber si caminar influía en la satisfacción vital. Al final del estudio, se hizo evidente que sí; además, los caminantes refirieron mejoras en todos los aspectos de la calidad del sueño.

Un estudio parecido, publicado un año antes, obtuvo resultados similares. Dirigido por investigadores de la Universidad Brandeis, el estudio contó con 59 hombres y mujeres; a algunos se les pidió que aumentaran la cantidad de pasos diarios en 2 000 (grupo de intervención), mientras que a otros se les dijo que no cambiaran nada (grupo de control). Los días en que las personas asignadas al grupo de intervención (sobre todo mujeres) dieron más pasos y pasaron más tiempo de lo normal activas, también informaron de una mejora en la calidad de sueño y en la prolongación de las horas de sueño.

Estos resultados no nos sorprendieron. Los hemos visto cuando recomendamos a las personas con las que trabajamos que caminen para mejorar la calidad de su sueño. Cuando miembros de las fuerzas militares de élite tienen problemas para dormir, les prescribimos podómetros y dar entre 10 000 y 15 000 pasos diarios. La explicación más obvia de los beneficios respecto al sueño es que caminar nos cansa. Sin embargo, es posible que no sea la única. Caminar, como otras formas de actividad física, afecta a varias sustancias químicas del cuerpo, que van desde proteínas señalizadoras a neurotransmisores cerebrales, que los investigadores sospechan que mejoran el sueño. Aunque aún no han acabado de desentrañar el misterio, algunas cosas sí que empiezan a estar claras.

Una de ellas es que la actividad física reduce el nivel de depresión y de ansiedad, dos trastornos que impiden y alteran el sueño. En concreto, caminar 200 minutos a la semana (lo que equivale a media hora diaria, mucho menos de 8 000 pasos) se ha asociado a menos síntomas de depresión. (Por el contrario, permanecer sentado durante más de siete horas diarias se asocia a más síntomas depresivos). Los efectos calmantes que tiene caminar también ayudan a aliviar la ansiedad que mantiene a las personas en vela por la noche. Se ha visto que basta con caminar un poco para que la mente se calme. Y caminar al aire libre durante el día ofrece beneficios adicionales. La exposición a la luz del sol, especialmente por la mañana, adelanta la hora a la que se empieza a sentir sueño, lo que reduce las probabilidades de quedarse despierto hasta altas horas y aumenta las de acostarse a una hora razonable y, por lo tanto, dormir el tiempo suficiente. (Por ese mismo motivo, salir a dar un paseo cuando se llega a un país extranjero puede facilitar la adaptación a la nueva zona horaria y reducir el desfase horario).

Mejor función cerebral

Es una verdad universalmente —y erróneamente— reconocida que una persona atada a su escritorio durante horas será más productiva que quien no para de moverse de un lado a otro en la oficina. Decimos «erróneamente» porque resulta que los trabajadores de oficina que permanecen sentados durante periodos de cuatro horas reciben menos flujo sanguíneo en el cerebro, una reducción que puede dar lugar a niebla mental y a una reducción de la memoria. Este descubrimiento tuvo lugar en el Instituto de Investigación de las Ciencias del Deporte y del Ejercicio de la Universidad John Moores de Liverpool, donde los investigadores midieron el flujo sanguíneo cerebral en grupos sometidos a tres situaciones distintas: cuatro horas sentados ininterrumpidamente; cuatro horas sentados, con interrupciones cada treinta minutos para caminar dos minutos; y cuatro horas sentados con interrupciones cada dos horas para caminar ocho minutos. El grupo ganador fue el que pudo caminar con más frecuencia, ya que compensaron más la pérdida de riego sanguíneo que quienes permanecieron sentados todo el tiempo y quienes solo pudieron caminar cada dos horas. (Los investigadores no incluyeron a usuarios de escritorios para trabajar de pie, aunque otros estudios han demostrado que estar de pie mejora la atención y la memoria, algo de lo que hablaremos más en el Signo Vital 9. Así que imagina que pudieras trabajar de pie y caminar en los descansos. ¡El cerebro saldría beneficiado por partida doble, qué emocionante!).

De todos modos, lo mejor de caminar no es que mitigue la reducción del flujo sanguíneo que llega al cerebro, sino que, si se hace con cierto vigor y durante un periodo más que razonable (basta con diez minutos), aumenta el flujo sanguíneo y genera una oleada de neuroquímicos que también benefician al cerebro. Uno de estos neurotransmisores es la serotonina, la hormona del bienestar, que podría tener algo que ver con por qué la actividad física mejora el estado de ánimo y reduce la depresión. Otro de ellos es el factor neurotrófico derivado del cerebro (BDNF, por sus siglas en inglés), que ayuda a las neuronas a funcionar plenamente e incluso a proliferar. Caminar rápido es una de las mejores maneras de activar la neuroplasticidad. El cerebro detecta la actividad y, para adaptarse, estimula la formación de nuevas conexiones que mejoran la capacidad cognitiva y refuerzan áreas susceptibles al deterioro cognitivo asociado a la edad. Puede ayudar incluso a las mentes distraídas a prestar más atención. Por todo ello, el doctor John Ratey, psiquiatra de Harvard y autor de *Spark: The Revolutionary New Science of Exercise and the Brain*, ha descrito la actividad física como «parte de Prozac y parte de Ritalin» y «Miracle-Gro» para el cerebro.

Varios estudios han concluido que la actividad física también mejora la creatividad. Un estudio de la Universidad de Stanford determinó incluso que, específicamente, caminar (ya se haga sobre una caminadora frente a una pared en blanco o por un frondoso camino de sirga a lo largo de un río borboteante) ayudó a los participantes a aumentar la creatividad en un promedio del 60% en comparación con cuando pasaron esa misma cantidad de tiempo sentados. Y solo fueron diez minutos. Los investigadores midieron el pensamiento innovador con varias pruebas, como una en la que se pedía a los participantes que pensaran en maneras alternativas de usar objetos cotidianos y otra en la que tuvieron que idear analogías para distintas frases.

Si alguna vez has intentado, en vano, resolver un problema solo para que la respuesta se te haya ocurrido mientras paseabas al perro, esta investigación no te sorprenderá mucho. Los artistas visuales, los escritores y los músicos acostumbran a usar la actividad física para reiniciar sus cerebros. Caminar no te convertirá en la siguiente Toni Morrison ni en el próximo Picasso, pero parece que sí te ayudará a mejorar la productividad mental y, quizás aún más importante, evitará algunos de los cambios adversos que el cerebro sufre con la edad. Podemos afirmar por experiencia que caminar es una buena manera de resolver problemas. Parece que las soluciones se nos ocurren antes si caminamos en silencio, a solas con nuestros pensamientos. Pero no siempre caminamos así. Caminamos mientras hablamos con amigos o escuchamos audiolibros, pódcast o música. Es una manera fantástica de hacer varias cosas a la vez y, aunque no siempre proporciona el silencio necesario para el pensamiento creativo, sí que ofrece al cerebro otro nutriente esencial: información.

También puede ayudar a gestionar el dolor. Seguro que has oído hablar de las endorfinas, o la euforia del corredor. Estos neurotransmisores reciben el nombre de «opioides endógenos» y el movimiento activa su síntesis, porque el cuerpo los usa como una medicina natural para aliviar el dolor por sí mismo. Aunque no hace falta echar a correr para que las endorfinas empiecen a fluir, hay estudios que sugieren que cuanto más se camina (este es uno de los motivos por los que recomendamos caminar a diario), más probable es que aumente la tolerancia al dolor. Un equipo de neurocientíficos de la Universidad Duquesne lo descubrió cuando pidieron a mujeres que salieran a caminar tres, cinco y diez veces durante la semana que duró el estudio. Cada paseo duraba treinta minutos y tenían que caminar a un ritmo moderado. A continuación, los investigadores evaluaron la percepción del dolor de las mujeres, a las que se sometió a estímulos de calor y de presión. Las que salieron a caminar cinco y diez veces a la semana (pero no las que salieron solo tres veces) percibieron la prueba como un 60% menos dolorosa después de la semana de caminatas que al comienzo del estudio.

EL CEREBRO Y LA ACTIVIDAD FÍSICA

Efectos cognitivos del ejercicio físico en preadolescentes
Promedio ponderado de los cerebros de veinte alumnos que hicieron el mismo examen después de estar sentados en silencio o de caminar durante veinte minutos.

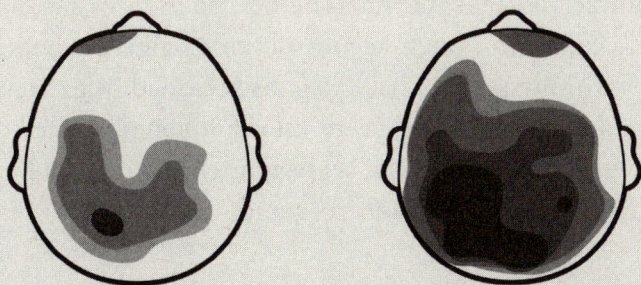

CEREBRO TRAS SENTARSE EN SILENCIO   CEREBRO TRAS UN PASEO DE 20 MINUTOS

Fuente: Investigación del Dr. C. H. Hillman, Universidad de Illinois en Urbana-Champaign (2009).

Mejor control del estrés

Nuestra línea de trabajo nos ofrece la oportunidad de conocer a personas muy interesantes. Una de ellas es Joyce Shulman, que creó (junto con Eric, su marido) una empresa llamada 99 Walks (99walks.fit). A través de retos regulares para salir a caminar y una aplicación que conecta virtualmente a caminantes de todo el mundo, la misión de la empresa es animar a la gente a salir a caminar (o a subirse a la caminadora y caminar). Con ello queremos decir que Joyce ha tenido la oportunidad de ahondar en el corazón y la mente de muchos caminantes. Por lo tanto, cuando le preguntamos qué beneficios reportaba la gente con más frecuencia al caminar, respondió sin dudar: menos estrés. «La mayoría de las personas que caminan con nosotros nos dicen que caminar mejora su estado de ánimo», dice Joyce, que también descubrió que salir a caminar tras el complicado parto de su primer hijo la ayudó a sentirse humana de nuevo.

Probablemente haya muchos motivos que lo expliquen (véase el recuadro de la pág. 134), como la correlación que ya mencionamos (pág. 129) entre la actividad física y la reducción del nivel de depresión y de ansiedad. Caminar, como otras formas de movimiento, influye en las hormonas del estrés. Estas hormonas (cortisol y adrenalina) producidas en las glándulas suprarrenales ayudan al cuerpo a activar el modo lucha o huida cuando se enfrenta a un peligro (como un león, un jefe enfurecido o quizás el caos enloquecedor de un mal día). Si te estresas, las concentraciones de cortisol y adrenalina en sangre serán elevadas. Pero si te pones a hacer alguna actividad física moderada, como dar un largo paseo, el nivel de estas hormonas bajará, lo que te ayudará a estar mejor. Además, segregarás endorfinas, que también contribuirán a mejorar tu estado de ánimo.

Paseos, comunidad y menos soledad

Cuando nuestras hijas iban a primaria, tuvimos una revelación. Hasta entonces habíamos hecho lo mismo que la mayoría de los padres: meter a las niñas en el coche, pelearnos con el tráfico, esperar en la fila del punto de salida del coche, sacar a las niñas a toda prisa cuando al fin llegábamos a la escuela, volver a sumergirnos en el tráfico para ir al trabajo y nervios, nervios, nervios. Todos acabábamos nerviosos, las niñas incluidas.

Así que decidimos cambiar de estrategia. Nos propusimos levantarnos veinte minutos antes y llevar a las niñas a la escuela a pie. La mayor iba a tercero de primaria y la pequeña, a infantil. Ambas podían recorrer a pie los 2.5 kilómetros de distancia y el trayecto se convirtió en un momento familiar muy agradable. Caminábamos y hablábamos, nadie sacaba el celular y pasábamos por un campo donde nos deteníamos a observar bichos y hojas. A pesar de que las niñas asistían a una escuela muy implicada en la comunidad y de que la mayoría de los alumnos vivían en un radio de 3 kilómetros, casi nunca veíamos a ninguno yendo a la escuela a pie o en bicicleta.

Hacía aproximadamente un año que íbamos a la escuela a pie cuando oímos hablar del Walking School Bus (walkingschoolbus.org). Se trata de un protocolo recomendado por el Departamento de Transporte de Estados Unidos por el que se recoge a grupos de niños para que vayan juntos a la escuela a pie, y es una especie de «autobús» con conductor (uno o más adultos responsables) que evita el tráfico matutino y proporciona una manera segura para que todo el mundo haga ejercicio a diario. Nosotros ya hacíamos el trayecto, así que pensamos que por qué no implicar a otros niños y, ojalá, padres y madres. Pusimos carteles y en la escuela colgamos una nota que decía: «Cada día, a las 7:50 de la mañana, estaremos en la esquina entre X e Y, y estaremos encantados de acompañar a sus hijos a la escuela. Haga sol, llueva o nieve». Comenzamos con entre diez y quince niños y, poco a poco, el grupo creció hasta los cuarenta o cincuenta (la asistencia fluctuaba). También hubo padres y madres que se apuntaron como «conductores» y, durante los ocho años que sus hijas asistieron a la escuela, forjamos amistades nuevas tanto con los padres como con niños de distintos cursos a los que, probablemente, no hubiéramos conocido de otra manera.

El Walking School Bus promovió una magnífica sensación de comunidad, libró a los padres y madres de parte del ajetreo matutino, fue positivo para la salud general (una madre perdió 4.5 kilos) y, además, era divertido, incluso cuando el tiempo no era bueno. También nos dimos cuenta de que completar el trayecto de ida y vuelta nos permitía acumular unos 5 000 pasos antes de las ocho y media de la mañana. Es la demostración de que, por ajetreada que sea nuestra agenda, sustituir el coche o el transporte público por caminar siempre que sea posible nos puede ayudar a cumplir el objetivo de los 8 000 a 10 000 pasos diarios. Y si se puede hacer de una manera que promueva pasar tiempo con familiares y con amigos, mejor que mejor.

Aunque el Walking School Bus es una solución fantástica para personas con niños pequeños, no hace falta tener hijos en edad escolar para formar parte de una comunidad de caminantes. Y, por si necesitas un incentivo, recuerda lo valiosos que pueden ser los beneficios sociales. La empresa de Joyce Shulman, 99 Walks, pasó un cuestionario a 2 300 de las mujeres registradas en su aplicación para caminar y el 73% de ellas afirmó que, en ocasiones, se sentían solas. Sentirse desconectado es triste, pero es que, además, la investigación sugiere que acorta la esperanza de vida. El cuestionario de Joyce también descubrió que la probabilidad de que las mujeres que caminan en compañía con regularidad se sientan solas es 2.5 veces inferior que entre las mujeres que no lo hacen; ese es otro motivo para buscar a otras personas con las que salir a caminar. «Dirijo una empresa, soy madre y siempre tengo mil cosas que hacer, soy una de "esas" personas ocupadísimas —dice Joyce—. Pero caminar con mi "grupito" marca muchísimas de las casillas de mi lista. Hago ejercicio, paso tiempo al aire libre, tengo tiempo para mí misma y conecto con amigas. Es un cuatro en uno».

Ejercicio: caminatas intencionales y estrategias para acumular pasos

En cierto modo, dudamos que necesites instrucciones para llevar a cabo este ejercicio: solo tienes que poner un pie delante del otro y seguir hasta que hayas sumado entre 8 000 y 10 000 pasos diarios (algunos de ellos serán casuales, pero, sin duda, muchos obedecerán a que habrás decidido salir a pasear). Sin embargo, como caminar también te da la oportunidad de sumar otros ejercicios del libro a tu recuento de pasos diario, en estas instrucciones encontrarás indicaciones para «caminar respirando por la nariz» y, si quieres, para hacer «caminatas con carga». Por otro lado, hay personas que sí necesitan cierta orientación concreta antes de salir a caminar. Si tú eres una de ellas, esto es lo que debes saber.

No te preocupes por la hora o la duración de la caminata. Solo tenemos una norma acerca de cuánto deben durar las caminatas: no hay normas. Preocúpate únicamente de sumar pasos. Es posible que caminar por la mañana ofrezca ciertas ventajas. Si todos madrugáramos y saliéramos a caminar por la mañana, lo más probable es que nos sintiéramos más alerta y más preparados para afrontar el día. La exposición al sol matutino también nos puede ayudar a dormir mejor. De todos modos, creemos que tendrás más éxito si te preguntas cuándo tienes tiempo para caminar en lugar de intentar comprar la idea de que el «mejor» momento para caminar es por la mañana o cualquier otro periodo del día.

En cuanto a la duración de la caminata, es probable que tengas que caminar durante más tiempo si quieres conseguir los 8 000 a 10 000 pasos diarios, pero, como siempre te decimos, haz lo que tengas que hacer para conseguir el objetivo. Si quieres caminar a paso ligero para quemar más calorías o como ejercicio cardiovascular, entonces sí, mantener la frecuencia cardiaca elevada durante al menos veinte minutos es un buen ejercicio al que aspirar. Del mismo modo, si tu objetivo es mejorar la resistencia, caminar durante más tiempo (y a más velocidad) podría ser mejor. Estamos contigo si te quieres retar a ti mismo. Sin embargo, recuerda que para satisfacer el objetivo de los pasos diarios no es necesario que eleves significativamente la frecuencia cardiaca ni que camines durante un periodo concreto.

Comprueba la posición de los pies. Para configurar el cuerpo de la mejor manera posible (es decir, que todo esté alineado y no haya desequilibrios que sometan a la espalda o a otras partes del cuerpo a una presión indebida), lo único que debes hacer es caminar con ambos pies apuntando directamente hacia delante. Y la probabilidad de que lo hagas es mucho mayor si comienzas en lo que se conoce como «posición de referencia de los pies». Se trata de una postura neutra en la que estás de pie de un modo que resulta cómodo, con los pies apuntando hacia delante y a la anchura de la cadera. Deberías tener la mitad del peso corporal en las plantas de los pies y la otra mitad en los talones. Asimismo, si miras hacia abajo, los tobillos deberían estar en el centro de los pies, no hundidos hacia dentro, hacia delante ni hacia atrás. Si los tobillos están inclinados hacia un lado o a otro, o si las rodillas se tocan, intenta encontrar esa posición central. Aunque comprobar la postura de los pies a

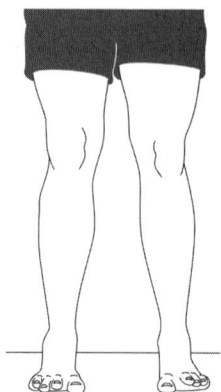

Equilibrado: tobillos
en el centro.

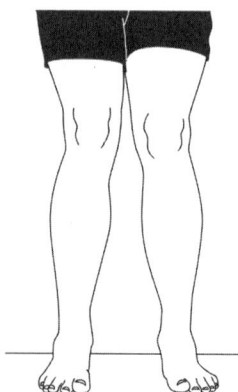

Tobillos demasiado
hacia dentro.

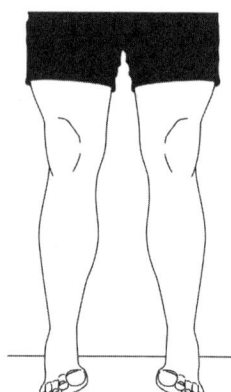

Tobillos demasiado
hacia fuera.

cada paso no sería viable, sí que la puedes comprobar periódicamente para asegurarte de que mantienes la posición de referencia y, así, entrenar al cerebro para que se mueva mejor.

Aunque no sea evidente, lo cierto es que, mientras caminamos, en los pies suceden muchísimas cosas. Esforzarte para caminar con los pies rectos hacia delante permite conectar con la mecánica natural del cuerpo y aporta potencia. También te podría ayudar pensar que estás caminando con un pie a lado y lado de un sendero muy estrecho. Al final, la posición de referencia se convertirá en un hábito y mejorará tu postura al caminar.

Piensa en el calzado (o descálzate)

Adopta la posición de referencia de los pies y fíjate en cómo te sientes. Ahora, ponte el calzado con el que sales a caminar normalmente. ¿Qué sientes ahora? ¿Sigues en la posición de referencia? ¿Pies equilibrados, con la mitad del peso en las plantas de los pies y la otra mitad en el talón? ¿O acaso los zapatos o tenis deportivos guían los pies en un sentido o en otro? ¿Los dedos se juntaron?

La mayoría de la gente camina con un calzado con una amortiguación exagerada o con demasiado tacón, lo que no solo desalinea los pies, sino que dificulta que los pies envíen al cerebro la importantísima información sensorial. Nosotros creemos que cuanto más caminemos descalzos, mejor. Siempre que no vayas a hacer ejercicio en un lugar con objetos punzantes en el suelo, es seguro e incluso beneficioso para la salud caminar, levantar pesas o hacer cualquier otra actividad descalzo (hay otras actividades, como el ciclismo o el senderismo, que obviamente exigen ir calzado).

En cuanto a qué ponerte en los pies cuando tienes que ponerte algo, somos defensores apasionados de elegir el calzado más plano posible o, tal y como lo llamamos nosotros, calzado que interfiera lo mínimo posible en el estado natural de los pies. Piensa en cómo están construidos: tienen la planta y el talón en el mismo plano para ofrecerte el máximo equilibrio posible. Con esto no queremos decir que tengas que salir a comprar tenis nuevos para caminar o para hacer ejercicio, sino que, durante el resto del tiempo, optes por un calzado que proteja a los pies de los elementos con la mínima amortiguación posible. Cuando llegue el momento de comprar zapatos nuevos, entonces sí, elige un calzado minimalista. Cuando te lo pruebes, haz la prueba de la posición de referencia de los pies antes de sacar la tarjeta de la cartera.

Por otro lado, y por lo general, no hace falta preocuparse por el apoyo del puente del pie. Esto también tiene que ver con la fisiología básica de los pies. El puente es una superficie que no soporta carga y no está diseñada para cargar peso (a diferencia de la planta del pie y del talón), sino para ser flexible, como un muelle, para impulsarte hacia delante. Hemos pedido a salas enteras que se descalzaran y adoptaran la posición de referencia de los pies, y todo el mundo, incluso las personas con pies planos, puede crear un arco más o menos pronunciado cuando están de pie sin calzado que apoye el puente. (En el Signo Vital 8 hablaremos más de los pies).

Los zapatos de tacón enamoran a mucha gente, y lo entendemos. Pero quítatelos en cuanto llegues a casa del trabajo o de una cena. En otras palabras, llévalos tan poco tiempo como te sea posible. El desequilibrio que provocan los tacones puede estresar el talón de Aquiles y los gemelos, e incluso exacerbar problemas insospechados. Tenemos una amiga con una disfunción severa del suelo pélvico que puede causar fugas de orina al moverse o estornudar. Es una ejecutiva que mide 1.57 metros y que se siente desnuda sin tacones; forman parte de su identidad. Sin embargo, durante la pandemia tuvo que trabajar desde casa y, como no salía, empezó a llevar tenis deportivos planos, y resulta que los síntomas de la disfunción del suelo pélvico mejoraron significativamente. Normalmente, no conectaríamos ambas cosas (tacones y fugas de orina), pero esto demuestra lo mucho que los pies influyen en el resto del cuerpo.

En ese mismo sentido: ¿chanclas? Ni de broma. Kelly ha publicado algunas cosas controvertidas en redes sociales (como que no deberíamos aplicar hielo o frío sobre las lesiones), pero nada ha generó tanta controversia como las veces en que aconsejó no llevar chanclas. Lo dejaremos en que no es una opinión demasiado popular. Si llevamos chanclas para ir a la piscina, a la playa o para proteger los pies en la gasolinera, no hay problema. Sin embargo, si recorremos la menor distancia con ellas, sufriremos las consecuencias. Las chanclas impiden que el pulgar se flexione e impulse el pie para levantarlo del suelo. Por lo tanto, el cuerpo debe compensar esta carencia y tensa en exceso la fascia plantar (el tejido que conecta el hueso del talón con los dedos) y el tobillo, lo que puede provocar dolor más adelante. Los zapatos destalonados plantean el mismo problema. Asegúrate de que usas calzado talonado para caminar.

Tres maneras de caminar

Tal y como dijimos antes, caminar rápido tiene sus ventajas en cuanto a consumo calórico y de salud cardiovascular. Nos encanta. Sin embargo, recuerda que el objetivo principal es caminar, tanto si prefieres dar un paseo tranquilo como si te propones recorrer el itinerario elegido en el mínimo tiempo posible.

1. Caminar respirando por la nariz

Esta manera de caminar te permite trabajar tu tolerancia al CO_2 (véase la pág. 64) mientras acumulas pasos para lograr tu objetivo diario. Se puede hacer durante tanto tiempo como se quiera o durante solo una parte del recorrido, lo que también está bien, aunque, si puedes, intenta ir aumentando hasta hacerlo durante toda la caminata.

Empieza a caminar respirando solo por la nariz. Inhala tan larga y lentamente como te sea posible (unos diez segundos). Sin dejar de caminar, mantén la respiración durante tanto tiempo como puedas y, luego, exhala lentamente por la nariz. Repite cada uno o dos minutos, en función de tu tolerancia.

2. Tres caminatas diarias

Por ajetreado que sea tu día y por poco tiempo que tengas, lo más probable es que sí que puedas sacar al menos diez minutos de aquí y de allá. En lugar de intentar hacer una caminata larga cada día, hazla por partes: sal a caminar durante diez minutos después de cada comida.

3. Caminar descalzo

Caminar descalzo no ha sido demasiado popular desde la era de los *hippies* en las décadas de 1960 y 1970, aunque no perdemos la esperanza de que la moda vuelva. Ir descalzo permite que los pies accedan a muchísima más información sensorial, los refuerza y nos ayuda a evitar las consecuencias que los zapatos pueden tener para el tendón de Aquiles, el puente y otras estructuras de los pies. Si es seguro (es decir, si no hay cristales ni otros objetos cortantes o punzantes), te recomendamos que salgas a caminar con los pies descalzos al menos una vez a la semana. Y si no es un paseo completo, que sean al menos un par de vueltas a la manzana. Si no es posible, camina descalzo durante tanto tiempo como te sea posible en casa y en el jardín. Incluso puedes dedicarle un día: los sábados descalzos.

Punto extra: caminatas con carga

La ciencia de la evolución del cuerpo humano moderno avanza sin cesar. Aun así, los antropólogos están bastante seguros de que empezamos a caminar erguidos porque era más eficiente (consumía menos energía) que buscar comida a gatas. Esta teoría quedó reforzada en un estudio en el que unos chimpancés tuvieron que caminar sobre una caminadora (usando las cuatro extremidades) y consumieron un 75% más de energía al caminar que los humanos que iban erguidos. Así que caminar en bipedestación es más fácil.

Otra teoría relacionada es que la bipedestación apareció porque nos permite cargar objetos. Es decir, nacimos para movernos y para llevar cosas de un sitio a otro. Cargar objetos es un rasgo humano y, además de lo mucho que ha mejorado nuestras vidas (nos permite transportar alimentos, herramientas e incluso personas cuando lo necesitamos), también nos ofrece una manera segura de cargar la columna y los pies. Es posible que cuando piensas en «cargar», la mente te dibuje automáticamente la imagen de alguien haciendo *curls* de bíceps con mancuernas en el gimnasio. Sin embargo, *cargar* significa «sumar peso», cualquier tipo de peso, a una parte del cuerpo para que adquiera fuerza. Y no es necesario hacerlo mediante un entrenamiento de fuerza formal.

Con esto en mente, vamos a hablar de las caminatas con carga. Si aún no has oído hablar de ellas, son una modalidad de caminata que consiste en salir a caminar con una mochila cargada y que es una manera elegante de aumentar el impacto de los pasos diarios. Hay personas para quienes las caminatas con carga sustituyeron el salir a correr. En nuestra experiencia, todas las personas pueden correr sin demasiados problemas cuando tienen veintitantos años. Sin embargo, a partir de ahí puede haber una caída vertiginosa y, cuando llegamos a los cuarenta, con suerte nos queda un amigo que pueda correr más de 8 kilómetros y encontrarse bien. El resto, o bien se lesionó, o ya no disfruta de la sensación que le produce correr. Y es entonces cuando vemos a muchos de ellos adoptar la caminata con carga como una estrategia de bajo impacto para hacer un ejercicio de intensidad equivalente.

Es posible que, en cierto modo, ya hagas caminatas con carga. Llevar una mochila, un maletín o un bolso de tamaño considerable son maneras de hacer caminatas con carga. (Y ya que hablamos del tema, te recomendamos mochilas o bandoleras, porque son funcionales y distribuyen la carga en todo el cuerpo. Si llevas bolso de hombro, cámbialo de lado con regularidad para obtener el mismo efecto). La manera más fácil de añadir carga al ejercicio es meter en una mochila algunos objetos cotidianos (latas, libros, paquetes de harina...), cargarla a la espalda y salir a caminar con normalidad. También es posible hacer caminatas con carga sin mochila. Joe de Sena, el fundador de la Spartan Race, una competencia de obstáculos, carga con una mancuerna de 20 kilos allí adonde va. A veces salimos a caminar cargados con bolsas de arena de 13.5 kilos y siempre aprovechamos la oportunidad de cargar cosas. Por ejemplo, cuando viajamos, optamos por bolsas de lona en lugar de maletas con ruedas, para tener que cargar el equipaje. (Nos dimos cuenta de lo acertado de nuestra decisión una vez que viajamos a Tailandia y vimos las dificultades que tenían otros turistas para arrastrar las maletas por la playa).

También hay material deportivo diseñado específicamente para las caminatas con carga. GORUCK, una empresa dirigida por Jason McCarthy, exmiembro de las fuerzas especiales estadounidenses, y por su esposa Emily McCarthy, que había trabajado para la CIA, vende mochilas con departamentos para discos-lastre y otro material relacionado. Jason McCarthy define a la perfección las caminatas con carga: «Es un ejercicio de cardio y de fuerza a la vez. Es un entrenamiento cardiovascular para las personas que no soportan correr y un entrenamiento de fuerza para las personas que no soportan levantar pesas».

Nueve estrategias para caminar más

- Camina mientras hablas. Aprovecha las llamadas telefónicas personales e incluso las de trabajo como una oportunidad para caminar, ya sea al aire libre, en casa o en la oficina.

- Comunícate en persona. En el trabajo, camina hasta la mesa del compañero con quien quieres hablar en lugar de llamar o escribir un correo.
- ¡Saca al perro a pasear! Y si no tienes, quizás esto te inspire a adoptar uno: un estudio británico concluyó que las personas que tienen perro caminan veintidós minutos diarios más que las que no. En última instancia, siempre se lo puedes pedir prestado al vecino. No hay perro al que no le guste salir a la calle.
- Lleva a tu hijo caminando a la escuela. Si es seguro, no hay mejor manera de acumular pasos y, al mismo tiempo, hacer algo saludable por tu hijo (véanse los «Paseos, comunidad y menos soledad», pág. 134).
- Opta por las escaleras. Sí, estamos seguros de que ya te lo han dicho antes, pero no estaríamos haciendo nuestro trabajo si no te recordáramos que subir y bajar escaleras es otra manera de sumar pasos sin dar una caminata formal. Cada escalón cuenta.
- Compra en persona. Durante la pandemia, muchos nos acostumbramos a comprar casi todo online, incluso la comida. Sin embargo, si recorres los pasillos del supermercado, te moverás mucho más de lo que te moverías sentado frente a la computadora.
- Estaciónate lejos de tu destino o baja del transporte público una o dos paradas antes. No hay norma que diga que tienes que ir sentado en un vehículo de puerta a puerta. Sin embargo, es a lo que nos hemos acostumbrado la mayoría de nosotros. Cambia de costumbre. Aunque recorrer a pie todo el trayecto quizás no sea posible, eso no significa que no puedas caminar durante parte del recorrido.
- Aprovecha el tiempo de espera para caminar. Si acompañas a alguien al médico o al dentista, no te quedes en la sala de espera. Aprovecha para dar una vuelta. Del mismo modo, si vas al partido de voleibol de tu hijo y hay tiempo de descanso (como es muy habitual), da un par de vueltas al campo. Si tienes que

esperar mesa en el restaurante, dales tu número de teléfono, pídeles que te llamen cuando la tengan preparada (de hecho, muchos restaurantes ya funcionan así) y aprovecha para dar una vuelta a la manzana.

- Camina por casa. Sabemos de personas que al no poder salir de casa debido al mal tiempo o a la mala calidad del aire, y que instalaron pistas de obstáculos en casa solo para dar más pasos. Aunque es cierto que no harás kilómetros, algo es algo y siempre es mejor que nada. O valora la posibilidad de comprar una cinta para correr. Al Roker, el meteorólogo del *Today Show*, se comprometió a caminar más después de que le diagnosticaran un cáncer de próstata. Para evitar las gélidas temperaturas de la ciudad de Nueva York (¿y quién mejor que un meteorólogo para saber cuándo hay que quedarse bajo techo?), Al empezó a caminar en casa. Una idea magnífica.

Asegura el futuro de hombros y cervicales

EVALUACIÓN

Parte 1: **levantar los brazos como en el control de seguridad del aeropuerto**; parte 2: **rotación de hombros**

EJERCICIO

Flexión de hombros y movilizaciones de la región dorsal y del manguito rotador

¿Recuerdas el escáner de cuerpo completo del que hablamos en el Signo Vital 3? Ahora regresaremos al control de seguridad del aeropuerto. Sin embargo, esta vez observaremos la mitad superior del cuerpo en lugar de la inferior. En concreto, nos centraremos en el cuello y en los hombros.

Muchas veces, cuando observamos a otros viajeros cumplir con la instrucción de levantar los brazos por encima de la cabeza, vemos que deben retorcer el cuello y otras partes del cuerpo solo para mantener los brazos en alto durante unos segundos. El cuerpo les resuelve el problema que tengan (quizás una hiperextensión de cuello o una columna platanera), pero lo cierto es que les cuesta mucho adoptar, y no digamos ya mantener, los brazos levantados durante cualquier periodo, por breve que sea. Es una señal de que algo está mal. Y ese algo es que perdieron rango de movimiento en los hombros.

La mayoría de las personas no piensan demasiado en los hombros y las regiones adyacentes (la zona cervical y la dorsal)... hasta que les empiezan a doler o se dan cuenta de que no pueden hacer algo que pensaban que sí podían hacer. Algo como lanzar una pelota al perro, agarrar a un niño pequeño y sentárselo en los hombros, nadar en estilo libre, guardar la ropa en estanterías elevadas, subir el equipaje de mano al compartimento sobre los asientos o, cómo no, levantar los brazos en el escáner del aeropuerto. Si no somos capaces de llevar a cabo estos movimientos básicos, es muy poco probable que podamos hacer actividades nuevas que nos exijan estirar o levantar los brazos: empezar a nadar o a levantar pesas, o aprender a hacer dominadas nos resultará muy difícil. Y no digamos ya pintar la recámara. En función de cómo lo hagamos, incluso pintar un cuadro puede ser una misión casi imposible si no podemos mantener los brazos levantados durante mucho tiempo. En el peor de los casos (pero aún dentro de lo posible), cuando envejezcamos, incluso cosas tan sencillas como quitarnos un suéter por la cabeza o lavarnos el cabello nos resultará incómodo, porque el rango de movimiento de los hombros habrá quedado muy limitado. Por el contrario, si proporcionamos a los hombros los movimientos que necesitan para mantener la flexibilidad, podremos hacer dominadas o repintar la casa hasta que nos aburramos.

Quizás te hayas dado cuenta de que ninguna de las actividades que mencionamos son cosas que normalmente se hagan a diario. Ya no arrojamos lanzas, cargamos fardos sobre la cabeza, ni escalamos árboles como hacían nuestros antepasados. A excepción de los nadadores y de quienes practican ejercicios concretos que exigen levantar los brazos (como el *press* por encima de la cabeza), la mayoría de la gente apenas activa los hombros. Sin embargo, si la postura del perro boca abajo es una de las básicas del yoga desde la antigüedad, es por algo. Hace mucho que se sabe que necesitamos levantar los brazos y mantener los hombros en movimiento. De otro modo, solo los sometemos a la posible inclinación hacia delante derivada de pasarnos el día sentados.

Y no es que el cuello se mueva mucho más. Piensa en la frecuencia con la que miras hacia delante, hipnotizado por el brillo de la pantalla de la computadora o de la televisión. Si conduces un coche con cámara posterior, ya ni siquiera necesitas mirar por encima del hombro para ir en reversa o estacionarte derecho. Quizás inclinas el cuello hacia delante y encorvas la espalda para consultar el teléfono o la laptop hora tras hora. Al menos, mirar hacia abajo moviliza el cuello un poco. Sin embargo, como ocurre con todo, los excesos tienen consecuencias (incluso tiene nombre: «cuello de SMS»). De todos modos, en la mayoría de los casos, casi nadie gira el cuello lo suficiente. Y quienes lo hacen notan molestias.

El dolor cervical puede tener muchas causas. Por un lado, están las posturas derivadas del uso de la tecnología que acabamos de mencionar. Por el otro, las cervicales también duelen porque no respiramos de un modo eficiente, porque nos preocupa que nuestro hijo no pueda acceder a la universidad y nos pasamos la noche rechinando los dientes, o porque nuestra pareja es insoportable y el estrés nos lleva a respirar por el pecho (véase la pág. 74). Además, la disfunción de los hombros acostumbra a intervenir en el dolor cervical o a exacerbarlo. Tal y como ya comentamos en varias ocasiones, todo está conectado (el cuerpo es un sistema de piezas interconectadas), y el cuello y los hombros son uno de los principales tándems. Por eso, cuando alguien acude a nosotros con dolor cervical, estudiamos automáticamente su rango de movimiento en los hombros tanto como posible causa del dolor cervical como posible solución de este.

El cuerpo está en un flujo constante y el rango de movimiento es una entidad viva que respira. Ten un hijo y observa la velocidad a la que las cosas cambian (y vuelven a cambiar). Corre un maratón y vuelve a casa en un vuelo nocturno y verás cómo se reduce tu rango de movimiento. Pasa dos años brutales redactando trabajos en la escuela de posgrado y, cuando termines, exclamarás: «¡Caramba! ¡Cómo me cambió el cuerpo desde el primer día de clase!». Si entiendes esto, entenderás que podemos devolver el movimiento normal a las partes del cuerpo que hemos mantenido en dique seco. Entre ellas, los hombros.

Somos los primeros en decir que los hombros y el cuello son complejos y que pueden sufrir múltiples problemas. Hay personas especializadas en la rehabilitación de hombros de atletas olímpicos, además de especialistas del hombro que se centran única y exclusivamente en las dolencias de hombro y de cervicales de los jugadores de la Major League de beisbol. Con la edad, aparecen problemas como lesiones del manguito rotador o el hombro congelado (capsulitis adhesiva). En China y Japón, esta rigidez en el hombro recibe el nombre de «hombro de los cincuenta años», pero aquí no abordaremos estos factores limitantes, sino que diseñamos este Signo Vital para explicarte el funcionamiento básico de la región del hombro para que, con movimientos muy sencillos, puedas acceder a todas las posibilidades que ofrece. Estos movimientos te pueden ayudar a evitar las lesiones y el dolor de hombros, aunque no son necesariamente una cura si ya los padeces. Nuestro objetivo es que pienses no tanto en qué no pueden hacer tus hombros, sino en qué se supone que deben poder hacer. Eso influirá en las regiones adyacentes, como el cuello, y permitirá que tu cuerpo funcione mejor, además de ayudarte a evitar problemas en las cervicales y en los hombros en el futuro.

El para qué de todo esto

Este es un mensaje de utilidad pública... desde Alemania. Hace unos años, la cadena de farmacias DocMorris lanzó un anuncio publicitario que resume a la perfección nuestra filosofía.

El anuncio comienza con un señor mayor que se levanta antes del amanecer y mira, con nostalgia, fotografías familiares. Aún en pijama y bata, va a una bodega en busca de una pesa rusa que está polvorienta por la falta de uso. Apenas la puede levantar. Día tras día, el hombre madruga y se entrena con la pesa rusa, haciendo caso omiso de una vecina curiosa y claramente alarmada ante sus esfuerzos. Poco a poco, vemos cómo cada vez puede levantar la pesa un poco más arriba. Al final del anuncio, el señor se viste, envuelve un regalo y conduce a casa de su hija para celebrar la Navidad. Su nieta, una niña pequeña, abre el regalo: una gran estrella de Navidad para el árbol. Entonces, el señor alza a la niña para que pueda poner la estrella en la punta. El eslogan es: «Para que te puedas ocupar de lo que más importa». Se nos escapó la lagrimita.

Vivimos en un mundo en el que es fácil perder la perspectiva del para qué de mantenernos en forma. ¿Para tener mejor aspecto? ¿Para satisfacer nuestro afán competitivo? Estos incentivos no tienen nada de malo, pero si realmente queremos ir al fondo de las cosas, no hay nada más importante que estar fuertes y sanos por y para nosotros mismos, y por y para las personas a las que queremos y que nos quieren. Recuérdalo en esas mañanas en las que te dé pereza trabajar la rotación de hombros o salir a caminar. Quizás te ayude a salir de la cama.

EVALUACIÓN: PARTE 1: LEVANTAR LOS BRAZOS COMO EN EL CONTROL DE SEGURIDAD DEL AEROPUERTO; PARTE 2: ROTACIÓN DE HOMBROS

Las evaluaciones de este capítulo están concebidas para trabajar dos elementos concretos de la movilidad de los hombros. La primera es la flexión de hombro. Es decir, cuando te piden que levantes los brazos por encima de la cabeza y los lleves hacia atrás, ¿hasta dónde puedes llegar? ¿En qué medida puedes aproximarte al punto máximo (el punto más alejado del rango natural)? La segunda prueba evalúa la rotación externa (hacia el exterior del cuerpo) de los hombros. De nuevo, ¿puedes alcanzar el punto máximo hasta el que los hombros pueden girar hacia atrás?

Es posible que, a primera vista, te parezca que estas medidas indican lo flexible que eres de manera natural. Sin embargo, recuerda: lo que evaluamos es tu capacidad para acceder a los rangos de movimiento básicos, NO tu capacidad para completar movimientos dignos de héroes de la gimnasia. El objetivo de las dos evaluaciones que siguen es que determines tu rango de movimiento actual, además de lo bien que lo puedes usar.

Parte 1: levantar los brazos como en el control de seguridad del aeropuerto

Le dimos a este test el nombre del lugar más revelador (y público) en el que observar la movilidad de hombros de la gente. Si bien es algo más elaborada que levantar los brazos sin más, se trata de una prueba muy sencilla.

Preparación

El material ideal para esta prueba es un tubo de PVC de unos 60 centímetros de longitud. Si no tienes uno, puedes usar un palo de escoba u otro palo ligero similar. Si no tienes nada parecido, usa un trapo de cocina enrollado o haz la prueba sin nada en las manos.

El test

Acuéstate boca abajo en el suelo con los brazos estirados delante de ti y sujetando el tubo de PVC. Apunta al techo con los pulgares y deja que el tubo descanse en el espacio entre el pulgar y el índice de ambas manos. Manteniendo la frente y el abdomen en contacto con el suelo y, con los brazos estirados y paralelos y los pulgares hacia arriba, levanta los brazos tanto como te sea posible. Evita contener la respiración o flexionar los codos.

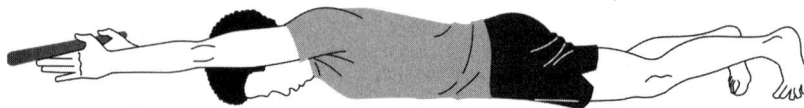

Quizás te sea más difícil si tus abuelos te decían
que te sentaras derecho en la mesa.

Interpretar el resultado

¿Cómo te fue? El mero hecho de hacer la prueba te puede ayudar a ser consciente de cuánta tensión llegas a acumular en los hombros.

No puedes levantar los brazos. Estás muy por debajo de donde deberías estar, quizás porque en tu vida no tienes oportunidad de levantar los brazos por encima de la cabeza. La buena noticia es que, si los haces a diario, los ejercicios que encontrarás más adelante te ayudarán a mejorar rápidamente.

Puedes levantar los brazos, pero no puedes mantener la posición o no puedes hacerlo y respirar al mismo tiempo. Deja que este pequeño movimiento te anime: podrás hacer mucho más a partir de aquí si haces los ejercicios necesarios.

Los levantas entre 2.5 y 5 centímetros del suelo. Puedes acceder a la postura, pero no la dominas del todo. Con un poco de fatiga, quizás no la podrías mantener durante mucho tiempo más. Los ejercicios te ayudarán a mejorar la resistencia, además del rango de movimiento en sí.

Los levantas más de 5 centímetros del suelo. Fenomenal. La falta de flexión del hombro no es uno de tus problemas. Quizás no necesites colgarte de la pared (pág. 166) cada día, pero aun así debería formar parte de tu repertorio si quieres conservar tu capacidad de flexión.

¿Cuándo debes repetir el test?

Una vez por semana.

Parte 2: rotación de hombros

A diferencia de la prueba anterior, esta no se puede medir en centímetros y requiere una interpretación más subjetiva. Colocarás los brazos en el suelo y evaluarás con cuánta fuerza puedes presionar hacia abajo. No dejes que la palabra «fuerza» te intimide si la última vez que levantaste un peso fue en la clase de educación física en el instituto y no te consideras una persona demasiado fuerte. La prueba no mide la fuerza, sino que determina si la rotación de que dispones te permite generar potencia.

La mayoría de las personas nacemos con la fuerza necesaria para llevar a cabo las tareas cotidianas, pero esa fuerza no depende exclusivamente del músculo. También depende de lo bien que las articulaciones te permitan moverte (el bíceps no se moverá solo, por voluminoso que sea). Así que, aunque creas que no eres fuerte, lo eres. Todo es cuestión de grado. Por eso, todos, desde los maratonianos de la computadora a los deportistas profesionales, deben prestar atención a la movilidad. En concreto, aquí, contar con un manguito rotador más funcional se traducirá en una eficiencia, estabilidad y durabilidad del hombro MUCHO mayores.

Preparación
Lo único que necesitas para esta prueba es espacio en el suelo. Quítate el reloj, las pulseras y todo lo que lleves en la muñeca.

El test
Acuéstate boca arriba en el suelo, con las rodillas flexionadas y los pies planos en el suelo. Pon los brazos en cruz y flexiona los codos hacia arriba en un ángulo de 90 grados, con las palmas de las manos hacia arriba. Ahora, girando los hombros hacia atrás (es un movimiento sutil), comprueba con qué fuerza puedes presionar el dorso de las manos y de las muñecas contra el suelo. Sigue presionando durante cinco inspiraciones y exhalaciones. Evita retener la respiración.

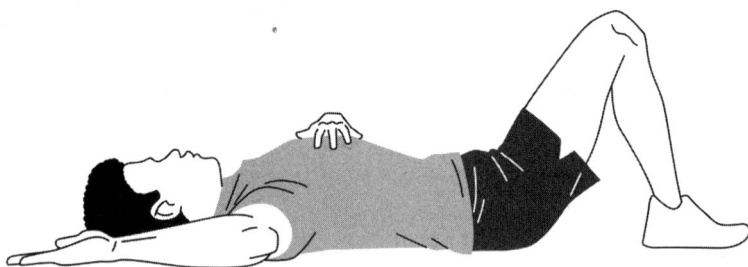

Los dos manguitos rotadores deberían poder hacer el giro completo y con fuerza.

Interpretar el resultado

En esta prueba no hay puntuaciones, sino la sensación de cuánta fuerza pudiste generar, de modo que la puedas comparar con la fuerza que generas después de haber practicado las movilizaciones.

¿Cuándo debes repetir el test?

Te sugerimos que repitas el test de rotación de hombros inmediatamente después de hacer la movilización del manguito rotador, que ejerce un impacto drástico sobre la rotación. Después, date una semana para practicar el ejercicio y repite la prueba. Repítela de nuevo tras otra semana de práctica. A partir de entonces, repite cuando consideres conveniente para comprobar cuánto has mejorado.

EL PULPO Y LA GRAN C

Sabes dónde están los hombros. Y sabes que hay personas con hombros grandes y otras con hombros encorvados, y que, en la década de 1980, fueron protagonistas de la moda —hay quien diría que lamentable— de las hombreras. Sin embargo, ¿sabes cómo funcionan? Saberlo te ayudará a entender por qué son tan importantes para el resto del cuerpo.

Los hombros se componen, fundamentalmente, de huesos relativamente triangulares que descansan planos sobre la parte superior de la espalda y que se articulan en las clavículas. Estos huesos, que reciben el nombre de omóplatos o escápulas, tienen una cavidad en uno de los lados y es ahí donde se encaja la cabeza del húmero.

Los manguitos rotadores son otro de los elementos de esta estructura; se trata de una red de músculos y de tejido conectivo que actúa como soporte y que permite que el brazo y el hombro se muevan. Ahora imagina lo siguiente: el manguito rotador es como un pulpo que se ha metido de cabeza en una concha marina. Esa concha marina es el omóplato y, desde el interior de este, el pulpo, que es el manguito rotador, estira los «tentáculos» para dirigir, guiar, colocar, organizar, estabilizar y rotar el húmero. Así es como los brazos pueden hacer lo que deben hacer.

Uno de los problemas que plantea la postura moderna es que, como tantos de nosotros pasamos horas y horas frente a la computadora, los hombros se inclinan hacia delante y la parte superior de la espalda se encorva. Nos convertimos en organismos en forma de C y esto interfiere en la relación entre el pulpo y la concha marina, porque cuando el cuerpo adopta la habitual postura en C, empuja a la concha hacia delante y desequilibra al pulpo-manguito rotador. De repente, los tentáculos del pulpo ya no pueden agarrar bien el húmero. Algunos de los tentáculos se han hiperextendieron y otros quedaron comprimidos. Cuando intentamos elevar los brazos (o hacer cualquiera de las cosas que necesitamos que hagan los brazos), esta interferencia erosiona parte de la función. Si quieres comprobar lo que decimos, encorva los hombros hacia delante y levanta un brazo. Ahora, ponte en la posición que te permita respirar más profundamente (necesariamente, esto exigirá que estires la C) y levanta el brazo de nuevo. ¿Notas la diferencia? Cuando abandonamos la postura en C, el pulpo-manguito rotador funciona mucho mejor.

Los escritorios no son los únicos responsables de la postura en C. A veces, la tenemos que adoptar para practicar algún deporte, aunque en la mayoría de las ocasiones no es necesario. Por ejemplo, no deberíamos encorvar la espalda cuando hacemos ejercicios de remo en el gimnasio. En el agua, los remeros con buena técnica mantienen una postura erguida no solo porque les permite generar más potencia, sino porque los ayuda a evitar las lesiones. En el pasado, vimos a remeros con costillas rotas, que se fracturaron porque, al encorvarse hacia delante, los músculos tiraban de ellas. Así que, hagas lo que hagas en tu día, evita en la medida de lo posible convertirte en una C.

(Permítenos un aparte. Hay un dicho que dice que «las manos son inteligentes». Esto sugiere que, por limitado que sea el rango de movimiento del manguito rotador y del hombro, y por mucho que apenas podamos levantar los brazos por encima de la cabeza, la naturaleza no permitirá que muramos de hambre. El instinto de supervivencia se activará y comeremos acercando la boca a las manos. La asombrosa destreza de las manos y de los antebrazos puede ocultar la pérdida de rango de movimiento del hombro. Es posible que el déficit de rango de movimiento del hombro sea una de las causas del codo de tenista o de golfista, que puede pasar desapercibido durante bastante tiempo porque las manos y los antebrazos compensan la pérdida. También vemos este tipo de compensación cuando vemos un programa de cocina por la televisión y uno de los jueces se inclina para probar el plato. ¡Sospechamos que el hombro no funciona como debería!).

Aún hay mucho más que decir acerca de los hombros. Los omóplatos también se fijan al trapecio, un músculo que se extiende desde la nuca (base del cráneo/parte superior del cuello) a través de los omóplatos y llega hasta media espalda. Incluso tienen sujeciones que los unen a las clavículas. Entre otras cosas, los trapecios permiten que nos encojamos de hombros y neguemos con la cabeza. Si activamos los omóplatos y los giramos hacia delante (en lo que conocemos como «protracción»), los trapecios se pondrán manos a la obra para sujetar el cuello. Si lo haces durante un periodo lo suficientemente largo, los músculos se cansarán. Aquí también, otro elemento de la estructura del área del hombro se desequilibra y crea un desequilibrio donde una estructura debe trabajar más de lo que debería. No es de extrañar que recibamos señales de error como tensión, molestias y dolor en los hombros y en el cuello. También empezamos a ver una pérdida funcional.

Ahora que tenemos presente el hombro, hay otra cosa que debemos tener en cuenta. La cabeza. Cuando el cuerpo está bien configurado y la cabeza está perfectamente equilibrada sobre el cuello, no la percibimos como una carga. En este sentido, somos fuertes. Llega un momento en el que incluso los bebés pueden sostener sus cabecitas en alto. Sin embargo, imaginemos que siempre miramos hacia abajo, hacia la pantalla del celular, o que mantenemos el cuerpo encorvado en una C y la cabeza queda adelantada. Por cada medio centímetro que se adelanta, la cabeza añade 4.5 kilogramos de peso al cuello. En consecuencia se contraen los trapecios y otros músculos y tejidos conectivos en la zona de los hombros y de la parte superior de la columna, porque al cuerpo le resulta más fácil sostener la pesada cabeza en esa posición rígida y bloqueada. En toda su sabiduría, el cuerpo hace lo que debe hacer para resolver ese problema técnico, aunque suele haber repercusiones funcionales. Intenta mirar hacia atrás con la cabeza proyectada hacia delante y verás que no puedes mirar muy lejos.

Manos arriba: una historia personal

A principios de 2019, yo (Juliet) levanté los brazos por encima de la cabeza y lo consideré uno de mis mayores logros físicos, al nivel de cuando gané el mundial de aguas bravas o cuando di a luz a mis hijas. Fue tan importante para mí porque, aproximadamente un mes antes, me había sometido a una reconstrucción de mamas y dos semanas antes de eso me habían practicado una mastectomía doble. Seis semanas después de la última intervención quirúrgica pude levantar los brazos tan completamente que pude hacer una dominada (comencé por colgarme, sin más). Jamás había estado tan agradecida por el rango de movimiento de mis hombros.

A finales de 2018 me diagnosticaron un cáncer de mama de estadio 1A. Ya había tenido algún bulto antes, así que el médico llevaba unos diez años haciendo un seguimiento de mis senos, aunque detectó este problema concreto durante una revisión ginecológica rutinaria. Se trataba de un cáncer muy tratable que requería una intervención quirúrgica, pero ni quimioterapia ni radioterapia. En ese sentido, me sentí muy afortunada. Sin embargo, como todas las personas que han sufrido cáncer, me pregunté por qué me había tocado a mí y me hice varios análisis genéticos que concluyeron que no tenía un riesgo heredado de sufrir la enfermedad. Muchas personas creen que solo los genes BRCA aumentan la susceptibilidad al cáncer de mama, cuando, en realidad, son unos 110 genes los que contribuyen al riesgo de desarrollar la enfermedad. También me hicieron análisis para determinar mi predisposición genética a sufrir otros tipos de cáncer, unos análisis que también salieron negativos. Entonces, ¿por qué desarrollé cáncer de mama? Probablemente por algún factor ambiental, aunque nunca lo sabré con seguridad.

Opté por una mastectomía doble y una reconstrucción mamaria por la extraña historia con mis senos y para evitar la posibilidad de que el cáncer volviera. Se decidió que, como estaba en forma y sana, me podía someter a las dos intervenciones casi seguidas. Un lunes entré en el quirófano para la mastectomía y, solo dos semanas después, volví para la reconstrucción. Este tipo de intervención evolucionó desde entonces. Una amiga tuvo cáncer de mama unos años después y se sometió a las dos intervenciones a la vez. De todos modos, se hagan como se hagan, son dos intervenciones muy importantes y agresivas, tanto física como emocionalmente hablando.

Uno de los efectos secundarios de someterme a estas intervenciones tan seguidas es que se puede perder un poco de movilidad, sobre todo en los brazos. Levantarlos por encima de la cabeza se hace muy difícil. Tuve otra amiga que también se sometió a una mastectomía y a una reconstrucción y, nueve meses después, aún no podía levantar los brazos. Yo estaba decidida a que no me sucediera. (Mi amiga acabó recuperando la movilidad, pero le costó muchísimo). Aunque en realidad no es un problema de movilidad de hombro —es un problema de la musculatura del pecho (pectorales, etc.) y del tejido conectivo—, estoy convencida de que contar con una buena movilidad de hombro me ayudó a recuperar la normalidad. Me quedé sorprendida por la gran cantidad de gente que luego me dijo: «Vaya, qué rápido te recuperaste. Pero tú eres distinta, no eres como yo. Si me hubiera sometido a esas intervenciones, no me hubiera podido recuperar tan pronto». Sin embargo, no soy distinta. No soy especial ni biónica (recordemos que tuve cáncer). Mi cuerpo no tiene una capacidad de curación distinta a la de otra persona. Soy mortal, como el resto de mis amigas. Sí, partí con una buena forma física de base y fui muy consciente de la importancia de dormir tanto como me fuera posible y de aumentar la ingesta de proteína para compensar la pérdida de masa muscular consecuencia de la intervención (véase la pág. 199). Sin embargo, eso no es cuestión de heroísmo. Son cuestiones básicas.

Creo que si mi recuperación fue distinta en algo, fue por mi decisión de empezar a moverme de inmediato. Esa es la clave de la resistencia física. Cuarenta y ocho horas después de haber salido del quirófano, me había subido a una bicicleta estática (sin sujetarme al manubrio). Salía a caminar a diario. Las piernas me funcionaban, así que ¿por qué no pedalear o caminar? También hice ejercicios de respiración inmediatamente para mejorar la configuración del cuerpo. Entonces, en cuanto pude (el médico me dijo que esperara seis semanas), empecé a usar unas pesas muy ligeras y, poco a poco, empecé a mover los brazos por encima de la cabeza. Todo esto no fue porque estuviera obsesionada con el ejercicio físico o me preocupara engordar. Era porque, gracias a mi trabajo, sabía que el movimiento aumenta el flujo sanguíneo y que el flujo sanguíneo acelera la curación, y que, si no me movía, solo conseguiría atrofiar mi rango de movimiento. Por eso me moví, me moví y me seguí moviendo.

Como es lógico, los médicos aconsejan a sus pacientes que se tomen las cosas con calma después de cualquier intervención quirúrgica, pero, a veces, eso se traduce en que las personas son tan cautelosas y precavidas que permanecen sentadas durante tres meses y pierden movilidad por el camino. En mi experiencia, es mejor que el médico dé permiso al paciente para ver cómo se va encontrando. En cuanto sentía que algo no estaba bien, dejaba de hacer lo que fuera que estuviera haciendo. Fui poco a poco y escuché a mi cuerpo.

Lo ideal sería no tener cáncer nunca. Sin embargo, dado que el 40% de nosotros recibiremos el temido diagnóstico o tendremos algún otro problema de salud en algún momento de nuestra vida, cuanto más resistente sea el cuerpo, más fácil nos será superarlo. Para mí, acabó siendo un tropiezo y no una catástrofe. Tuve suerte, pero, durante la recuperación, también trabajé mucho para tenerla.

RESOLVER EL ENTUERTO HOMBROS-CUELLO

Como tantos de los problemas a los que se enfrenta el cuerpo, respirar es la clave para resolver el problema de los hombros y las cervicales. Si la postura que adoptamos nos permite respirar hondo, significa que el cuerpo se ha configurado de tal manera que impide que los músculos y las articulaciones se inhiban y permite una función máxima. Quizás recuerdes que en el Signo Vital 2 hablábamos de «configuración». Preferimos hablar de «configuración» que de «postura», porque la postura se suele asociar a una idea errónea de postura militar que se traduce en una tensión excesiva y en la hiperflexión e hiperextensión de algunas zonas.

De hecho, hay deportes y tareas de la vida imposibles de llevar a cabo en una «postura perfecta». Por el contrario, hablar de «configuración» significa organizar el cuerpo de tal modo que nos permita respirar hondo y plenamente, lo que a su vez significa que podemos acceder a nuestros rangos de movilidad innatos. Queremos recuperar esos rangos máximos (es lo que pretenden todas las movilizaciones del libro, incluidas las dirigidas a los hombros y a las cervicales), pero somos conscientes de que cada uno tiene su mejor postura personal. No hay una misma postura perfecta para todo el mundo.

Dicho esto, sabemos que la forma en C que adoptamos cuando encorvamos la espalda no promueve ni la buena respiración ni la buena postura. Recuerda cuando intentaste levantar los brazos con el cuerpo en forma de C y con el cuerpo erguido. La forma de C genera lo que llamamos «inhibición postural». Esto no significa que seamos débiles, sino que la postura del cuerpo impide el movimiento efectivo y potente, como si fuéramos débiles. Cuando el cuerpo se configura en una postura equilibrada, tenemos buena movilidad de hombros y de brazos y, por lo tanto, sometemos las cervicales a menos estrés. Es como si todo volviera a la normalidad en casa.

Hay otros aspectos negativos de la postura en forma de C de los que vale la pena hablar. La región dorsal debe su integridad a tres sistemas. Uno es el de las estructuras óseas, como los omóplatos y la columna vertebral y sus respectivas articulaciones, que proporcionan la estructura del cuerpo. El segundo es el sistema muscular, que incluye no solo los músculos principales en los que se suele centrar el mundo del *fitness* (pectorales, bíceps, tríceps, trapecios), sino también los pequeños músculos intervertebrales que contribuyen a la estabilidad de la columna, además de a nuestra conciencia de dónde está el cuerpo en el espacio. El tercer sistema es el tejido conectivo, como la fascia, que rodea y sujeta a los músculos y a los órganos, y nos ayuda a movernos. Cuando nos encorvamos hacia delante y adoptamos la forma de C durante un periodo prolongado, nos acabamos colgando de estos sistemas (en palabras de uno de nuestros amigos que es Navy SEAL, «nos colgamos de la carne»). Entonces, los llevamos al límite. Es como jalar un suéter. Si tiramos de un suéter tejido durante el tiempo suficiente, acabará por deformarse y perder flexibilidad. Seguirá haciendo lo que se supone que debe hacer (abrigarnos), pero no lo hará tan bien como si nos quedara como nos tiene que quedar.

Cuando tiras durante mucho tiempo de los sistemas estructurales y funcionales de la parte superior de la espalda, los sistemas se adaptan y la forma de C se convierte en nuestra postura por defecto. Como resultado, el cuerpo acabará por no poder hacer todas esas cosas que nos pueden resultar interesantes en la vida (además de consultar la computadora). Por eso nos debe importar. A veces pensamos que, si no nos duele, no importa: «Mientras no me duela, estoy bien». Sin embargo, movernos con agilidad es valioso en sí mismo. Nos debemos mover durante toda la vida. Conviene que lo hagamos bien.

Sin embargo, también te diremos otra cosa: a veces, al cuerpo le resulta imposible mantener una posición bien configurada durante la mayor parte del día. Hay trabajos que lo impiden. Pensemos, por ejemplo, en los pilotos de cazas que están comprimidos en una cabina minúscula y se ven sometidos a fuerzas de 10 G. Piensa en las recepcionistas cuyo trabajo consiste en permanecer sentadas durante ocho horas en un mostrador mal diseñado. Son dos caras de una moneda no tan distinta como pudiera parecer y con problemas similares. No siempre podemos estar en la posición perfecta, y no pasa nada. Para eso están los ejercicios que encontrarás al final del capítulo. Si no tienes ocasión de adoptar posturas más saludables durante el día, estas movilizaciones localizadas para las cervicales y los hombros te ayudarán a practicarlas. Sí, es posible que las tengas que hacer con más frecuencia que alguien que no pasa tantísimas horas hecho una C. Dar la vuelta a un camión cisterna es mucho más difícil cuando lleva tanto tiempo avanzando en una misma dirección. Sin embargo, la buena noticia es que se puede. Comprometerse con los ejercicios de movilidad contrarresta los efectos de la mala postura, nos ayuda a mover el cuerpo y, además, a hacerlo con más vigor.

¿Y si ya te duele algo, en concreto las cervicales? Cuando algo nos duele, siempre vale la pena prestar atención al área que rodea a la región que queremos cambiar. (A partir de la pág. 216, hablaremos más de las estrategias arriba/abajo para determinar el origen del dolor). Tal y como mencionamos antes, el cuello y los hombros son un tándem y hay pruebas que sugieren que trabajar los hombros puede ayudar a resolver el dolor de cervicales.

En 2008, investigadores daneses llevaron a cabo un estudio en el que participaron 94 mujeres que sufrían dolor cervical. (Cabe señalar que el 79% de ellas tenían un trabajo que les exigía estar frente a una computadora durante la mayor parte del día). En el artículo que publicaron acerca del estudio, los investigadores explicaron que un protocolo de ejercicios de entrenamiento de fuerza centrados en los hombros y en el cuello redujo un 75% el dolor de las mujeres. Aunque los investigadores los llamaron ejercicios de entrenamiento de fuerza para los hombros y el cuello, si se lee el estudio con atención, en realidad eran ejercicios isométricos para el hombro. Esto nos dice que los hombros son la clave para unas cervicales sin dolor y que los ejercicios isométricos de fuerza (no los estiramientos de cuello, que es lo que hace la mayoría de las personas para aliviar el dolor) son la mejor manera de conseguir que las cervicales nos dejen de doler. Uno de los motivos de la rigidez y de la falta de movilidad en los hombros es que, si evitamos mover una zona durante largos periodos (por ejemplo, no movemos el cuello hacia los lados), el cerebro acabará pisando el freno cuando lo intentemos, porque no confiará en que contemos con el rango de movimiento necesario para hacerlo. Los ejercicios isométricos son una manera fantástica de recordar al cerebro que nos podemos mover de maneras concretas, y eso puede contribuir a la recuperación del movimiento natural de la zona.

También podemos mejorar la movilidad del hombro si aumentamos la rotación de los brazos. La mayoría de las personas puede girar los hombros hacia delante bastante bien, pero girarlos hacia atrás (rotación externa) ya es harina de otro costal. Y, sin embargo, girar los brazos hacia atrás ligeramente en la articulación es una buena postura de descanso que facilita una configuración beneficiosa del tronco y aporta más fuerza a los brazos. Cuando trabajamos la rotación de hombro externa con una tripulante de trineo de carreras olímpica, pudo conectar con más fuerza con el trineo y eso le permitió aumentar la velocidad. Por supuesto, la mayoría de nosotros nos lanzaremos a 145 km/h por una pista de *bobsled*, pero tener más potencia de brazos es útil para todo, desde empujar el carrito del súper a, si es necesario, levantarnos del suelo tras una caída.

Aunque las movilizaciones te ayudarán a desarrollar una rotación externa mejor, es algo que puedes practicar a diario con solo recordar rotar los brazos hacia atrás a la altura donde se unen con los hombros. Si llevas un cesto de la ropa, piensa en intentar «partir» el cesto por la mitad. Lo mismo si empujas un carro del súper o un carrito de bebé. Este movimiento provoca la rotación externa del hombro. Sabrás que lo estás haciendo bien si los pectorales quedan planos y las palmas de las manos miran un poco hacia delante.

Ya que hablamos de la rotación externa, dedicaremos unas palabras a los practicantes de yoga que nos estén leyendo. Si lo practicas con frecuencia, es posible que coloques los hombros y las cervicales en posiciones beneficiosas con regularidad. Hay muchas posturas que te piden que levantes los brazos por encima de la cabeza, y el perro boca abajo es fantástico para llevar los hombros hasta el final de su rango de flexión. El guerrero II hace que giremos el cuello hacia el lado. Por lo tanto, son muchas las maneras en las que el yoga te puede ayudar a movilizar los hombros y las cervicales. Sin embargo, hay un aspecto en el que creemos que el yoga malinterpreta cómo acceder a una buena movilidad de hombros. Los maestros suelen pedir a los alumnos que mantengan los omóplatos hacia atrás y hacia abajo. Sin embargo, los omóplatos necesitan poder moverse en todas las direcciones. Es mejor rotar externamente los brazos en la articulación, como acabamos de describir. Son pequeños matices que pueden marcar una gran diferencia en cómo el cuerpo se configura y, por lo tanto, se mueve.

EJERCICIO: FLEXIÓN DE HOMBROS Y MOVILIZACIONES DE LA REGIÓN DORSAL Y DEL MANGUITO ROTADOR

Dado que el modo de vida actual acota nuestro repertorio de movimientos, la mayoría de nosotros nos perdemos las posturas clave para las que nuestro cuerpo está diseñado. Y, como hemos repetido a lo largo del capítulo, esto afecta sobre todo al área de los hombros. Estas movilizaciones están diseñadas para conseguir que las articulaciones y los músculos se muevan de maneras en las que no se moverían en un día normal. Las herramientas que uses (una pelota en el caso de estas movilizaciones) facilitarán el movimiento.

Aunque nos gustaría que hicieras estas movilizaciones con tanta frecuencia como te sea posible, piensa también en otras maneras en las que podrías mover la zona de los hombros y la región cervical, sobre todo si las notas tensas o rígidas. Es una señal de que las tienes que mover más. Así que, cuando lo puedas hacer de forma segura, alarga el cuerpo para llegar más arriba en lugar de subirte a una escalera. Haz girar los brazos como una rueda cuando te levantes por la mañana y tardarás menos en despabilarte. Cuando te sientes ante la computadora, gira los hombros hacia atrás, como comentamos antes. Si tienes cámara trasera en el coche, dale un descanso y gira el cuello para mirar hacia atrás cuando lo necesites (si lo hacíamos antes de que inventaran esas cámaras, podemos volver a hacerlo). Cuando salgas a caminar, gira la cabeza a lado y lado para observar el entorno. Esto no solo relajará el trapecio, sino que hará que el paseo sea cien veces más agradable.

Colgarse de la pared

También lo puedes hacer en una mesa o en la posición del perro boca abajo.

Apártate unos pasos de la pared. Dóblate por la cintura y, con la espalda recta, apoya las palmas de las manos sobre la pared. Manteniendo la cabeza entre los hombros, gira los hombros hacia fuera (intenta girar los brazos de modo que la cara interna del codo apunte hacia arriba) y «cuélgate» de la pared. Mantén la postura durante diez respiraciones profundas. Expande la espalda y la caja torácica mientras respiras.

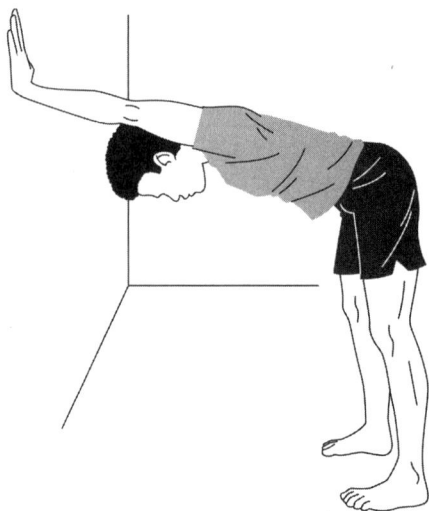

En el pilates, el yoga, la gimnasia deportiva y la halterofilia olímpica se suelen levantar bastante los brazos sobre la cabeza. Por suerte, es fácil incluir esta postura en el día a día.

Movilización de la columna dorsal 2

En esta movilización, usarás una pelota para movilizar las vértebras y los tejidos blandos de la región dorsal de la espalda. También hará que los brazos estén un tiempo en la importantísima postura sobre la cabeza.

Acuéstate boca arriba en el suelo, con las rodillas flexionadas. Coloca una pelota en el lado derecho de la base del cuello, justo sobre la escápula. Levanta el brazo derecho sobre la cabeza y, con el pulgar apuntando hacia abajo, baja la mano hasta el suelo. Mantén el codo cerca de la cabeza. Levanta y baja el brazo a una velocidad cómoda y respira con normalidad diez veces. Ahora rueda un poco hacia atrás, de modo que la pelota quede algo más abajo, hacia el centro de la escápula. Vuelve a subir y a bajar el brazo diez veces. Para terminar, vuelve a rodar hacia atrás hasta que la pelota quede en la parte inferior de la escápula. Repite diez veces el movimiento de levantar y bajar el brazo. Cambia de lado. Si quieres una movilización más intensa, haz el ejercicio con los glúteos levantados, en la posición del puente.

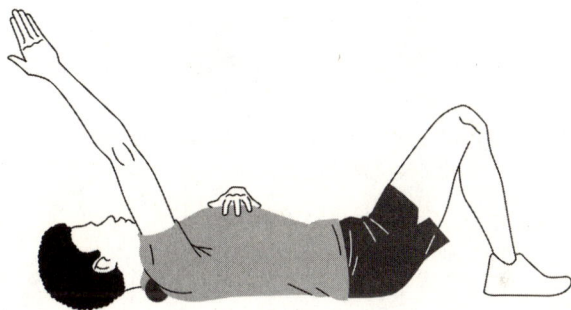

Levantar el brazo por encima de la cabeza mientras movilizas los tejidos de la región dorsal de la espalda da contexto a la movilización.

Movilización del manguito rotador

Esta movilización ejerce un efecto extraordinario sobre la rotación del hombro. Sugerimos que, al terminar el ejercicio, repitas el test de rotación de hombros y compruebes la diferencia. No hace falta que repitas el test cada vez, pero si lo repites justo después de la primera vez que hagas la movilización del manguito rotador, constatarás que tus esfuerzos no son en vano.

Acuéstate boca arriba en el suelo, con las rodillas flexionadas. Coloca una pelota en el punto en el que el hombro derecho se une al brazo. Gira el cuerpo ligeramente hacia la derecha, de modo que la pelota encaje bien en el manguito rotador (no en la axila). Estira el brazo derecho hacia el lado, con el codo flexionado en un ángulo de 90 grados y el antebrazo en perpendicular al suelo. En esta posición, inhala y exhala lentamente mientras contraes y luego relajas los músculos que descansan sobre la pelota. Repite diez veces. En esa misma postura, alterna entre mover el antebrazo hacia delante y hacia atrás tan lejos como te sea posible, sin levantar el codo del suelo. Repite diez veces. Cambia de lado.

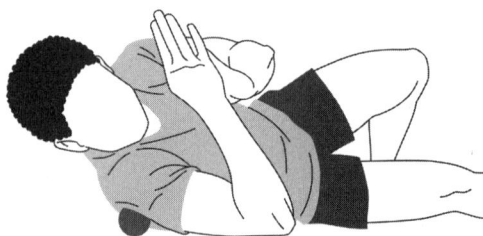

La pelota en la parte posterior del hombro moviliza los tejidos de la zona, pero también ayuda a focalizar la atención.

De abajo arriba: la manera correcta de hacer flexiones

Si te pasáramos una caja enorme, ¿la sostendrías con los hombros adelantados y los brazos abiertos, o con los brazos flexionados hacia atrás y la caja cerca del cuerpo? Simula ambas cosas, nota la diferencia y decide cuál te resulta más cómoda. Lo más probable es que respondas que te resulta más cómodo con los brazos cerca del cuerpo, porque estirarlos supone más esfuerzo. Entonces, ¿por qué hay tanta gente que hace flexiones (uno de los mejores ejercicios posibles para los hombros y para aumentar la fuerza de todo el cuerpo) con los brazos abiertos hacia fuera? Es ineficiente y difícil. En nuestra opinión, hay una manera mejor de hacer flexiones.

Acuéstate en el suelo boca abajo, estira los brazos delante de ti, devuélvelos rápidamente a lado y lado de los hombros y colócalos, con las palmas de las manos hacia abajo, en la posición que adoptarías si te tuvieras que levantar del suelo con prisas. Esto te pondrá automáticamente en la posición perfecta para hacer flexiones. (Yoguis: esta es también la posición correcta para la *asana chaturanga*). En esta postura, contrae los glúteos y levántate del suelo hasta adoptar la posición de plancha (el cuerpo recto y elevado sobre el suelo, mientras te apoyas en las manos y en los dedos de los pies). Respira y desciende hasta que estés a unos pocos centímetros del suelo. Repite. Mientras haces las flexiones, imagina que tienes las manos sobre platos y que intentas enroscarlos en el suelo, «moviendo» la mano derecha en sentido horario y la mano izquierda, en sentido antihorario. Esto te ayudará a adoptar una rotación de hombro adecuada y estabilidad.

No pasa nada si necesitas moverte un poco como un gusano para llegar a la parte superior de la flexión. De hecho, nos encantan las «flexiones gusano». Así es como enseñamos a los niños a hacer flexiones, y no conocemos a una sola persona que no pueda hacer una cuando empieza desde el suelo y asciende oscilando como un gusano. Al final, adquirirás fuerza, te moverás cada vez menos y podrás subir y bajar tieso como una tabla. Si acabas de empezar a hacer flexiones, esta es una manera mucho mejor de adquirir fuerza que apoyarte en las rodillas. Casi nadie avanza a las flexiones normales a partir de las flexiones con apoyo en las rodillas; además, esta última postura puede causar problemas de rango de movimiento en el hombro. ¡Pásate a la técnica del gusano! Esta técnica no solo te permitirá hacer mejor las flexiones, sino que estimula la activación de los glúteos, extiende la columna y mantiene cierta extensión de hombro en nuestro repertorio de movimientos.

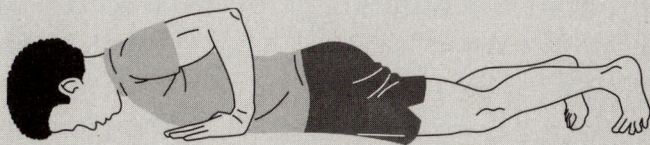

Los antebrazos en vertical permiten un movimiento de hombros mejor y más potente.

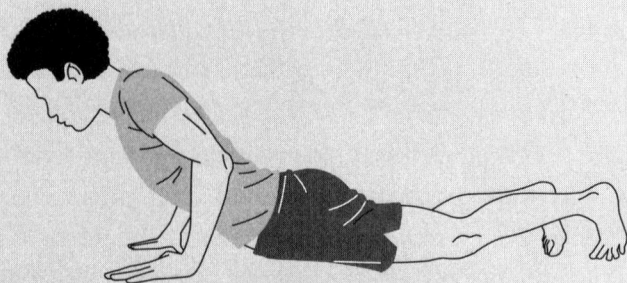

La «flexión gusano» es un movimiento fantástico para una buena higiene de columna. ¡Y todo el mundo puede hacerlo!

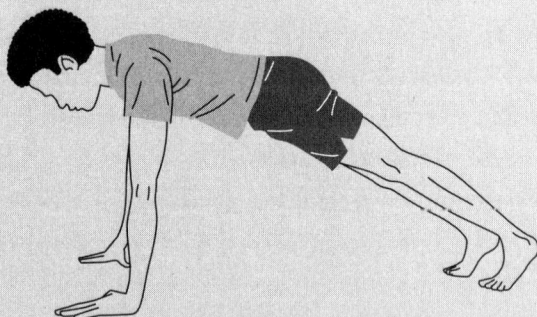

La temida plancha. ¿Puedes respirar?

6

Come como si fueras a vivir para siempre

EVALUACIÓN

Parte 1: **contar 800 gramos**; parte 2: **contar proteínas**

EJERCICIO

Reto de los 800 gramos; contar proteínas

La comida representa muchas cosas para el ser humano. Sin embargo, si dejamos de lado durante un momento su asociación con la comodidad, la cultura y el placer, y la reducimos al nivel más fundamental, la comida nos proporciona los componentes esenciales que dan estructura al cuerpo y el combustible que lo mantiene en funcionamiento. Seguro que ya lo sabías, porque nos lo llevan diciendo desde 1826, cuando el gastrónomo francés por excelencia, Jean Anthelme Brillat-Savarin, escribió: «*Dis-moi ce que tu manges, je te dirai ce que tu es*» («Dime lo que comes y te diré quién eres»). Sin embargo, lo que quizás sí sea una novedad para ti es que lo que comemos influye en cómo nos movemos. Por lo tanto, no podríamos desarrollar un programa creíble para mejorar la durabilidad y devolver la movilidad al cuerpo si no abordáramos el tema de la alimentación. Efectivamente, y en un guiño a Savarin: «Dime lo que comes y te diré cómo te mueves».

La ingesta diaria de nutrientes influye en todos los componentes que nos permiten movernos, como los músculos, los tendones, los ligamentos y otros tejidos, además de los cartílagos y los huesos. También influye en el grado de inflamación del cuerpo, otro de los factores que afectan al movimiento. Y si no comemos bien, es muy probable que tardemos más en recuperarnos de lesiones o de intervenciones quirúrgicas, algo con lo que Kelly se ha encontrado en múltiples ocasiones en su trabajo como fisioterapeuta.

En una ocasión especialmente memorable durante su primer año como fisioterapeuta, trató a un cliente que se había sometido a una cirugía de trasplante de menisco, que consiste en sustituir el cartílago amortiguador que rodea a la rótula. El cliente llegó con la rodilla hinchada e inflamada cuando ya hacía mucho que la inflamación debería haber remitido.

—¿Por qué está tan enojada su rodilla? —le preguntó Kelly, curioso por saber qué pasaba. Entonces tuvo un momento de inspiración—: ¿Qué desayunó hoy?

—Cereales con leche —respondió el cliente.

¡Se había gastado miles de dólares en una intervención quirúrgica carísima para luego comer como un adolescente! Lo que él calificaba de «desayuno» era en realidad una bomba de azúcar pobre en proteínas y en micronutrientes. Su dieta no le proporcionaba los elementos que necesitaba para recuperarse, y se notaba. Lo repetiremos: somos lo que comemos.

Los tejidos que no reciben la nutrición adecuada no solo se comportan de otra manera, sino que hay terapeutas que refieren que incluso se notan distintos al tacto. Un terapeuta sensible puede decir cuándo un cliente vive a base de alimentos muy procesados, porque promueven la inflamación en todo el cuerpo, entre otros problemas observables. Los tejidos deshidratados y mal alimentados no se comportan de la misma manera que los tejidos hidratados y nutridos. ¿Alguna vez te has mirado al espejo por la mañana tras una noche de pizza y cerveza con los amigos? Lo más probable es que la piel se vea bastante menos joven que el día anterior. La cuestión es que, construyas lo que construyas, ya se trate de un ser humano o de una casa, cuanto mejor sea la materia prima, mejor será el resultado.

Lo cierto es que podemos sobrevivir con casi cualquier cosa y es posible que, en algunas ocasiones, así sea (véanse las «Evaluaciones para puntos extras», en la pág. 184). Sin embargo, el cuerpo es como el camping gas que Kelly tenía en la universidad. Compró uno de la marca MSR específicamente porque funcionaba con distintos tipos de combustible: queroseno, gasolina blanca e incluso gasolina normal. Un día, estaba acampando y pensó: «¿Así que puede quemar gasolina? Vamos a ver qué tal funciona». En cuanto sus amigos y él empezaron a cocinar con la estufa portátil quemando gasolina, empezó a salir un humo negro que carbonizó las ollas y obturó la salida de combustible. La limpiaron, siguieron cocinando durante un par de minutos más y volvió a pasar lo mismo. Moraleja: que podamos usar cualquier tipo de combustible no significa que debamos hacerlo. No necesariamente obtendremos buenos resultados.

Nuestro abordaje de la nutrición se centra en el uso de combustible de buena calidad, es decir, nutrientes de buena calidad. La configuración concreta de esos nutrientes no nos preocupa demasiado. Por ejemplo, no estamos ni a favor ni en contra de la dieta paleo, la Atkins, la mediterránea, la Whole30 o la cetogénica («keto»), o de cualquier otra dieta en especial. No nos importa que seas vegano, vegetariano o carnívoro. Conocemos a personas que tuvieron éxito con todas las dietas anteriores. A cada persona le funcionan cosas distintas y, además de la instrucción general de «no bases tu dieta en comida procesada y en comida basura», lo que nos preocupa son dos cosas fundamentales: las proteínas y los micronutrientes. En nuestra experiencia, cuando se presta atención a esas dos cosas, todo lo demás (inclusive el control de calorías y los hábitos de alimentación saludables) pasa por sí solo.

Estos dos elementos de la dieta también encajan en lo que Cate Shanahan llama los Cuatro Pilares de la Cocina Mundial (o, más generalmente, los Cuatro Pilares de la Dieta Humana). En su libro *Nutrición profunda. Por qué tus genes necesitan comida tradicional*, la doctora Shanahan explica que casi todas las culturas del mundo comen alimentos nutricionalmente equivalentes. Aunque tengan aspectos muy distintos (los pepinillos encurtidos de una cultura son el *kimchi* de otra y el *ramen* de cerdo de una cultura es el caldo de pollo de otra), coinciden en muchos aspectos. Y esas coincidencias no son casuales. Los seres humanos estamos diseñados para nutrirnos y prosperar con los alimentos que nuestros antepasados identificaron y aprendieron a preparar, y que se han transmitido en las distintas tradiciones culturales. ¡Nuestro ADN los espera! La investigación que llevó a cabo permitió a la doctora Shanahan identificar los cuatro elementos compartidos de la dieta humana óptima: carne con hueso; alimentos fermentados y germinados; vísceras, y productos de origen vegetal y animal sin adulterar. Aunque no suscribas hasta el último detalle de la propuesta de Shanahan (sabemos que, por ejemplo, las vísceras son difíciles de vender), sí que puedes asumir el principio básico, que es que el cuerpo necesita proteínas y alimentos no adulterados, como fruta y verdura, que son nuestra principal fuente de micronutrientes.

Diseñamos los test de evaluación y los ejercicios que te proponemos en este Signo Vital para que comer sea algo sencillo. No son soluciones rápidas y tampoco están pensados para convertirte en un modelo de redes sociales con abdominales esculpidos. Se trata de estrategias nutricionales para mantener un cuerpo fuerte y sano, al margen del tipo de cuerpo que la naturaleza te haya dado. Y, como dijimos, los diseñamos para facilitarte las cosas. El mundo a nuestro alrededor idea sin parar soluciones complejas para lo que debería ser sumamente sencillo. ¿Bebidas que te dan energía para cinco horas? ¿Dulces *keto*? Pero ¿qué diantres...? ¿Y has recorrido el pasillo de los suplementos del supermercado últimamente? Aunque los suplementos pueden ser útiles en circunstancias concretas y tomar un complejo vitamínico a diario puede ser beneficioso, nada puede sustituir a la comida de verdad.

Esto se nos hizo más evidente que nunca cuando llevamos a nuestra hija pequeña del hospital a casa. Había pasado tres días en la UCI de neonatos después del parto y, cuando le dieron el alta, el médico le recetó vitaminas. Tenían un sabor horroroso (¡no se las íbamos a dar sin probarlas antes!) y no quisimos someter a nuestro bebé a eso. Además, a esas alturas ya tomaba el pecho con fruición (es decir, recibía una nutrición perfecta), por lo que entendíamos que, en principio, tenía acceso a todos los nutrientes que necesitaba.

—¿Por qué las necesita? —preguntamos.

—Porque las mujeres de San Francisco apenas tienen exposición a la luz del sol y, entonces, no producen suficiente vitamina D —nos respondieron. (El cuerpo necesita la luz del sol para sintetizar vitamina D).

¿Y por qué no nos lo habían dicho antes? La solución era sencillísima: era agosto, una época notoriamente nublada en San Francisco, pero nosotros vivíamos en el soleado Marin County. Así que protegimos la cabeza de nuestra recién nacida y expusimos su cuerpecito al sol durante cinco minutos diarios. Juliet también se sentaba a tomar el sol durante breves periodos para asegurarse de producir la suficiente cantidad de vitamina D (basta con entre diez y treinta minutos de exposición unas cuantas veces a la semana). Nuestra hija se convirtió en un bebé fuerte y sano sin ingerir nada que no fuera leche materna (en el momento de escribir estas líneas, tiene trece años y mide 1.75). Problema resuelto sin necesidad de soluciones complejas ni artificiales.

Otro ejemplo donde la solución más simple resultó ser también la mejor. Durante un brevísimo periodo a principios de la década del año 2000, entre los deportistas de élite se popularizó la práctica de hidratarse por vía intravenosa. La publicidad proclamaba que era una manera «mágica» de devolver al cuerpo los niveles de fluido óptimos después de un entrenamiento. Bueno, pues resulta que cuando se hidrata a alguien por vía intravenosa, sigue teniendo sensación de sed porque el cerebro no detecta la hidratación. Beber agua hidrata igual de bien y, además, sacia la sed. De nuevo, el antídoto complicado no solo exige más esfuerzo, sino que funciona peor.

Si te contamos estas anécdotas no es para cantar las alabanzas de la leche materna o del agua embotellada, sino para defender la necesidad de volver a lo básico. Todo lo que necesitamos en la dieta está disponible en cualquier tienda de alimentación. Y, a partir de ahí, podemos subir de nivel si queremos. Por ejemplo, si te gusta cocinar, comienza con estos ingredientes básicos y deja volar la imaginación. Y lo mismo si te gusta salir a comer afuera. Lee la carta con las recomendaciones sobre proteínas y micronutrientes en mente. Si te entrenas para un maratón, aumenta los carbohidratos. Si quieres perder peso, reduce las calorías. No tiene por qué ser complicado, y los beneficios serán tangibles.

Veamos, por ejemplo, las recompensas de ingerir suficiente proteína. La proteína es fundamental para aumentar y mantener la masa muscular y, obviamente, mantener la masa muscular es determinante para la función corporal. Las proteínas también son importantes para mantener otras partes del cuerpo, como el tejido conectivo y el revestimiento del intestino delgado. Al hablar con otras personas acerca de lo que comen, nos dimos cuenta de que la mayoría de ellas desconoce que la necesidad de ingerir proteínas aumenta a medida que nos hacemos mayores. El cuerpo empieza a perder masa muscular poco a poco, pero desde muy pronto. Comienza cuando aún estamos en la treintena y suele continuar a un ritmo de entre el 3 y 5 % por década, en función de la genética, del grado de actividad física... y de la ingesta de proteína. Porque, aunque hay muchos factores que influyen en la pérdida de masa muscular asociada a la edad, uno de ellos es que el cuerpo va perdiendo capacidad para transformar en músculo la proteína que ingerimos en la dieta. Así que imagina las consecuencias que tiene no ingerir la suficiente.

Por eso defendemos con tanto ahínco la necesidad de mantener bien alimentadas a las fábricas de fibras musculares. Si nos aseguramos de ingerir la proteína suficiente a lo largo de años, podemos ralentizar esta parte inevitable de la condición humana.

Los micronutrientes, el otro aspecto de la nutrición que consideramos prioritario, también desempeñan una función clave en el buen estado del movimiento. Los micronutrientes son vitaminas y minerales esenciales para el bienestar. En los alimentos de origen vegetal, suelen ir acompañados de fitoquímicos (como flavonoides, ácidos fenólicos, isoflavonas, curcumina, isotiocianatos y carotenoides), que se ha demostrado que también son beneficiosos para la salud. (Los macronutrientes son los pesos pesados: lípidos, carbohidratos y proteínas). Estos elementos, pequeños pero potentes, contribuyen al crecimiento y al desarrollo celular, a la función inmunitaria, a la producción de energía, a la conducción nerviosa y a la contracción muscular, entre otros centenares de procesos que mantienen al cuerpo funcionando correctamente. Aunque no podemos vivir sin ellos, podemos sobrevivir con cantidades mínimas. Claro que ¿quién se quiere limitar a sobrevivir?

¿Hay que conformarse con ingerir la suficiente vitamina C para no contraer escorbuto? ¿O quizás sea mejor ingerir la cantidad que ayude al cuerpo a reparar los tejidos (incluida la piel, motivo por el que se suele añadir vitamina C a productos cosméticos)? ¿Nos basta con tener la vitamina D suficiente para evitar el raquitismo (este fue el motivo por el que, en Estados Unidos, se empezó a añadir esta vitamina a la leche en la década de 1930, cuando esta enfermedad que reblandece y debilita los huesos arrasaba entre la población infantil pobre)? ¿O quizás sea mejor ingerir la cantidad que nos protege de la osteoporosis? Lo mismo sucede con los micronutrientes. No nos conformemos con «lo justo para sobrevivir». Si queremos ser capaces de combatir las enfermedades, de contar con la máxima capacidad de movimiento posible y de gozar de una buena salud general, nos conviene ingerir muchos, pero muchos micronutrientes.

Una última cosa acerca de nuestra filosofía nutricional antes de pasar a las pruebas de evaluación. Comer de manera saludable es una cuestión de equilibrio. Comer debería ser un placer y no hay necesidad de ser esa persona que no puede ir a ningún sitio y que se pierde toda la afabilidad que rodea a una buena mesa con amigos porque sigue una dieta limitadísima. En el otro extremo, tampoco conviene ser esa persona que come sin ton ni son. El objetivo es encontrar un punto medio. Un punto de equilibrio.

EVALUACIÓN: PARTE 1: CONTAR 800 GRAMOS; PARTE 2: CONTAR PROTEÍNAS

Los dos test de evaluación de este signo vital sirven para determinar lo bien (o no) que satisfaces tus necesidades de proteína y de micronutrientes. Normalmente, no somos de los que pesan y miden la comida, pero sí que vale la pena hacerlo de vez en cuando para comprobar si la sensación que tenemos respecto a nuestra alimentación coincide con la realidad. Porque tanto si piensas que estás por encima de las cantidades recomendadas como si crees que estás por debajo, es posible que la situación no siempre sea como crees que es. Una de nuestras clientas estaba convencida de que seguía una alimentación saludable, pero se dio un buen golpe de realidad cuando le pedimos que hiciera la evaluación de micronutrientes como parte de la preparación para una operación de prótesis de rodilla. Resulta que, en promedio, solo ingería unos 100 gramos de alimentos ricos en micronutrientes, una cantidad muy inferior a los 800 gramos a los que todos deberíamos aspirar. Se quedó consternada.

Este es un buen momento para mencionar que pesar la comida puede ser una de las maneras en que algunas personas consiguen cierta sensación de control sobre su vida. Esta no es en absoluto nuestra intención, y si has tenido un trastorno alimentario o si alguna vez tuviste que pesar la comida de maneras dolorosamente restrictivas, no hagas las pruebas. Aquí, el objetivo no es la perfección. Al igual que el resto de las pruebas de evaluación del libro, el propósito principal de pesar alimentos ricos en micronutrientes y en proteína es ayudarte a tomar conciencia de algo que, quizás, hayas estado pasando por alto o, como nuestra clienta, calculando mal. Con solo mirar la comida, tanto si la pesas como si no, te puedes hacer una idea de si tienes que reevaluar tu alimentación y aplicar algunos cambios saludables.

Parte 1: contar 800 gramos

EC Synkowski es una asesora de nutrición que vive en Maryland y con la que colaboramos desde hace más de una década. Durante este tiempo, uno de sus objetivos ha sido despejar la incógnita de la confusión nutricional: con tantas recomendaciones distintas en el aire, ¿cómo podía reducirlas a la esencia más importante? Y dio con una respuesta tan sencilla como brillante. En lugar de preocuparnos por si ingerimos la cantidad suficiente de cada vitamina, mineral, antioxidante y fitoquímico habidos y por haber (hay muchísimas recomendaciones que, además, no son nada fáciles de descifrar), EC diseñó una pauta sencilla y basada en la investigación que reduce todas las recomendaciones sobre nutrición a una instrucción muy fácil de seguir: comer 800 gramos de fruta y verdura al día.

Y ya está. Puede ser fresca, cocinada, congelada o en conserva en agua, por lo que las opciones son numerosas. Como pesarás la comida (aunque al poco tiempo te habrás acostumbrado tanto que podrás pesar la fruta y verdura a ojo y olvidarte de la báscula), no tendrás que preocuparte acerca del tamaño de las raciones, ni de los grupos alimentarios, ni de pirámides de la alimentación ni de ninguna de las complicadas guías sobre alimentación saludable. Y lo mejor del Reto de los 800 gramos de EC (lo llamamos así porque lo adaptamos para el libro, pero en realidad se llama #800gChallenge®) es que se basa en añadir alimentos a tu dieta. Parece que cada día nos dicen que tenemos que eliminar algo de nuestra dieta, así que esta estrategia está muy bien para variar.

Estas son las cuestiones básicas que debes tener en cuenta mientras haces el test de evaluación. Más adelante en este mismo capítulo te explicaremos cómo llegó EC a esa cifra y te presentaremos estrategias sencillas para garantizar que la alcances.

Preparación

La mejor manera de calcular con precisión la ingesta de fruta y verdura es usar una báscula de cocina. Suelen ser bastante asequibles (y son útiles cuando hay que preparar recetas que indican las cantidades en peso, mucho más preciso que las tazas o las cucharadas). Sin embargo, si no tienes, no te preocupes. Como norma general, 800 gramos de fruta y verdura fresca equivalen a unas 6 tazas (y, en la mayoría de los casos, una taza es del tamaño de un puño). Una excepción: dado que las verduras de hoja verde crudas (como las espinacas, el kale, las acelgas y las berzas) ocupan mucho pero pesan poco, si no tienes báscula, reduce el cálculo visual respecto a lo que calcularías con una verdura como, por ejemplo, el brócoli (por ejemplo, 5 tazas de espinacas = 1 taza de brócoli).

Elige un día en el que tengas previsto comer lo habitual. Seguramente, te será más fácil si eliges un día en el que no vayas a comer fuera o pedir comida a domicilio. Sin embargo, si eso es algo que haces a diario, incluye una comida de restaurante habitual en el recuento. Para ello, familiarízate con la medición por volumen (tazas) y calcula a ojo la cantidad de frutas y verduras que acaban en tu plato.

El test

Comenzando por lo primero que te metas en la boca por la mañana y acabando con lo último que comas antes de acostarte, apunta hasta el último gramo de fruta y verdura aceptada que consumas a lo largo del día, preferiblemente pesada en una báscula (véase más arriba). Suma las cantidades y esa será tu puntuación.

Tal y como seguramente supongas, para contar 800 gramos hay que seguir algunas normas. Por ejemplo, los cereales con fruta deshidratada no cuentan como fruta y las papas fritas caseras tampoco cuentan como verdura (porque están fritas, no porque sean papas). A continuación, encontrarás todo lo demás que debes saber.

CUENTA	NO CUENTA
Fruta y verdura cruda (también si está preparada)	Fruta y verdura deshidratada, como uvas pasas, dátiles o chícharos secos
Fruta y verdura cocinada y congelada (sin salsas ni aderezos añadidos en el envase) o fruta y verdura en conserva (en agua)	Bebidas vegetales (de soya, de almendra...)

CUENTA	NO CUENTA
Fruta y verdura añadida a recetas como licuados, salsas y sopas (pésala antes de añadirla o calcula mirando la receta y dividiendo la cantidad de fruta o verdura entre las raciones preparadas)	Jugos
Tofu	Gelatinas y mermeladas
Legumbres	Verduras fritas, como papas fritas o verdura en tempura (el frito es tan poco saludable que anula las cualidades beneficiosas de las verduras)
Salsa de tomate sin aceite ni azúcares añadidos	Cereales
Fruta y verdura que suele estar ausente en otras listas de alimentos permitidos: papas, maíz (no botanas), edamame, chícharos, aguacates	Todo tipo de harinas (inclusive la de almendra y la de garbanzo)
Verdura encurtida o fermentada, como el *kimchi*	Pasta hecha con verdura
Aceitunas	Frutos secos y semillas
Compota de fruta (como la de manzana) elaborada sin azúcar	Palomitas de maíz

Interpretar el resultado

La puntuación es la cantidad de gramos consumidos al día.

No hay mucho margen para matices. O bien consumes 800 gramos de fruta y verdura diarios o no los consumes. Si consumes 800 gramos o más de fruta y verdura al día, objetivo cumplido. Y siempre que no consumas también un montón de comida procesada que anule los beneficios de los productos frescos, sigue haciendo lo que estás haciendo. Si no llegas a los 800 gramos, aumenta la cantidad de fruta y verdura que pones en el plato hasta que llegues. Más adelante en el capítulo te daremos ideas sobre cómo hacerlo.

¿Cuándo debes repetir el test?
Pesa la fruta y la verdura a diario hasta que creas que tienes una idea bastante precisa de lo que constituye 800 gramos.

Parte 2: contar proteínas
Aunque casi todo el mundo incluye algo de proteína en su dieta, creemos que muchas personas no llegan a la cantidad mínima recomendada. Antes de seguir, tenemos que decir que hay ideas contradictorias acerca de lo que constituye una ingesta suficiente de proteína al día. Nosotros recomendamos entre 2.8 y 4 gramos de proteína por kilogramo de peso corporal, lo que está en algún punto entre la conservadora recomendación de 1.6 gramos por kilogramo de peso corporal del Departamento de Agricultura de Estados Unidos (USDA, por sus siglas en inglés) y lo que te dice el tipo del gimnasio, que engulle un licuado de proteínas tras otro. Es decir, nuestra recomendación es superior a la que se da a la población general, pero es segura, muy razonable y basada en estudios científicos que indican que las recomendaciones del USDA podrían estar desfasadas. (En la pág. 194 ahondaremos en nuestra recomendación de proteínas).

La proteína es un macronutriente que abunda en la carne roja, la carne de ave, el pescado y el marisco, y está presente en menor cantidad en los productos lácteos. Los cereales, y en especial los cereales integrales, también contienen algo de proteína, al igual que los frutos secos y las semillas, las legumbres (alubias, lentejas, cacahuates, soya, chícharos...) y algunas verduras. En esta evaluación te pedimos que sumes los gramos de proteínas de todas las fuentes. Si usas proteína en polvo (véase la «Proteína en polvo. ¿Sí o no?», en la pág. 200), suma también esos gramos.

Preparación
Necesitarás un sistema para pesar la proteína y una manera (calculadora, lápiz y papel) de ir sumando los gramos de los distintos alimentos. Evaluar la cantidad de proteína que consumes al día es más laborioso que calcular los gramos de fruta y verdura. Aunque puedes pesar

algunas de las fuentes más puras de proteína (por ejemplo, puedes pesar un muslo de pollo o un filete de ternera en la báscula de la cocina y añadir los gramos al recuento, porque casi todo el peso de esos alimentos es proteína), otros tipos de alimento te exigirán investigar un poco. Por ejemplo, es posible que los cereales del desayuno contengan proteínas, así que tendrás que consultar la tabla de contenido nutricional en el lado del envase para averiguar la cantidad exacta. Las verduras también contienen proteína (por ejemplo, 135 gramos de brócoli contienen 2 gramos de proteína), y hay que tener en cuenta los platillos con una combinación de alimentos. ¿Cuánta proteína hay en un burrito de frijoles y queso? (Pues hay 7 gramos de los frijoles + 7 gramos del queso + 1 gramo de la tortilla = 15 gramos). Además de las etiquetas de los envases, el motor de búsqueda del sitio web FoodData Central del USDA (fdc.nal.usda.gov) te puede ayudar a hacer los cálculos, al igual que los múltiples sitios web y aplicaciones que ofrecen datos nutricionales.

También puedes usar algunas señales visuales como guía. Una ración de pescado, pollo o carne roja del tamaño de la palma de la mano pesa unos 23 gramos. Media taza de legumbres equivale al tamaño del puño, y las legumbres tienen entre 7.5 y 8.5 gramos de proteína por media taza.

Al igual que con la prueba anterior, elige un día representativo de tu alimentación habitual, tanto si comes comida preparada en casa como en restaurantes, o si combinas lo uno y lo otro. Sé honesto contigo mismo y elige un día que refleje tu vida real.

El test

Comenzando por lo primero que te metas en la boca por la mañana y acabando con lo último que comas antes de acostarte, apunta hasta el último gramo de proteína que consumas a lo largo del día. Eso incluye todas las formas de proteína, ya sea vegetal o no, así como los suplementos de proteína. Suma las cantidades. Esa es tu puntuación.

Interpretar el resultado

Determina tu resultado a partir de esta fórmula: entre 2.8 y 4 gramos de proteína por kilogramo de peso. Si no te mueves mucho durante el día, no te preocupes si te quedas en el extremo inferior del rango; si haces un ejercicio de intensidad moderada (como senderismo o pedalear en una bicicleta estática durante treinta minutos o similar algunas veces a la semana), deberías apuntar hacia el centro del intervalo. Y si eres deportista, si te estás preparando para una intervención quirúrgica o te estás recuperando de una, o si tienes más de sesenta años, tu objetivo está en el extremo superior del rango.

Al igual que sucede con el recurso de contar 800 gramos, la puntuación es o blanco o negro. O llegas al objetivo de gramos diario o no llegas. Esto no resta valor a quedarte cerca o a tener que ir mejorando. Sin embargo, te instamos a que apuntes alto y te esfuerces en alcanzar tu objetivo de proteína diaria.

¿Cuándo debes repetir el test?

Calcula los gramos de proteína diarios hasta que creas que tienes una idea bastante precisa de lo que constituye tu objetivo diario.

Evaluaciones para puntos extras: el test del *frappuccino*; ayunar 24 horas

Tal y como hemos dicho en varias ocasiones y de distintas maneras a lo largo del libro, el propósito de este es ayudarte a conocer mejor tu fisiología. Ahora, tu misión (si decides aceptarla, claro está) es abrir una ventana a lo que se conoce como «flexibilidad metabólica».

La mejor manera de describir la flexibilidad metabólica es presentarla como la capacidad del cuerpo para adaptar el consumo de combustible a los cambios en la disponibilidad de este. En términos cotidianos, esto significa que si tenemos una buena flexibilidad metabólica, deberíamos ser capaces de levantarnos por la mañana, no desayunar y hacer ejercicio o ir al trabajo sin que nos dé un bajón (es decir, sin quedarnos agotados, normalmente por falta de energía). También deberíamos ser capaces de gestionar alimentos con un contenido excesivo en grasa y en calorías (como un *frappuccino*) sin que nos provoquen náuseas o diarrea.

Esto es algo de lo que pueden hablar muchos atletas. Tal y como le gusta señalar al legendario surfista de olas grandes Laird Hamilton, si la única comida a la que podemos acceder es un Big Mac y nuestro sistema digestivo se ha vuelto tan exquisito que no lo puede digerir, acabaremos teniendo problemas, porque no siempre tenemos acceso a los alimentos ideales, sobre todo cuando viajamos. Si trabajamos en equipo, como Laird cuando usa motos de agua para el *tow-in surf*, los bajones de energía pueden poner a todo el mundo en peligro. Dean Karnazes, un ultramaratoniano, se hizo famoso cuando pidió una pizza para que se le entregara durante una carrera de más de 300 kilómetros de distancia. Aunque desde entonces cambió su manera de hacer (*Sports Illustrated* informó de que su refrigerador parecía sacado de una tienda de alimentación saludable y el propio Karnazes informó de que se recupera mejor si no consume demasiado azúcar), su célebre repostaje pizzero pone de manifiesto los beneficios de la flexibilidad metabólica. Ni estos atletas ni nosotros abogamos por consumir estos tipos de comida con regularidad, muy al contrario. Siempre que sea posible, elige el combustible de la mejor calidad que tengas a tu alcance. Sin embargo, somos omnívoros y estamos diseñados para comer lo que nos podamos echar a la boca cuando no hay otro remedio. El cuerpo no es tan delicado como quizás pienses.

En otras palabras, hemos evolucionado para poder adaptarnos a circunstancias cambiantes. En la prehistoria, un día se comía carne animal, al siguiente solo había plantas y, al otro, había poquísimo o nada en absoluto. El cuerpo tenía que ser flexible y, como lo era, podía producir más energía, tenía menos antojos y seguía operando a niveles óptimos independientemente del tipo de combustible que se le diera. A pesar de que las circunstancias del ser humano cambiaron, vale la pena trabajar estos elementos de la flexibilidad metabólica, sobre todo si tenemos en cuenta que la *in*flexibilidad metabólica es una de las características de la diabetes.

La flexibilidad metabólica también reduce las probabilidades de sentir que tenemos que picar continuamente o reabastecernos cuando hacemos algo relativamente sencillo, como senderismo durante un par de horas, porque el nivel de glucosa en sangre se mantiene estable. Aunque es indudable que los deportistas de resistencia deben planificar su alimentación muy cuidadosamente, y suelen incluir algún tipo de reabastecimiento durante los entrenamientos prolongados, algunos consumen geles energéticos y otros reconstituyentes con demasiada frecuencia. La cuestión es que la flexibilidad metabólica reduce las necesidades calóricas y facilita controlar el peso corporal.

¿Cómo se trabaja la flexibilidad metabólica? Los ejercicios de este capítulo (aumentar la ingesta de micronutrientes con 800 gramos de fruta y verdura diarios y controlar la ingesta de proteínas) promueven la flexibilidad metabólica porque refuerzan la dieta principal con alimentos integrales y saludables que dejan menos espacio a los alimentos ricos en azúcar y muy procesados que catapultan la glucosa en sangre a una montaña rusa. Comer siguiendo horarios regulares, en lugar de pasarnos el día picoteando, o tomar cafeína por la tarde para espabilarnos también promueve la flexibilidad metabólica.

¿Listo para ver lo flexible que eres desde el punto de vista metabólico? He aquí dos pruebas.

1. El test del *frappuccino*

Esta prueba tiene que ver con el test de tolerancia a la glucosa al que los médicos someten a los pacientes que lo necesitan. Los pacientes consumen un líquido azucarado que provoca el aumento del nivel de glucosa en sangre. Este aumento indica al páncreas que debe secretar insulina para que esta haga su trabajo, que consiste en eliminar la glucosa de la sangre y ayudarla a entrar en los músculos y otras partes del cuerpo para que la puedan usar como energía. Este proceso reduce el nivel de glucosa en sangre, que es exactamente lo que necesitamos que suceda, porque tener demasiada glucosa en sangre durante demasiado tiempo daña los vasos sanguíneos y aumenta el riesgo de diabetes y otras enfermedades. Si el nivel de glucosa se mantiene elevado, por lo general significa que las células no responden adecuadamente a la insulina cuando les trae glucosa, un trastorno llamado «resistencia a la insulina». Entonces, el páncreas produce más insulina para compensar la falta de respuesta, pero, con el tiempo, sus esfuerzos se vuelven vanos y la resistencia a la insulina se puede transformar en diabetes tipo 2.

El test del *frappuccino* no es una prueba médica, sino una manera de determinar si puedes gestionar un aumento de la glucosa en sangre sin sentir náuseas ni sufrir altibajos drásticos. Aunque esta prueba no te dirá si tienes resistencia a la insulina o no, la diabetes está arrasando el planeta (sobre todo Estados Unidos, donde afecta a más del 10% de la población), por lo que creemos que puede ayudarte a ser consciente de la resistencia a la insulina e incluso ayudarte a determinar si tienes algún síntoma. Una vez que consumas la bebida, no deberías tener dificultades para concentrarte, ni ponerte nervioso o de mal humor (si la cafeína te afecta, pide un *frappuccino* infantil, que no lleva café), todos ellos signos de que es posible que la glucosa siga en la sangre. También puedes comprar en la farmacia un monitor de glucosa en sangre, que te dará resultados precisos. Sea como sea, si sospechas que podrías tener resistencia a la insulina, acude al médico.

Preparación

Elegimos el *frappuccino* de Starbucks para la prueba, aunque te servirá igual cualquier otra bomba de azúcar. Un *frappuccino* grande (470 ml) contiene 45 gramos de azúcar. Si quieres hacer la prueba a lo grande, el Venti (710 ml) contiene 59 (y si añades ingredientes especiales, el contenido en azúcar aún puede ser superior). Haz la prueba en ayunas (espera un mínimo de cuatro horas después de la última comida) y prepárate mentalmente para no volver a comer durante otras cuatro.

El test

Solo tienes que beber y apuntar cómo te sientes durante las cuatro horas siguientes.

Interpretar el resultado

¿Cómo te sentiste después del *frappuccino*? La irritabilidad, las náuseas, el nerviosismo, la desconcentración o la diarrea son indicadores de inflexibilidad metabólica. Si pudiste seguir con tu día sin incidentes, lo más probable es que seas metabólicamente flexible. Solo una advertencia. Si ya vives a base de *frappuccinos* o equivalentes, es posible que no notes problema alguno. ¿Significa esto que sigues un estilo de vida saludable? En absoluto. ¿Estás seguro de que no sufres ninguna consecuencia? Es posible que la comida basura haga que te encuentres fatal, pero que hayas aprendido a vivir con ello y te parezca normal. Ahora es el momento de reevaluar.

Espero que este pequeño experimento te haya dado una idea de cómo tu cuerpo gestiona los alimentos. Hayas tenido problemas con el *frappuccino* o no, asegúrate de que sigues el Reto de los 800 gramos de fruta y verdura y de que satisfaces tus necesidades de proteína. Eso te garantizará que tengas flexibilidad metabólica o la consigas con el tiempo. Si el *frappuccino* traspasó los límites de tu tolerancia, repite el test después de dos semanas de seguir la práctica física del Signo Vital 6; es probable que todo mejore.

Ayuno de 24 horas

A lo largo de la historia de la humanidad, las personas siempre han practicado alguna forma de ayuno voluntario, ya sea inspiradas por una tradición religiosa (como el Ramadán o el Yom Kippur), como parte de una disciplina espiritual (hay hindúes que ayunan una vez a la semana) o para perder peso (ayuno intermitente, pág. 212). Teniendo en cuenta que, en un mundo en el que la inseguridad alimentaria no ha desaparecido, es un privilegio ayunar en aras del autoconocimiento asociado a la salud, te

pedimos que lo hagas durante veinticuatro horas con un objetivo explíci-
to en mente: que evalúes tu relación con la comida.

Antaño, no comer durante largos periodos formaba parte de la experiencia humana habitual; está en nuestro ADN, así que todos deberíamos
ser capaces de gestionarlo. Si no puedes, tampoco te lo tomes a mal. En
nuestra cultura, hemos llegado a un punto en el que no solo nos hemos
vuelto muy quisquillosos con la comida y restringimos la ingesta de todo,
desde el gluten a los lácteos, sino que ya no podemos pasar ni cinco horas
sin comer nada. Tal y como señala Michael Easter en *The Comfort Crisis:
Embrace Discomfort to Reclaim Your Wild, Happy, Healthy Self*, la mayoría de las personas casi nunca salen de su zona de confort de 22 °C de
temperatura, ni cargan con nada pesado, ni se arriesgan a aburrirse, ni piensan en la muerte ni permiten que el estómago les ruja un poco de hambre.
Hemos perdido la capacidad humana de ser flexibles. Se nos repite hasta
la saciedad que tenemos que hacer tres comidas principales al día y dos
más pequeñas, o incluso comer cada tres horas para «activar el metabolismo». Se nos bombardea con imágenes de comida y con comida real (los
dulces en la mesa del compañero de trabajo, los llamativos tentempiés en
las máquinas expendedoras o los pastelitos dispuestos en pirámides junto
a la caja registradora de la cafetería). No nos debería sorprender que tanta
gente se pase el día comiendo sin darse cuenta, independientemente de
que tengan hambre o no.

Y este es un modo de vida que muchos están transmitiendo a sus
hijos. A todo esto se le suma la idea errónea de que hacer ejercicio
exige que recuperemos energía (que comamos) constantemente. A ver, si
tu experiencia personal es que si no comes, te entra da un bajón de
energía, no te vamos a decir que dejes de comer mientras haces ejercicio. Sin embargo, si comes como medida preventiva, deberías dejar
atrás esta ingesta adicional y ver qué pasa. La mayoría de las personas
no necesitan comer más. Incluso los deportistas de élite más exigentes del
mundo se toman el tema de la comida con calma el día que deben
competir y quizás se limitan a unas rodajas de naranja o a un sorbo de

jugo en la media parte. (Hablaremos más de esto en «Coda: reflexiones acerca del control de peso, el ayuno intermitente y los tentempiés», en la pág. 209).

No diseñamos esta prueba de ayuno durante veinticuatro horas para poner a prueba tu fuerza de voluntad, sino para evaluar tu flexibilidad metabólica y si, psicológicamente (porque fisiológicamente ya sabemos que sí, por incómodo que resulte), puedes pasar un día sin comer (sí que puedes beber bebidas no calóricas). No te decimos que te tengas que subir al tren del ayuno intermitente (pág. 212), pero sí que hay buenos motivos para pasar bloques temporales sin comer. Por ejemplo, nos conviene que el cuerpo acceda a las reservas de grasa para obtener energía, pero si tomamos tentempiés sin parar, y sobre todo si son ricos en carbohidratos, no tiene necesidad de hacerlo.

Ser capaz de pasar periodos sin comer es una herramienta que también resulta muy útil cuando las opciones para comer no son ideales. Imagina que estás en el aeropuerto, que tienes un vuelo de cinco horas por delante y que no hay nada nutritivo cerca de tu puerta de embarque. Deberías poder subir al avión y saltarte las galletitas saladas o el grasiento bocadillo de pollo sin pasarla mal.

Por otro lado, romper con tus rituales habituales te ayudará a evaluar honestamente si se trata de hambre o de costumbre. ¿De verdad tienes hambre o tu asalto a las máquinas expendedoras de comida a las tres de la tarde es una manera de combatir el aburrimiento o el cansancio vespertino? Quizás tengas hambre de verdad, pero date la oportunidad de descubrirlo en lugar de limitarte a reaccionar ante lo que marcan las agujas del reloj. Aprovecha estas veinticuatro horas para aprender acerca de ti.

Preparación

Elige un día en el que no tengas ningún compromiso social que exija comer, ni tampoco proyectos física o psicológicamente exigentes.

El test

Cena con normalidad la noche anterior y prepárate para no volver a comer hasta la misma hora del día siguiente (por ejemplo, de las 20 horas del viernes a las 20 horas del sábado). Por supuesto, sí que puedes tomar tu café matutino (sin leche de ningún tipo y sin azúcar), así como tantas bebidas no calóricas (aunque sin edulcorantes artificiales) como necesites a lo largo del día. Anota cómo te sientes durante las veinticuatro horas siguientes.

Interpretar el resultado

Aquí tampoco hay un sistema de puntos, pero cómo reacciones a lo largo de este día sin comer te dará pistas acerca de tu flexibilidad metabólica. Si, al no comer, tienes antojos intensos y tu nivel de energía se desploma, es señal de inflexibilidad metabólica. Si tuviste cierta incomodidad y quizás cierta dificultad para concentrarte, pero no percibiste grandes cambios de humor, tienes un sistema más adaptable.

Si el ayuno no va bien, reflexiona acerca de qué debes cambiar en relación con cómo y qué comes. Por supuesto, el cuerpo de cada uno es distinto y, quizás, ya lo estés haciendo todo bien y ayunar durante veinticuatro horas se te haga muy difícil. La cuestión es pararte para poder observarte y ver qué va bien, qué va mal y qué quieres hacer de otra manera.

LA VENTAJA DE LAS FRUTAS Y LAS VERDURAS

Estamos seguros de que son muchísimas las veces en que te han instado a llenar el plato de verdura. Es la coyuntura cultural actual. Todos los niños lo aprenden en la escuela. Sin embargo, sería negligente no recordarte algunos de los principales motivos por los que deberías comer mucha fruta y verdura. Así que recapitulemos.

Para empezar, la fruta y la verdura contienen las vitaminas y los minerales que permiten funcionar bien a todos los sistemas del cuerpo. Ayudan a formar el ADN y las hormonas, nos permiten transformar la comida y el oxígeno en energía, nos ayudan a mantener la masa ósea y la capacidad de coagulación de la sangre, mantienen los fluidos en equilibrio... la lista es muy larga. Cada vez que le hincas un diente a un melocotón o a un plato de espinacas, ingieres también propiedades que te ayudan a prevenir enfermedades derivadas del déficit de nutrientes. ¿Quién podría olvidar las clases en la escuela cuando nos hablaban de los marineros que no tenían acceso a productos frescos mientras duraba la travesía y sufrían los devastadores efectos del escorbuto? Eso no les hubiera pasado de haber podido ingerir frutas y verduras ricas en vitamina C. Sin embargo, la protección de los micronutrientes va mucho más allá del mantenimiento básico y de la prevención de enfermedades asociadas al déficit de nutrientes.

EC Synkowski basó su Reto de los 800 gramos en un estudio publicado en 2017 en el *International Journal of Epidemiology*. Los investigadores hicieron un metaanálisis de 95 estudios y concluyeron que comer 800 gramos de fruta y verdura al día se asociaba a una reducción del riesgo de sufrir enfermedades cardiovasculares, algunos tipos de cáncer y, de hecho, la muerte por cualquier causa. En concreto, las manzanas, las peras, los cítricos, las verduras de hoja verde, las lechugas y las crucíferas (como el brócoli y la coliflor) redujeron el riesgo cardiovascular y la incidencia de mortalidad. Ingerir verduras verdes y amarillas y crucíferas se asoció a una reducción del riesgo de desarrollar cáncer. Hace mucho que las investigaciones sugieren que la fruta y la verdura ejercen un efecto protector no solo frente a las enfermedades cardiovasculares y el cáncer, sino frente a otras enfermedades como la diabetes o el ictus. Una de las características valiosas de este estudio es que nos ofrece un objetivo concreto: 800 gramos. Aunque los expertos en nutrición están en desacuerdo con muchos de los detalles del estudio, podemos estar seguros de que nadie se opone a una dieta que incluya 800 gramos de fruta y verdura.

Por otro lado, y aunque la proteína es el nutriente que más asociamos a la fuerza y a la potencia, parece que la fruta y la verdura también desempeñan un papel importante en el mantenimiento de la masa muscular. Por ejemplo, un estudio japonés de 2015 concluyó que comer productos de soya y verduras verdes y amarillas se asociaba a una menor pérdida de fuerza muscular asociada a la edad. Otros estudios también han demostrado que los adultos mayores con un consumo elevado de fruta y verdura corren menos riesgo de volverse frágiles. Y los efectos de la fruta y la verdura en la fuerza corporal no se limitan a los mayores de setenta años.

El Study of Women's Health Across the Nation, conocido como estudio SWAN, está dirigido conjuntamente por el National Institute on Aging, el National Institute of Nursing Research y los National Institutes of Health, entre otros grupos. Los diversos estudios, que empezaron en 1994 e incluyen a mujeres de múltiples etnias que viven en distintas partes de Estados Unidos, se diseñaron específicamente para observar la salud de las mujeres de mediana edad. En un estudio concreto, los investigadores del SWAN observaron el impacto que la dieta ejercía sobre la funcionalidad, definida como la capacidad para realizar actividades como caminar, escalar y levantar y cargar cosas. Participaron 2160 mujeres de entre cuarenta y dos y cincuenta y dos años. Los investigadores evaluaron la ingesta alimentaria de las mujeres y volvieron a visitarlas cuatro años después para ver cómo estaban. Los resultados demostraron que, a menor ingesta de fruta, verdura y fibra, menor era la funcionalidad de las mujeres tras ese breve periodo. De hecho, la probabilidad de que las que consumían solo una ración diaria de verdura tuvieran alguna limitación física era un 50% superior que en el caso de las que comían 2.4 raciones diarias. La correlación era así de potente.

Con esto no queremos dar a entender que comer verdura te vaya a dar superpoderes, pero sí que forma parte de un régimen general para conformar y mantener un cuerpo que se mueva bien. Y hablando de moverse bien, aún no hemos mencionado la fibra. Quizás te hayas dado cuenta de que la fibra era uno de los elementos que predecían la funcionalidad en el estudio SWAN. La fibra es la celulosa, la lignina y la pectina que forman parte de la fruta y la verdura (y de los cereales integrales), son inmunes a la acción de las enzimas digestivas y hacen cosas como ayudar a expulsar los productos de desecho del cuerpo, mantener estable el nivel de glucosa en sangre y absorber el colesterol peligroso para la salud cardiovascular. Como ocupa mucho espacio, la fibra también contribuye a dar sensación de saciedad y puede reducir la ingesta calórica (la fibra en sí no tiene calorías).

Y esa es otra de las cosas que nos gustan del Reto de los 800 gramos de EC: comer fruta, verdura y fibra favorece la sensación de saciedad, por lo que se pica menos entre horas (o nada; nosotros casi nunca necesitamos hacerlo) y la calidad general de la dieta mejora. ¡Y todo ello mientras se tiene la sensación de que se come más que nunca! Comer unos 450 gramos de cerezas solo aporta 225 calorías. Y, después de eso, lo último que se antoja es llamar a una aplicación de entrega de comida a domicilio.

PROTEÍNAS PARA TODOS

Hace poco, a alguien se le ocurrió publicar en redes sociales que había que tener cuidado con los estudios que indican que las dietas vegetarianas son más cardioprotectoras que las no vegetarianas. Digamos que los comentarios que siguieron estuvieron, por decir algo, cargados de emoción, hasta que alguien preguntó: «Lo dijiste solo para provocar, ¿verdad?».

Si te gusta la acción, lo único que debes hacer es aventurarte en el área de la nutrición, donde no hay tema más candente que el de la proteína: cuánta comer, de qué tipo comerla, cuándo se debe comer... En cuanto al tema de si hay que seguir o no una dieta vegetariana, nosotros no tenemos opinión. Comer carne o no es una decisión personal que muchos toman al margen de cuál sea la opción más saludable. Y lo respetamos. Sin embargo, lo que sí debemos decir es que es más difícil satisfacer las necesidades proteicas exclusivamente con alimentos de origen vegetal (aunque no es en absoluto imposible). Y en cuanto a eso, sí que tenemos una opinión clarísima: es imperativo satisfacer las necesidades proteicas. No es cuestión de obsesionarse y de no perder ni un gramo, pero ser constante sí es un objetivo que vale la pena.

Personalmente, incluimos carne magra entre nuestras fuentes de proteína y lo hacemos por un par de razones. Aunque siempre se pueden encontrar estudios en contra de incluir carne en una dieta saludable, también hay estudios muy convincentes que afirman lo contrario, sobre todo a medida que envejecemos. En Italia, un equipo de investigación siguió a más de mil adultos con una edad promedio de setenta y cinco años durante veinte años. El estudio concluyó que comer proteína animal se asociaba a una vida más longeva. De hecho, el estudio, publicado en 2022, apuntaba a una correlación inversa con la muerte por cualquier causa, incluyendo las enfermedades cardiovasculares.

Dejemos a un lado durante unos instantes el tema de las fuentes de proteína para hablar de algo en lo que todo el mundo coincide: las proteínas son un macronutriente vital para la supervivencia. Las proteínas deben sus propiedades a las cadenas de aminoácidos que componen su base. Los aminoácidos son veinte tipos de moléculas distintas que se unen en combinaciones diversas y crean proteínas de distintos tipos. Aunque el cuerpo puede sintetizar algunos aminoácidos, hay otros que solo se pueden obtener mediante la dieta; estos últimos se conocen como aminoácidos esenciales (AE). Cuando consumimos alimentos ricos en proteína, el organismo los descompone y libera los AE, que, junto con los aminoácidos que sintetizamos nosotros, se ponen a trabajar para mantenernos vivos y sanos. Estas son algunas de las principales tareas de los aminoácidos:

- Intervienen en la producción de enzimas, que a su vez hacen posible las reacciones químicas en el organismo.
- Contribuyen a la formación de anticuerpos.
- Son un elemento esencial de las hormonas que mantienen al cuerpo en funcionamiento.
- Facilitan la expresión del ADN.

- Construyen elementos estructurales de las células y de los tejidos, incluyendo los músculos.
- Ayudan a los músculos a contraerse y relajarse.

En vista de esta lista, cuesta rebatir que escatimar en proteínas afecta negativamente a la salud de mil y una maneras. Sin embargo, como el tema que nos ocupa es la movilidad, hablemos de cómo las proteínas intervienen en el movimiento. La sociedad se ha vuelto monotemática en lo que a la composición corporal se refiere: todo el énfasis se pone en la pérdida de grasa. Sería mucho mejor para la salud que, en lugar de centrarnos en perder grasa, nos ocupáramos de desarrollar masa muscular. Y no solo porque los músculos consumen muchas calorías (a mayor masa muscular, mayor consumo de grasa) o porque cuando perdemos peso al hacer dieta, perdemos tanto grasa como músculo. Es sobre todo porque el músculo ejerce un efecto protector y la pérdida de masa muscular (el término médico es «sarcopenia») puede ser debilitante. El proceso de formación de masa muscular empieza a decaer a partir de los treinta años, y esa ralentización viene marcada por la pérdida de masa muscular y de fuerza y por la reducción de la calidad del músculo. A medida que envejecemos, la sarcopenia se acelera y se acaba asociando a una reducción de la movilidad y a un aumento del riesgo de lesiones. Al final, las personas que pierden mucha masa muscular acaban perdiendo también la independencia.

La mejor manera de contener la pérdida de músculo es desarrollarlo proactivamente mediante el entrenamiento de fuerza con pesas o cargando la musculatura con prácticas como las caminatas con carga. Correr, nadar, ir en bicicleta, caminar, hacer yoga y practicar otros tipos de ejercicio pueden ayudarte a desarrollar y a conservar algo de músculo, pero no son ni de lejos tan eficientes como el entrenamiento de fuerza. (Eso explica por qué los deportistas de élite hacen entrenamientos de fuerza al margen de la disciplina deportiva que practiquen). Pero tanto si quieres levantar pesas como si no, al menos puedes hacer avances para mantener el músculo que ya tienes aportándole la proteína que necesita mediante la alimentación. Si, además, lo desarrollas haciendo ejercicio, miel sobre hojuelas. Mantener la masa muscular mediante la alimentación es básico, y es algo que todo el mundo puede y debe hacer. No hay por qué dejar la pérdida de masa muscular al destino ni dejarse llevar sin más por el viento del cambio. ¡Podemos controlarlo!

Ahora que hablamos de la musculatura, recuerda que hay otras partes del cuerpo esenciales para la movilidad, como los ligamentos, los tendones, el tejido conectivo y el cartílago, que también están hechos de proteína. Esto significa que la ralentización en el proceso de síntesis de proteína nos puede afectar de múltiples maneras. Si, por ejemplo, queremos evitar el dolor de pies, tenemos que asegurarnos de que contamos con los bloques de construcción del tejido conectivo tan crucial para la salud de los pies. La piel y el colágeno que lo mantiene elástico también dependen de las proteínas, así que, en todo caso, deja que la vanidad te motive a satisfacer tus necesidades de proteína. Si te alimentas de una forma consciente, tendrás un cuerpo duradero, resistente y con el mejor aspecto posible.

La saciedad es otro de los factores que hay que tener en cuenta al pensar en el papel que queremos que las proteínas desempeñen en la dieta. De los tres macronutrientes (carbohidratos, lípidos y proteínas), las proteínas son las más saciantes y las más hipocalóricas. La ciencia lo ha demostrado sin lugar a dudas. Las proteínas estimulan la liberación de hormonas que nos mandan dejar de comer e inhiben la de las hormonas que nos ordenan que abramos el refrigerador. Es decir, hacen que acabemos de comer antes y mantienen el hambre a raya hasta que nos volvemos a sentar a la mesa. También hay buenas noticias para los vegetarianos y los veganos a este respecto. Las investigaciones sugieren que las fuentes de proteína de origen no animal son tan saciantes como las proteínas de la carne.

La gran pregunta: ¿cuánta proteína hay que comer?

A tenor de todo lo que estamos intentando que consigas con este libro (mayor facilidad de movimiento, menos dolor musculoesquelético y buena salud general), te recordamos que nuestra recomendación es una ingesta óptima de proteínas de entre 2.8 y 4 gramos por cada kilogramo de peso corporal. Es posible que hayas oído recomendaciones más a la baja. Organismos importantes, como el USDA, tienden a pecar de precavidos y proponen menos gramos (1.6 gramos de proteína por cada kilogramo de peso corporal). Y es posible que también hayas oído recomendaciones superiores: algunos deportistas aumentan el consumo de proteínas hasta duplicar el que recomendamos. Nuestra recomendación está en un término medio. Después de haber consultado los estudios científicos, de haber pedido consejo a nutricionistas y de haber tenido en cuenta lo que ha funcionado mejor a nuestros clientes, creemos que es un rango óptimo, efectivo y seguro. El exceso de proteínas (y aún no se ha definido con precisión qué constituye un exceso) estresa a los riñones, pero el rango que te proponemos cae firmemente en la zona de seguridad.

Entonces, ¿por qué planteamos un rango en lugar de darte un número exacto? Porque, aunque todavía no hay consenso respecto a cuántos gramos de proteína diarios deberíamos consumir, casi todo el mundo está de acuerdo en que hay poblaciones que necesitan más proteína que otras. Una de esas poblaciones es la de las personas mayores, que necesitan más proteína para que las ayude a mantener el músculo. Si tienes más de sesenta años, te recomendamos que apuntes al extremo superior del rango (4 gramos).

Es importante que todo el mundo entienda los principios que sustentan esta recomendación, así que si no eres una persona mayor, no te saltes este párrafo, aunque los sesenta te queden todavía muy lejos. Podrás usar la información en el futuro, y es muy posible que la puedas aprovechar incluso ahora. Tal y como dijimos antes, el cuerpo humano empieza a perder masa muscular a partir de los treinta años. Aunque la pérdida se puede agudizar especialmente a partir de los sesenta y cinco años, las personas sedentarias pueden haber perdido mucha masa muscular incluso a los cincuenta. Es posible que empieces a notar cambios relacionados con este proceso incluso antes. Una mujer de cuarenta y tantos años acudió a nosotros con un problema para nada inusual: «Antes ganaba fuerza y me tonificaba con mucha facilidad —nos explicó—. Sin embargo, ahora que volví a hacer ejercicio después de una pausa, no hay manera de ganar masa muscular».

Mantener la masa muscular, la fuerza y la potencia cuando pasamos de la mediana edad no es fácil en sí, pero se vuelve aún más cuesta arriba si no contamos con los bloques de construcción adecuados. Con la edad, el cuerpo pierde cada vez más sensibilidad a las hormonas que estimulan la síntesis de músculo. Esto significa que tenemos que echar cada vez más materia prima a la máquina para seguir obteniendo el mismo producto. Nuestra recomendación para la mujer frustrada por la falta de resultados, a pesar de sus esfuerzos en el gimnasio, fue que aumentara la ingesta de proteínas: cuando la estudiamos, resultó estar por debajo de nuestra recomendación. Al cabo de unas semanas, todo había cambiado y había empezado a obtener los resultados que deseaba sin necesidad de aumentar ni la intensidad ni la frecuencia del ejercicio que hacía.

Otro de los momentos en los que necesitamos aumentar la ingesta de proteínas es antes y después de una intervención quirúrgica. Además de que el cuerpo usa proteínas para producir colágeno, que es esencial para la cicatrización, los aminoácidos de las proteínas ayudan a reparar los tejidos cortados por el bisturí del cirujano y, como intervienen en la formación de anticuerpos, también ayudan a prevenir las infecciones postoperatorias. Es habitual que los médicos recomienden a los pacientes que aumenten la ingesta de proteína tanto antes como después de la intervención para facilitar la cicatrización de las heridas. Si te tienen que operar en algún momento, apunta al extremo superior del rango recomendado desde unas semanas antes de la operación.

El último grupo de personas que deben pensar en aumentar el consumo de proteínas son los deportistas profesionales y quienes hacen mucho ejercicio. Si haces un ejercicio moderado (por ejemplo, practicas senderismo, vas en bicicleta de montaña durante media hora o asistes a clases de yoga un par o tres de veces por semana), te bastará con mantenerte en el centro de la recomendación (3.2 a 3.6 gramos por kilogramo de peso corporal). Sin embargo, si eres un triatleta o haces ejercicio intenso durante más de una hora diaria, apunta al extremo superior. El cuerpo descompone constantemente las células musculares viejas y las reconstruye usando proteínas. El ejercicio intenso daña el tejido muscular, por lo que amplifica este proceso de un modo positivo: la descomposición de masa muscular permite al cuerpo adaptarse, ganar fuerza y gestionar mejor el estrés de la actividad. Sin embargo, como debe hacer más reparaciones, también necesita más aminoácidos y, en consecuencia, más proteína procedente de la dieta.

Las personas que hacen ejercicio también deben ser conscientes de lo que se conoce como «ventana anabólica». Hay estudios que sugieren que consumir proteína en la media hora posterior a una sesión de entrenamiento podría acelerar la reparación muscular. Nosotros aconsejamos consumir entre 20 y 30 gramos de proteína inmediatamente después de hacer ejercicio; y si puedes hacerlo en forma de bebida de proteínas, o acompañar la fuente de proteína que hayas elegido con al menos un gran vaso de agua, mucho mejor. La síntesis de proteínas funciona mejor y más rápido cuando los músculos están hidratados.

Proteína en polvo. ¿Sí o no?

Una de las normas por las que nos regimos es «primero, comida de verdad». No hay suplemento que pueda sustituir a un alimento real y a los complejos nutrientes que contiene, por no mencionar el placer gustativo. Sin embargo, cuando se trata de elegir entre no alcanzar el objetivo de ingesta de proteínas porque no tenemos tiempo, porque el refrigerador está vacío o porque estamos en algún lugar donde no podemos acceder a comida de verdad, adelante con la proteína en polvo. Esto se puede hacer sobre todo ahora que hay muchas versiones de buena calidad en el mercado, con ingredientes como colágeno y suero de leche procedentes de vacas alimentadas con pasto.

La proteína en polvo es una estrategia para personas muy ocupadas. En esas mañanas en que no hay ni un huevo en el refrigerador, o en que nuestras hijas adolescentes están a punto de salir corriendo por la puerta sin haber desayunado nada, los licuados enriquecidos con proteína en polvo (o licuados de proteína ya preparados) son un salvavidas. Más adelante en el día, la proteína que ingerirá la familia procederá de carne magra y de algunas fuentes vegetarianas, pero, mientras tanto, no nos tenemos que preocupar por satisfacer las necesidades de aminoácidos o por la posibilidad de caer en la tentación de hacer una parada en la pastelería local.

La proteína en polvo se puede preparar con distintos ingredientes. Algunos preparados tienen de base suero de leche y otros se preparan con caseína (otro derivado de la leche), con proteína de huevo o con fuentes vegetarianas de proteína. Tanta variedad de opciones hace que los suplementos sean una opción para todo el mundo, incluidas las personas veganas, vegetarianas o con alergias. Y esto es importante, porque conseguir esos 2.8 a 4 gramos de proteína por kilogramo de peso es complicado si no se come carne o si se come muy poca. Hay mucha discusión acerca de si la proteína en polvo de origen vegetal es tan nutritiva como la que procede de suero de leche. Y si bien es cierto que la mayoría de la proteína en polvo no ofrece todos los aminoácidos esenciales que hay que unir para formar una proteína completa (necesitamos obtener nueve aminoácidos esenciales de la comida, mientras que el cuerpo se ocupa de sintetizar los otros once), también lo es que no es necesario obtener todos los aminoácidos de una sentada. Podemos compensar la diferencia comiendo otros alimentos ricos en proteínas más tarde.

Las investigaciones sugieren que hay proteínas de origen vegetal (una opción que también es importante para las personas con intolerancia a la lactosa o alergia a los lácteos) muy capaces de hacer su trabajo. Los estudios que han examinado si la ingesta de productos de proteína de soya sumada al entrenamiento de fuerza son comparables a los polvos de proteína de suero de leche en términos de aumentar la masa muscular han obtenido resultados contradictorios, pero dos estudios concluyeron que la proteína obtenida de los chícharos era tan efectiva como la del suero de leche a la hora de promover la fuerza y el grosor de los músculos.

Las investigaciones acaban de dar sus primeros pasos, así que si consumes proteína en polvo de origen vegetal, quizás convenga que vayas a lo seguro y, o bien aumentes la cantidad, o bien mezcles tipos distintos. Investigadores de la Universidad de Maastricht en los Países Bajos compararon los aminoácidos esenciales de la proteína en polvo elaborada con suero de leche, caseína, soya y chícharo y concluyeron que tienen, respectivamente, el 43, 34, 27 y 30% de los aminoácidos esenciales. Sin embargo, cada una tiene aminoácidos esenciales distintos, por lo que si quieres dar un paso más (y te gusta leer etiquetas), quizás valga la pena que mezcles polvos distintos. De todos modos, no te preocupes demasiado, porque hagas lo que hagas te irá bien. Trabajamos con un equipo de hockey canadiense que contaba con muchos jugadores intolerantes a la lactosa, así que les prescribimos proteína en polvo de origen vegetal. Les fue muy bien y fue mucho mejor que si se hubieran puesto enfermos por la proteína en polvo preparada con leche.

Entonces ¿cómo se toma la proteína en polvo? La manera más obvia de consumirla es en forma de licuado. Sin embargo, también la podemos añadir a cereales con leche caliente, a sopas y a masas para *hot cakes* y panquecitos, así como espolvorearla en un yogur o en un bol de cereales con leche fría. Las posibilidades son infinitas, así que experimenta para ver cómo te gusta más (eso si llegas a percibir el sabor, claro está). También puedes comprar bebidas de proteína ya preparados, que es el remedio que recomendamos a un ejecutivo sin nada de tiempo con el que trabajábamos. Viajaba constantemente, apenas tenía tiempo para comer y, en consecuencia, estaba perdiendo masa muscular y peso. ¿Era la mejor solución del mundo? En absoluto. Pero sí que era mejor que pasar hambre o recurrir a la comida basura. A grandes males, grandes remedios.

EJERCICIO: RETO DE LOS 800 GRAMOS; CONTAR PROTEÍNAS

No nos cansaremos de repetirlo: el objetivo de estos ejercicios es ampliar tus opciones de alimentación, no limitarlas. Si el mero hecho de pensar en ello aterra a quien está acostumbrado a que lo insten a todo lo contrario, y sobre todo si has tenido que batallar con tu peso, puedes estar tranquilo. Añadirás alimentos que te ayudarán a mantener el hambre a raya. Y, para muchas personas, eso desemboca en pérdida de peso. Aquí tienes las instrucciones.

El Reto de los 800 gramos

¿A qué equivalen 800 gramos de fruta y verdura? Pues a mucha comida (y a pocas calorías). En el mejor de los casos, también equivale a un maravilloso mosaico multicolor. Las plantas de distintos colores contienen nutrientes también distintos, así que, si quieres sacar el máximo partido a la fruta y la verdura que consumes, mézclalas. La manera más fácil de alcanzar esos 800 gramos es incluir fruta y verdura en todas las comidas y tentempiés. Recuerda que las legumbres, la salsa de tomate y alimentos como el *kimchi* y los encurtidos también cuentan (refresca la memoria con la tabla de la pág. 180). Quizás sea una obviedad, pero las ensaladas y los caldos y purés de verduras, sobre todo si contienen una variedad de verduras, son una manera fantástica de meter mucha verdura en una sola comida. En casa aplicamos la norma de las tres verduras a todas las cenas: sea lo que sea que acabe en el plato por la noche, debe incluir tres verduras. Nos ayuda a lograr el objetivo.

Otra cosa que también nos ha ayudado son los consejos de Stan Efferding. Stan, a quien han descrito como el culturista más fuerte del mundo, es un experto en nutrición deportiva y ha mantenido a muchos deportistas en la senda de la alimentación saludable. Claro que no hace falta ser deportista para beneficiarse de dos principios concretos del programa de Stan.

El primero es: planifica. Si te aseguras de llevarla contigo, siempre tendrás comida saludable a tu alcance. Eso puede equivaler a llevar uno o varios recipientes en el bolso, de modo que no acabes en el chiringuito del parque mientras ves a tu hijo jugar futbol. Si sabes que el único sitio para comer en el viaje por carretera que tienes por delante es un establecimiento de comida rápida célebre por lo grasiento de sus tacos, prepárate una lonchera. Si vas al gimnasio a primera hora de la mañana y de ahí vas directamente al trabajo, puedes pasar de largo del carrito de las pastas porque llevas el desayuno en el bolso. Preparar varias comidas a la vez (ya que te pones a hacer una, ¿por qué no hacer tres?) y guardar un par de ellas para más tarde es una manera fantástica de asegurarnos de no quedar a merced de opciones poco saludables.

El segundo de los consejos de Stan que nos parece importante es el de comer alimentos que podamos digerir con facilidad. Si comes cosas que te provocan indigestión, gases o hinchazón, táchalos de tu lista de ingredientes. No solo porque hagan que te encuentres mal (que ya es motivo suficiente), sino porque si llegas hasta tal punto que tienes que tomar antiácidos, hay muchas probabilidades de que la medicación interfiera en la descomposición de las proteínas y la absorción de algunos nutrientes, como el calcio, el magnesio y el hierro. Stan dice que las verduras más fáciles de digerir son las espinacas, la calabaza, la zanahoria, el pepino, las papas (que tienen el triple de potasio que los plátanos) y los pimientos.

Si no tienes problemas de digestión, las opciones de frutas y verduras son ilimitadas. En ese sentido, en la página siguiente encontrarás algunos ejemplos de qué son 800 gramos de frutas y verduras.

1 taza de moras azules (148 g)
2 zanahorias en tiras (144 g)
1 taza de garbanzos (160 g)
1.5 tazas de brócoli (124 g)
2 tazas de lechuga romana (94 g)
1.5 tazas de melón cantalupo (160 g)

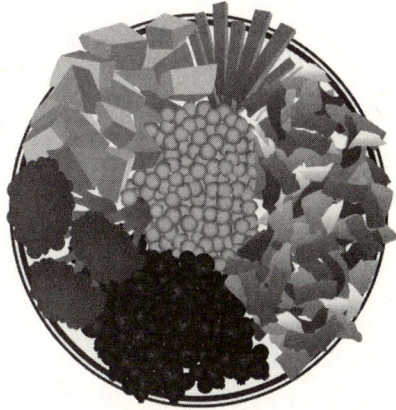

1 manzana mediana (182 g)
1 taza de mango troceado (165 g)
1 taza de pimiento rojo en tiras (92 g)
3 tazas de espinacas frescas (90 g)
1 taza de pepino en rodajas (119 g)
1 camote (130 g)
½ taza de champiñones rebanados (35 g)

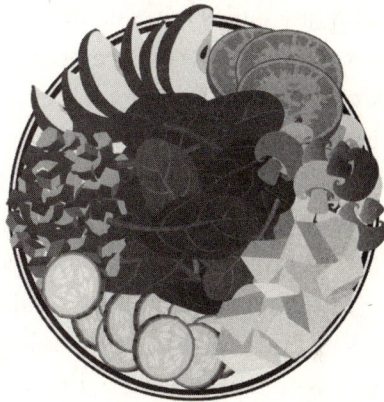

2 mandarinas pequeñas (76 g)
1 taza de arroz de coliflor (200 g)
1 taza de jitomates cherri (149 g)
1 taza de espaguetis de clabacita (85 g)
1 taza de kale cocida (130 g)
1 taza de frijoles negros (172 g)

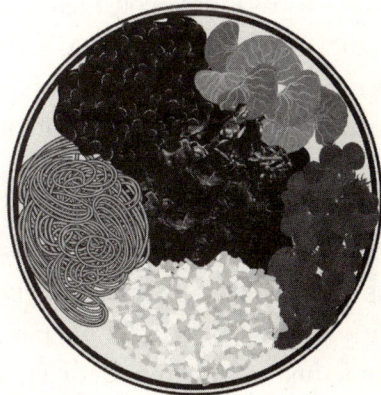

Contar proteínas

Ya hablamos mucho del porqué de las proteínas; ahora hablemos del qué, es decir, de qué debes comer. Aunque aquí no recomendamos una fuente de proteína sobre las demás, es obvio que satisfacer las necesidades diarias de proteína será mucho más fácil si optas por alimentos naturalmente ricos en proteína, lo que pone a la proteína animal en el primer lugar de la lista. La proteína animal no solo ofrece la mayor cantidad de proteína por ración, sino que se trata de proteína «completa», es decir, que contiene los nueve aminoácidos esenciales que el cuerpo necesita para sintetizar fibras musculares y llevar a cabo otras funciones. Si no comes proteína animal, sigues teniendo muchas opciones (en las tablas que siguen encontrarás las opciones más ricas en proteína). Lo único que debes tener en cuenta es que las fuentes de origen vegetal no son completas, pero, como cada tipo ofrece aminoácidos distintos, lo más probable es que los obtengas todos al cabo del día. Es un gran ejemplo de cómo la variedad puede ser tu aliada: cuanto más diversa sea tu dieta, mayor será la diversidad de nutrientes que te proporcione.

Recuerda que aumentas la ingesta de proteínas para hacer algo positivo por tu salud, así que no lo arruines eligiendo fuentes de proteína tan grasas o procesadas que anules todos los beneficios que te podrían ofrecer. (La proteína de la doble hamburguesa con tocino y queso quizás te ayude a mantener el músculo, pero piensa en tu corazón). Por otro lado, ten cuidado y no anules el ahorro de calorías que te ofrece la proteína pasándote con fuentes de proteína saludables pero ricas en calorías. Hablo de los frutos secos y de las semillas, por ejemplo. Son muy nutritivos, pero como son naturalmente ricos en lípidos (también cuando están crudos), los contamos como grasas. Esto no quiere decir que no los puedas comer nunca (sobre todo si no consumes alimentos de origen animal, porque pueden ser una fuente de proteína vegetal muy buena); sin embargo, sé consciente de las cantidades. ¿Sabes cuántas calorías llega a tener una cucharadita de manteca de cacahuate? Pues 31 más o menos. Sí, no parece mucho. El problema es que nadie come una cucharadita de manteca de cacahuate y ya. Normalmente llegamos a las cuatro cucharadas (unas 376 calorías). No tenemos fobia a la grasa, que ayuda al organismo a absorber nutrientes, así que deja la piel en el pollo, come carne roja, etc. Pero hazlo todo con mesura.

Recuerda también que la proteína es muy saciante, así que úsala para mantener las calorías bajo control. Cuando nuestra hija mayor aún era una recién nacida, nos invitaron a una fiesta en el piso de arriba del de la madre de Juliet. En el ascensor, de camino a la fiesta, Juliet miró a Kelly y se sorprendió por su aspecto. «¿Qué te pasa en las mejillas?». Estaban llenas de carne de cerdo. Kelly, con prisas por salir de casa a tiempo con una bebé en brazos, había intentado comer algo antes de llegar a la fiesta. Por supuesto, en la fiesta habría muchísima comida, y eso era precisamente lo que Kelly quería evitar. Lo que probablemente lo aguardaba en el departamento de arriba era la temida tabla de quesos (sí, deliciosa a morir, pero también una bomba de colesterol y de calorías). Sabía que engullir proteína saciante antes de llegar a la fiesta lo ayudaría a resistirse a la tentación del queso. Es una estrategia que ambos hemos usado en múltiples ocasiones desde entonces (aunque ahora Kelly ya consiguió acabar de masticar y tragar antes de salir de casa).

Reparte las fuentes de proteína a lo largo del día, ahora que vas a aumentar la cantidad total que consumes. Algunos estudios sugieren que el cuerpo desarrolla más músculo cuando la proteína se consume a intervalos. Aunque no son estudios concluyentes, tienen lógica a nivel práctico. Cuanto más comprometido estés con consumir proteína en todas las comidas, más probable es que cumplas tu objetivo.

Esto es todo lo que necesitas para conseguirlo.

CANTIDAD DIARIA RECOMENDADA DE PROTEÍNA	
Si eres una persona fundamentalmente sedentaria	2.6 g/kg de peso corporal
Si haces ejercicio con moderación	3.2-3.6 g/kg de peso corporal
Si tienes sesenta y cinco años o más; si eres deportista o si haces ejercicio intenso	4 g/kg de peso corporal

PRINCIPALES FUENTES DE PROTEÍNA	GRAMOS POR RACIÓN DE 85 G (a menos que se indique lo contrario)
Pechuga de pollo	26
Filete de res	25
Lomo de cerdo	23
Atún en conserva	23
Camarones	19
Fletán	19
Tempeh	17
Cordero	15
Tofu	15
Huevos (2 grandes)	13

OTRAS FUENTES DE PROTEÍNA	GRAMOS
Lentejas (1 taza)	18
Frijoles negros (1 taza)	15
Garbanzos (1 taza)	15
Requesón, 2 % (1/2 taza)	12
Yogur griego descremado (1/2 taza)	11
Edamame (85 g)	10
Quinoa (1 taza)	8
Espaguetis de trigo integrales (1 taza)	7
Avena (1 taza)	6
Chícharos (1/2 taza)	4
Espárragos (1 taza)	4
Guayaba (1 taza)	4
Camote (1)	3

Coda: reflexiones acerca del control de peso, el ayuno intermitente y los tentempiés

Empezamos a diseñar este Signo Vital con varios objetivos en mente. Uno de los más importantes era que tratara de lo que sí se puede comer, no de lo que hay que evitar. Últimamente hay una especie de obsesión con la comida, miedo a comer algunos tipos de alimentos o incluso ansiedad acerca de si algunos alimentos básicos, como la fruta, la verdura o la carne, son lo bastante saludables. En muchos casos, se trata de un afán de precisión erróneo. Comer no tiene por qué ser tan complicado. Así que nos gusta centrarnos en la columna de los alimentos que habría que comer más en lugar de en la columna de alimentos que supuestamente deberíamos eliminar.

Esto no significa que seamos ajenos al muy real, generalizado y obstinado problema de la obesidad en nuestra sociedad o a que, ya en nuestro entorno, no trabajemos con personas que quieren perder peso. Al contrario. Descubrimos que concentrarse en los alimentos nutritivos que incluyen los dos ejercicios de este capítulo resuelve por sí solo gran parte de los problemas de ingesta excesiva que llevan a un peso corporal no saludable. Se trata de alimentos saciantes y con un contenido bajo o moderado en calorías. Y como no hay normas estrictas acerca de la comida concreta que hay que elegir o de cómo prepararla (bueno, los fritos son la única cosa que prohibimos), puedes elegir las que te resulten más satisfactorias. Si te gusta la piña, come piña. Si los ñames te resultan mucho más sabrosos que la típica papa asada, perfecto. Saltea las espinacas en aceite de oliva. Come lo que te guste. Nuestras recomendaciones son flexibles y no te dejarán demasiado espacio para dulces, papas fritas y otras opciones peligrosas. Si el picoteo es tu perdición, quizás lo puedas dejar atrás sin problemas.

En nuestra opinión, los tentempiés están sobrevalorados. Hay otras culturas en las que no se consideran necesarios, mientras que la necesidad de picar ha echado raíces en la sociedad estadounidense. Da la impresión de que no hay nadie que no lleve una barrita energética en el bolsillo. Y luego está la idea de que hay que picar para activar el metabolismo. Vamos a ver. La clave para perder peso está en la entrada y la salida de calorías, así que, por mucho que comer aumente un poco el gasto energético, ¿es suficiente ese aumento para compensar todas esas calorías adicionales? La respuesta a este enigma está en picar entre horas solo cuando la distancia entre las comidas sea amplísima o si se trata de un pequeño tentempié justo después de entrenar.

Tenemos dos hijas muy deportistas y vemos un consumo de tentempiés excesivo en el mundo del deporte infantil. De hecho, hemos perdido como amigos a algunos padres y madres que no entienden lo intensa que es nuestra postura respecto a dar demasiada comida a los niños. Los niños no necesitan comer en la media parte de un partido de futbol o de waterpolo. Y lo que no necesitan jamás de los jamases son las bolsas de papas y los paquetes de donas y de otra comida rica en calorías que los «padres y madres tentempié» traen a los entrenamientos. Preguntamos a Nic Gill, el entrenador de fuerza y de acondicionamiento físico de los All Blacks, la célebre selección de rugby de Nueva Zelanda, qué cree que necesitan los niños en la media parte de un deporte que les exija correr mucho. «Un sorbo de agua», fue la escueta respuesta. La conversación siguió un poco más:

—¿Necesitan comer algo después del partido? —preguntamos.

—¿A qué hora es el partido?

—A las nueve de la mañana, por ejemplo.

—Bueno, pero comerán a mediodía, ¿no?

—Sí, entendemos que sí.

—Entonces no necesitan comer nada después del partido.

Lo que quería decir con eso es que si los niños desayunan, almuerzan y cenan bien, no necesitan comer ni en la media parte ni después del partido. Es posible que los niños más pequeños, cuyos estómagos son diminutos, necesiten comer con más frecuencia que los niños mayores. Y sí, entendemos que es imposible hacer recados con un niño pequeño a rastras sin llevar cereales azucarados en tu arsenal. Sin embargo, en nuestra opinión, incluso los niños más pequeños comen demasiados tentempiés. Y no hablamos solo de las necesidades inmediatas de los niños, sino también del desarrollo de hábitos saludables y de aprender a comer cuando se tiene hambre, no cada vez que hay comida a la vista. Los adultos también tienen cosas que aprender en este sentido. Una de ellas es que si un niño come constantemente, se convertirá en un adulto que cree que debe comer constantemente. Y los adultos, sobre todo los que hacen ejercicio, tampoco necesitan comer constantemente, ni siquiera para hacer acopio de energía durante los entrenamientos. Una cosa es recuperar energía durante un maratón, pero eso no tiene nada que ver con lo que vemos ahora: «Voy de camino a mi clase de *spinning*, así que tengo que comer algo». No, no tienes que comer nada. «Necesito una bebida isotónica para superar el partido de tenis». No, no la necesitas. (Muchos se subieron al tren y desarrollaron una bebida «sin azúcar»).

Lo que te pedimos es que reevalúes algunas de las ideas que quizás tienes desde hace mucho tiempo en lo que a comer con frecuencia se refiere. No tenemos que comer tan a menudo como quizás creas. Ni beber. Una de nuestras estrategias para mantener el peso estable es no beber calorías (a excepción de los licuados que sustituyen a comidas). No somos abstemios y disfrutamos de una bebida festiva de vez en cuando. Sin embargo, en nuestra opinión, las calorías bebidas están mucho mejor invertidas en los 800 gramos de frutas y verduras, o en la proteína que necesitamos para satisfacer nuestras necesidades diarias.

Tal y como dijimos antes, suscribimos el método básico de alimentación sana para mantener un peso moderado, pero ¿y si necesitamos ser algo más proactivos? Cualquiera de las dietas para perder peso que existen puede funcionar, siempre que se base en alimentos nutritivos y sea sostenible. Si hay alguna que se adapte a tus preferencias y te aporte la energía y la nutrición que necesitas, adelante. Últimamente nos preguntan mucho acerca del ayuno intermitente, una estrategia de alimentación que consiste en ayunar una cantidad concreta de horas al día o en comer solo una vez algunos días a la semana. La teoría que subyace al ayuno intermitente es que no comer durante un periodo prolongado estimula al cuerpo a quemar grasa y también reduce la presión arterial y el colesterol. También se dice que el ciclo de ayuno e ingesta previene una de las adaptaciones típicas de la dieta, cuando el cuerpo, al percibir la privación, ralentiza el metabolismo en un intento de proteger el peso corporal.

Si te funciona, fantástico. Pero debes tener en cuenta algunas cosas. En 2022, un grupo de investigadores publicó en *The New England Journal of Medicine* que el ayuno intermitente no ofrecía beneficios (uno de los investigadores era devoto del ayuno intermitente y las conclusiones lo desmoronaron). Algunos estudios sugieren que el ayuno intermitente podría provocar más pérdida de masa muscular que otras estrategias para la pérdida de peso. Aunque la pérdida de masa muscular es una consecuencia habitual de la pérdida de peso, se haya conseguido como se haya conseguido, un estudio liderado por investigadores de la Universidad de California en San Francisco concluyó que las personas que seguían una dieta de ayuno intermitente 16:8 (comer durante una ventana de ocho horas y ayunar durante las otras dieciséis) sufrían una pérdida de masa muscular superior a la habitual: el 65 % del peso que perdieron fue músculo (más del doble de la proporción habitual). Los investigadores propusieron que quizás sucedía porque los practicantes del ayuno intermitente no consumían suficiente proteína.

Como somos defensores de mantener tanta masa muscular como sea posible, esta información nos hace dudar. El ayuno intermitente puede ser un arma de doble filo. Si lo pruebas, vale la pena que te preguntes si la estrategia te permitirá acceder a todos los micronutrientes y macronutrientes que necesitas. Pregúntate también por qué lo haces. El ayuno puede ser una herramienta muy potente para tomar conciencia de los hábitos alimentarios o para dar al intestino una oportunidad para descansar de la digestión. Pero si vas a pasar hambre para que la ropa te quede espectacular cuando te vayas de vacaciones, debes saber que, a largo plazo, no será beneficioso.

APARTADO ESPECIAL

Qué hacer cuando te duela algo

El dolor, como la muerte y los impuestos, forma parte de la condición humana. Como también forma parte de la condición humana poder triunfar sobre el dolor. El cuerpo es una extraordinaria máquina que se puede curar a sí misma. Por lo tanto, y por desagradable y habitual que sea el dolor musculoesquelético, no te agobies cuando algo te duela. En la mayoría de las ocasiones, el dolor musculoesquelético desaparece por sí solo. De no ser así, normalmente tenemos la capacidad de cambiarlo, modificarlo, atenuarlo o eliminarlo. Si realizas con asiduidad los diez ejercicios que te proponemos en el libro, tendrás mucho ganado a la hora de aliviar el dolor que puedas estar sufriendo ahora y de prevenir dolor y molestias en el futuro. Moverte más y descansar bien, comer bien y reducir el estrés también contribuirá en gran medida a que el cerebro se muestre más tolerante y resistente ante el dolor y la incomodidad. Pese a todo, a continuación encontrarás algunas ideas para los momentos en los que necesites primeros auxilios.

El dolor es una petición de cambio. La parte afectada del cuerpo envía información al cerebro, que la interpreta como una amenaza, o no, y te envía el mensaje de que algo de lo que estás haciendo debe cambiar. La magnitud del cambio dependerá de la situación. El dolor no siempre es indicativo de una lesión o de un daño en los tejidos. En realidad, casi nunca es así. Definimos «lesión» como una situación en la que hay un daño obvio (un hueso que rompe la piel, un tobillo tan inflamado que parece el tronco de un árbol) o en la que el dolor no remite y es tan intenso que interfiere en tu vida diaria. Si no puedes atender a tu familia, no puedes trabajar o tienes lo que llamamos «señales de alarma», como sudores nocturnos, fiebre, mareos, náuseas o una pérdida o aumento de peso inexplicados, debes ir al médico. Las lesiones evidentes, las patologías o el dolor que interfiere en la vida normal son emergencias médicas.

Sin embargo, la mayoría del dolor musculoesquelético que la gente experimenta en la actualidad (dolor de rodilla, dolor lumbar, dolor de hombros) no se debe a lesiones, sino que es un reflejo del estilo de vida moderno. A su vez, la gente no suele asociar el hecho de dormir poco o mal, de no moverse durante todo el día, de tener un rango de movimiento limitado o de tener los tejidos contraídos a su dolor de rodillas (o de otras partes del cuerpo). Vivimos en un entorno en el que conducimos a todas partes, nos aposentamos frente a la computadora, le pagamos a alguien para que nos pasee al perro, y muchas personas ya ni siquiera recorren los pasillos del supermercado, porque casi todo se puede comprar desde casa. En consecuencia, hemos dejado de usar muchos músculos y articulaciones, lo que afecta a nuestra capacidad de movimiento y, aun así, casi nunca se menciona cuando hablamos del dolor.

Cuando Kelly da conferencias, suele decir: «Que levante la mano a quien le duela algo», y un 94% de las personas (incluso si entre el público hay adolescentes de quince años) levanta la mano. Por lo tanto, no debería sorprendernos que haya tanta gente en las salas de espera de los médicos. Según un estudio de 2013 de la Clínica Mayo, uno de los principales motivos por los que los adultos acuden a su médico de atención primaria es el dolor debido a la artritis, alguna disfunción articular o problemas de espalda. Estos motivos de consulta más habituales solo se ven superados por los problemas en la piel.

No nos sorprende que tanta gente acuda al médico y a otros profesionales sanitarios por dolores no asociados a lesiones evidentes. Nadie les dice que puedan hacer otra cosa. Si vamos a una clase de *spinning* y el dolor de rodilla no nos deja pedalear, lo más probable es que el instructor nos diga que vayamos al médico o al fisioterapeuta. ¿Adónde vamos a ir, si no? El tema del que nadie habla es que la gente espera demasiado antes de pedir ayuda. Soportan el dolor hasta que se hace insoportable y se ven obligados a ir al médico. O lo disimulan como pueden con analgésicos, whisky, THC o cualquier otra cosa que les alivie el dolor y les posibilite seguir con su vida. ¿Nos permites que te sugiramos otra solución?

No tenemos nada en contra de los médicos de atención primaria (Kelly es hijo y nieto de médicos), pero muchas veces no tienen la formación necesaria para ver más allá de la lesión obvia. De hecho, los médicos con los que trabajamos se quejan con frecuencia de que no tienen tiempo suficiente para hablar con sus pacientes de los temas que abordamos en este libro. Es como si el sistema estuviera organizado para afrontar la patología y la catástrofe, pero no cuestiones como el estilo de vida, la salud tisular, la calidad y el rango de movimiento. Así que cuando no dan con un diagnóstico específico, nos ofrecen maneras de gestionar el dolor con medicamentos como antiinflamatorios no esteroideos (AINE), opiáceos u otros fármacos. Si el paciente hace ejercicio, acostumbran a darle un consejo del tipo: deja de correr, nadar, pedalear, levantar pesas o lo que sea que estés haciendo, porque te está causando un dolor tan severo que acabaste en el médico (algo en absoluto fuera de lo normal). Para la persona que disfruta o alivia el estrés haciendo ejercicio, dejar de hacerlo puede ser devastador. Los médicos, que tanto hacen por nosotros en otras cuestiones, tienen una caja de herramientas muy limitada cuando se trata de abordar el dolor en los tobillos o en las lumbares. Sin embargo, todos nosotros tenemos una caja de herramientas completísima que nos permite tratar los dolores y las molestias corporales. De hecho, en la mayoría de las ocasiones nos podemos ocupar de nuestro propio mantenimiento. Hablemos de ello.

Botiquín de primeros auxilios

Una de las cosas que debes saber acerca de tu cuerpo es que no es tan frágil como quizás creas. Eres un organismo casi a prueba de bombas y estás diseñado para durar cien años. Esto no significa que el cuerpo deba doler. De hecho, lo normal es que los tejidos no duelan si los presionas. La presión debería ser agradable, como un masaje o, sencillamente, como presión, sin más. Entonces, ¿por qué duelen a veces? Puede ser por múltiples motivos. Están hipersensibles, agotados, deshidratados, les falta sueño, comieron demasiada pizza... no lo sabemos. Podría ser cualquier cosa. Sigue las migajitas de pan e intenta descubrirlo.

Pensamiento ascendente-descendente

Una de nuestras citas preferidas es de Ida Rolf, que desarrolló la técnica de manipulación física que conocemos como Rolfing. En su infinita sabiduría, Rolf dijo una vez: «Lo que sea que piensas que es, no es». Menos filosófica pero igualmente aguda es otra frase que oímos por algún sitio: «Las ratas no comen en el sitio por el que entran».

Lo que queremos decir con esto es que, con frecuencia, la parte del cuerpo que nos duele no es la que tiene el problema, sino que en realidad está más arriba o más abajo. Por ejemplo, el dolor de rodilla podría ser un síntoma de rigidez en el músculo y los tejidos conectivos del cuádriceps, el isquiotibial o el gemelo. El dolor de espalda también puede tener su origen en la rigidez del cuádriceps, del isquiotibial o del glúteo. El cuerpo es más que la suma de sus partes. Es un sistema interconectado en el que cada elemento puede afectar y afecta a los demás. No te podemos diagnosticar a través de un libro, pero sí que te podemos ayudar a hacer un clic mental. En lugar de creerte el dolor sin más, indaga en busca de qué otras cosas podrían estar sucediendo. Observa en dirección ascendente y descendente. Explora.

Aquí tendrás que ir un poco por la libre. Una de las cosas que puedes hacer es ver qué sucede cuando aplicas presión terapéutica en una parte del cuerpo por encima o por debajo de donde te duele. Intenta hacer una serie de ciclos de contracción-relajación en el punto de dolor y en la postura problemática. Aún mejor: haz estas dos cosas usando una pelota terapéutica o un rodillo. A continuación, encontrarás dos ejemplos de cómo aliviar una zona para que te ayude a resolver el dolor referido, que es el dolor que sientes en una parte del cuerpo y que está causado por el dolor o la lesión en otra parte del cuerpo. Una precisión: si usas un rodillo de espuma, no te limites a moverte hacia arriba y hacia abajo sobre él. Moverte hacia los lados cubre más área, es decir, más tejidos próximos. Piensa en ello como en cortar carne en contra de las fibras.

Aliviar el dolor tras pasar mucho tiempo sentado

¿Recuerdas que hablamos de que cuando pasamos mucho tiempo sentados convertimos las nalgas en una especie de *panini* aplastado (pág. 49)? Entre otras cosas, todo el peso que depositamos sobre esos tejidos restringe el flujo sanguíneo y la hidratación de los sistemas de tejidos que usamos a modo de asiento. Y es posible que, en consecuencia, nos duela la espalda y se ponga tensa. Así que ahora te explicaremos una manera de conseguir que todo vuelva a fluir como debe. Necesitarás un rodillo de espuma.

Siéntate en una silla sin brazos o en un taburete y coloca el extremo de un rodillo de espuma debajo de una nalga, de modo que el isquion esté firmemente apoyado encima. Moviéndote con cuidado para no perder el equilibrio, haz rodar los glúteos y los isquiotibiales de lado a lado sobre el rodillo. Recuerda que no estamos tratando únicamente el sistema muscular y que es posible que llegues a la fascia de los glúteos y de las lumbares. Rueda hasta que llegues a Suiza, es decir, hasta que la sensación sea neutra, como si ya no sucediera nada. Cambia de lado. Haz entre tres y cinco minutos con cada pierna. Este es un ejemplo de cómo movilizar los tejidos por debajo de las lumbares y dar contexto posicional a la movilización (sentarse).

ALIVIAR LOS TEJIDOS ADOLORIDOS

Si te duele alguna parte del cuerpo cuando presionas los tejidos, la técnica de contraer/relajar te puede ayudar a desensibilizar el área. Es posible que contraer los tejidos bajo la pelota o el rodillo se entienda mejor si pensamos que es como una forma de enviar estímulos no amenazantes al cerebro. El ejercicio consiste en tensar los músculos del área afectada (o por encima y por debajo de esta) durante unos segundos y, luego, relajarlos durante unos segundos, sincronizando ambos movimientos con la respiración. Aunque lo puedes hacer con cualquier parte del cuerpo, a continuación te explicaremos cómo hacerlo en una rodilla adolorida usando una pelota o un rodillo.

Acuéstate boca abajo con una pelota o un rodillo debajo del cuádriceps de una pierna. Inhala y contrae el cuádriceps durante cuatro segundos; exhala y relaja el músculo durante ocho segundos. Repite el ciclo hasta que notes distinta la parte adolorida. En la clínica nos gusta decir: moviliza hasta que consigas un cambio o hasta que dejes de producir un cambio.

¿APLICAR HIELO O NO? ESA ES LA CUESTIÓN

En 2012 publicamos un video en YouTube titulado «Icing Muscles Information» («Información sobre la aplicación de hielo en los músculos»). Ahí va un resumen: no apliques hielo sobre los músculos adoloridos. Nunca. Jamás. La oposición fue inmediata y feroz (en la línea de «me quitarás el hielo por encima de mi cadáver»). Nadie quería renunciar al hielo y podemos entender por qué. El hielo anestesia el dolor. Siempre nos han dicho que nos pongamos hielo. Es lo que hacía nuestra madre por nosotros y lo que nosotros hacemos por nuestros hijos cuando se dan un golpe en la cabeza. Siempre ha sido la sabiduría aceptada. Y, sin embargo, aunque el hielo alivia el dolor de manera efectiva (si bien temporal), también hace otras cosas y ninguna de ellas es buena.

Para dejarlo claro: no hablamos de los baños helados que mencionaremos en la página 236. Nos referimos a aplicar hielo sobre un lugar concreto del cuerpo que nos duele. Cuando un músculo sufre un trauma, el objetivo debe ser ayudarlo a recuperarse rápidamente, y el cuerpo tiene un sistema muy efectivo para conseguirlo. Lo primero en el orden del día es eliminar los tejidos y las células dañadas en el lugar del «accidente» y su perímetro, lo que los fisiólogos califican de «desechos». Lo segundo que debe suceder es la regeneración de fibras musculares y tejidos conectivos nuevos. El cuerpo se ocupa de ambas tareas enviando a un equipo de reparación y limpieza. Lo que sucede es que aplicar hielo sobre los tejidos les bloquea el camino, porque retrasa las señales químicas que, de otro modo, los harían salir corriendo hacia el punto traumatizado. Como nadie los elimina, los desechos quedan atrapados y el área se congestiona. Hay incluso pruebas de que cuando los tejidos se entumecen bajo el hielo, el sistema linfático se vuelve más poroso. Esto significa que los desechos que ya habían sido eliminados regresan al punto lesionado. Es decir, al aplicar frío para conseguir un alivio inmediato, lo que conseguimos es retrasar o limitar la curación a medio y largo plazo. Otra de las cosas que hay que tener en cuenta es que la inflamación que aparece tras una lesión no es necesariamente negativa. La respuesta inflamatoria promueve la recuperación. No es un error. Este es uno de los motivos por los que también se ha cuestionado tratar las lesiones musculoesqueléticas con antiinflamatorios; bloquean el dolor, pero también atenúan la respuesta de recuperación. Se sigue investigando en este sentido. Mientras, aún se sigue debatiendo acerca de inflamatorios como el ibuprofeno.

Desde que osamos publicar la herejía de criticar la aplicación de hielo en las lesiones en 2012, NO aplicar hielo se comenzó a considerar como la mejor práctica. Ni siquiera el médico deportivo Gabe Mirkin, del que se puede decir que lo empezó todo con un libro de 1978 en el que recomendaba tratar las heridas con reposo, hielo, compresión y elevación (la estrategia RICE, por sus siglas en inglés), sigue recomendando el hielo. Y la investigación corrobora esta retractación. En un estudio de 2021 en animales, un grupo de investigadores de la Universidad de Kobe y otras instituciones concluyeron que cuando se aplicaba hielo a los músculos sobreexcitados de ratones (cuyo tejido muscular es muy similar al de los seres humanos), tardaban más en recuperarse que los ratones a los que no se aplicaba hielo. Al examinar los músculos a nivel microscópico, los investigadores vieron que, en los ratones a los que se había aplicado hielo, las células reparadoras tardaban cuatro días más en llegar a los niveles efectivos. Algunos estudios han demostrado que la aplicación de hielo también puede interferir en la fuerza, la resistencia y la velocidad, por lo que podría ser buena idea que sobre todo los deportistas se abstuvieran de aplicar compresas de hielo.

Si no hay que aplicar hielo, ¿tenemos que aplicar calor, entonces? El calor alivia y puede ayudar con el dolor, sobre todo cuando hay espasmos musculares. A diferencia del frío, el calor también aumenta la circulación, lo que podría acelerar la recuperación. Hay muchas maneras de aplicar calor, como un baño o un regaderazo caliente; jacuzzis y saunas; tapetes térmicos o botellas de agua caliente. Incluso podemos tirar la casa por la ventana y comprar algo como el cinturón térmico vibrador de Venom. La baja tecnología funciona tan bien como la tecnología de punta. La cuestión es que si el objetivo es aliviar el dolor y no retrasar la curación, el calor es mejor que el hielo.

Como el mundo de los deportes adora los acrónimos, ahora se recomienda otro en lugar de RICE. Se llama PEACE & LOVE y lo publicó un equipo de investigación canadiense en el *British Journal of Sports Medicine*. Veamos qué es.

P   Proteger (evitar actividades que aumenten el dolor durante los días posteriores a la lesión).

E   Elevar (elevar la extremidad lesionada por encima del corazón, si es posible).

A   Alejar los antiinflamatorios (hay que evitarlos porque los antiinflamatorios y el frío ralentizan la recuperación).

C   Comprimir (con vendas elásticas o con cinta kinesiológica para reducir la inflamación).

E   Educar (evitar los tratamientos pasivos innecesarios).

&

L   Levantar peso (escuchar al cuerpo y cargarlo cuando nos diga que es seguro hacerlo).

O   Optimismo (confiar y ser positivo).

V   Vascularización (elegir actividades de cardio que aumenten la frecuencia cardiaca sin provocar dolor).

E   Ejercicio (adoptar una actitud proactiva respecto a la recuperación).

7

¡Ponte en cuclillas!

EVALUACIÓN
El test de la sentadilla

EJERCICIO
Variaciones de sentadillas

¿Cuándo fue la última vez que configuraste el cuerpo en una sentadilla profunda, con las rodillas completamente flexionadas y las nalgas rozando el suelo? Quizás haya sido esta mañana en el gimnasio. O quizás fuera la última vez que te tuviste que poner en cuclillas para quedar a la altura de un niño de tres años. En la cultura occidental, las sentadillas se consideran o bien un ejercicio de fuerza, o bien una necesidad en las raras ocasiones en las que hay que hablar con un niño pequeño. Y, sin embargo, la sentadilla configura el cuerpo en una postura humana innata. El cuerpo humano está diseñado para ponerse en cuclillas y, en muchas culturas, es tan habitual como sentarse en una silla.

En 2018, *The Atlantic* publicó un artículo acerca de lo que llamó «la sentadilla asiática», e incluía imágenes de personas en cuclillas mientras hacían fotografías, comían, fumaban (¡no fumes!), esperaban a clientes, contemplaban cuadros... lo vas entendiendo, ¿verdad?

Aunque no se suele mostrar, sí que es de conocimiento general que muchas personas orientales usan lo que se conoce como retretes turcos, que se usan en cuclillas. Algunas mujeres también dan a luz en esta postura. Nos quedamos asombrados por la facilidad con la que las personas cuyas imágenes aparecieron en *The Atlantic* podían ponerse en cuclillas. Una de ellas era el primer ministro de Singapur, que iba en traje.

Aunque no somos precisamente lo que llamaríamos una cultura en cuclillas, todos hacemos sentadillas modificadas muchas veces al día sin ni siquiera darnos cuenta. Cada vez que nos sentamos y nos levantamos de una silla, o cada vez que nos sentamos y nos levantamos del retrete, hacemos una sentadilla de rango medio. Lo que te pedimos aquí es que la lleves más allá y la conviertas en una sentadilla profunda, como la que el ministro de Singapur ilustró tan elegantemente. Hablamos de bajar hasta adoptar una posición que puedas mantener durante un periodo prolongado. Si te sientas en una silla varias veces al día y, por supuesto, si haces sentadillas en el gimnasio, ya tienes medio trabajo, o más, hecho.

Distintas posturas llevan a distintas articulaciones hasta el final de su rango de movimiento normal. Por eso te hemos pedido que hagas extensiones de cadera (Signo Vital 3) y rotaciones de hombro (Signo Vital 5). Las cuclillas son una de las pocas posturas que permiten practicar varios rangos normales: flexión de cadera y rotación externa de cadera, flexión de rodilla y dorsiflexión de tobillo. Es la expresión material de lo que las tablas de rango de movimiento que usan los cirujanos ortopédicos y los fisioterapeutas dicen que esas articulaciones deberían ser capaces de hacer, pero todo a la vez. Ponerte en cuclillas puede parecer complicado, pero es para lo que la naturaleza diseñó el cuerpo humano.

Cuando mejoramos la capacidad de estar en cuclillas, suceden varias cosas tangibles. Una de ellas es que nos ayuda a prevenir el dolor lumbar. Cuando nos falta flexión de cadera, acabamos usando la columna lumbar para resolver problemas de movimiento que, en realidad, debería resolver la cadera. Imagina, por ejemplo, que te agachas para arrancar malas hierbas en el jardín o que estás en el aeropuerto y te agachas para tomar la maleta. Son cosas que probablemente debas hacer varias veces a medida que pases de una zona del jardín a otra o te desplaces del mostrador de facturación al control de seguridad y a la cafetería. Si no te puedes poner en cuclillas para hacer estas transiciones, tendrás que arquear la espalda para agacharte, lo que añade ineficiencia al sistema de movimiento (la cadera es mucho más fuerte que la columna y más capaz también de gestionar rangos de movimiento más amplios mientras está sometida a carga).

Este es uno de los motivos por los que la capacidad de ponerte en cuclillas es tan importante. Esta postura también nos permite practicar un rango de movimiento amplio en los tobillos, lo que a su vez nos ayuda a trabajar el equilibrio y la capacidad del tobillo para gestionar situaciones complicadas. Cuando el cerebro sabe que no pasa nada por dejar que el tobillo llegue al extremo de su rango de movimiento, el cuerpo puede hacer ajustes rápidos para mantener el equilibrio en un terreno desigual o cuando aterrizamos después de un lanzamiento en bandeja en la cancha de basquetbol. ¿Y qué pasa si nos torcemos el tobillo? Lo más probable es que salgamos indemnes, porque el tobillo se habrá podido mover como debe.

Cuando éramos pequeños, nos poníamos en cuclillas de manera natural. Hacerlas de adultos puede ser más complicado si hace tiempo que no hacemos ninguna. La evaluación siguiente es un buen punto de partida para quienes necesitan trabajar esta postura. Para quienes no tengan problemas para bajar el centro de gravedad de las nalgas a los tobillos, será un buen recordatorio de que deben hacerlo con regularidad para conservar esos cuatro rangos principales (flexión y rotación de cadera, flexión de rodilla y dorsiflexión de tobillo).

EVALUACIÓN: EL TEST DE LA SENTADILLA

Creemos que todo el mundo debería ser capaz de ponerse en cuclillas con los pies paralelos en la posición de referencia de los pies (puntas mirando hacia delante y peso equilibrado entre las plantas de los pies y los talones), y con la línea de la cadera por debajo de las rodillas. No somos tan estrictos como para insistir en que el torso debe quedar erguido (ese es otro movimiento, adecuado para hacer sentadillas en el gimnasio). Puedes adelantar el torso y, de hecho, hacerlo te ayudará a mantener el equilibrio mientras te pones de cuclillas. Lo creas o no, puede ser una postura bastante cómoda en la que estar una vez que te acostumbres a ella.

Si te parece imposible, no te preocupes, porque la mayoría de la gente lo acaba consiguiendo. Veamos en qué punto estás ahora. Luego te diremos cómo puedes trabajar hasta dominar la sentadilla.

Preparación

Necesitarás un suelo despejado, ropa cómoda que no te apriete y, si quieres, tenis deportivos, aunque también puedes hacerlo con los pies descalzos.

El test

Antes de comenzar, un apunte acerca de la postura de la espalda. Cuando sujetamos algo pesado (como unas pesas) mientras hacemos una sentadilla, lo óptimo es mantener la espalda recta y el torso, erguido. Sin embargo, si solo nos vamos a poner en cuclillas, sin carga alguna, da igual que la espalda esté recta o no. En realidad, cuando hacemos una sentadilla profunda y permitimos que la espalda se redondee un poco, la columna se regenera y los discos intervertebrales se pueden rehidratar. Así que no te preocupes por la postura de la espalda en esta prueba. Concéntrate en la cadera y en los pies. Debes hacer lo siguiente.

Ponte de pie, con los pies a la anchura de la cadera o un poco más separados. No importa lo ancha que sea la postura; es posible que separar más los pies te facilite hacer la sentadilla, así que ponte en la posición que te resulte más cómoda. Ahora flexiona las rodillas y baja los glúteos hacia el suelo, manteniendo los pies rectos y el peso repartido entre las plantas y los talones. Estira los brazos hacia delante e inclina el torso hacia delante también si te ayuda a mantener el equilibrio. No te preocupes por la forma que adopte la columna al descender. Ahora, intenta adoptar una de estas posturas de sentadilla. Sea cual sea, mantenla durante cinco respiraciones:

1. La postura ideal es que las nalgas queden a unos cuantos centímetros del suelo, con la línea de la cadera claramente por debajo de las rodillas, los pies hacia delante y los talones bien apoyados en el suelo.
2. Si no puedes adoptar la primera postura sin caerte, intenta abrir los dedos de los pies un poco hacia fuera y separar las piernas un poco más, o mantén los pies rectos, pero levanta un poco los talones (si la puedes adoptar, es mejor la postura con los dedos de los pies mirando hacia fuera).
3. Si la postura anterior es demasiado difícil, intenta bajar las nalgas hasta la altura de una silla, de modo que las piernas formen un ángulo de 90 grados.
4. Como última alternativa, baja la cadera hasta donde puedas.

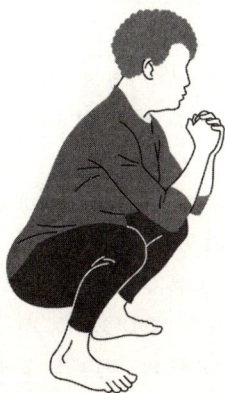

Nunca nos hemos encontrado con un niño que no pase mucho tiempo jugando en esta postura. Nuestro objetivo es que recuperes este movimiento juvenil. SÍ, puedes hacerlo.

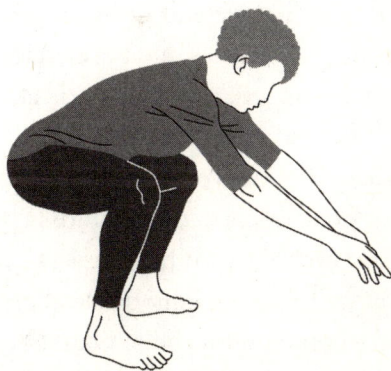

Abrir un poco los pies es una buena manera de conseguir una sentadilla más profunda, pero puede limitar tus opciones de movimiento y tu potencia.

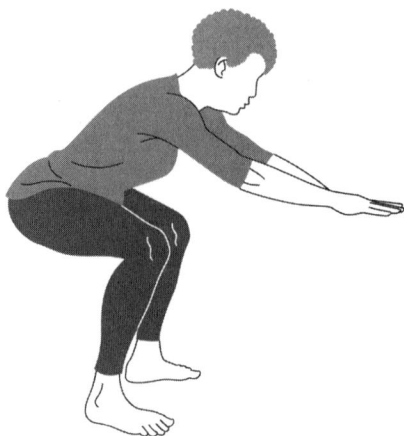

La altura de esta sentadilla se corresponde con la de una silla. ¿Casualidad?

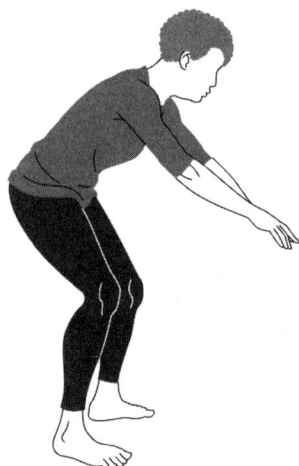

Lo importante no es dónde se comienza, sino dónde se termina. ¡Persevera!

Interpretar los resultados

Si lograste la posición 1: ¡eres todo un ninja! Es una noticia excelente en términos del rango de movimiento de la cadera, las rodillas y los tobillos. Tal y como decimos siempre, no te duermas en los laureles. Aunque te puedes saltar el ejercicio de las sentadillas en silla (pág. 234), practica la sentadilla profunda al menos tres veces por semana.

Si lograste la posición 2: casi estás ahí. Mantener los pies mirando hacia delante es el elemento más difícil de la sentadilla. Muchas personas pueden hacer una sentadilla profunda con los pies abiertos, lo que está muy bien. Lo que pasa es que abrir los pies oculta déficits en el rango de movimiento de la cadera y del tobillo y no permite mantener un puente estable en la planta del pie. Por eso vale tanto la pena que mejores la posición de los pies. De todos modos, lo más importante es que, al igual que las personas que llegaron a la posición 1, conviertas las sentadillas en un elemento habitual de tu régimen de salud, ya sea con los pies abiertos o paralelos.

Si lograste la posición 3: ser capaz de bajar hasta la altura del asiento de una silla ya es un logro notable. A medida que trabajes los ejercicios del Signo Vital 7, poco a poco serás capaz de pasar del ángulo de 90 grados.

Si lograste la posición 4: es obvio que este movimiento te cuesta mucho, pero nunca hemos conocido a nadie que no haya conseguido hacer una sentadilla. El ejercicio físico que encontrarás más adelante te ayudará a mejorar gradualmente y a un ritmo razonable.

¿Cuándo debes repetir el test?

Si puedes hacer la sentadilla profunda, repítela a diario, porque nuestra recomendación es hacer la sentadilla y permanecer en ella cada día. Si no puedes hacerla y sigues el protocolo de las sentadillas en silla (pág. 234), repite la prueba una vez a la semana hasta que consigas hacer la sentadilla profunda. A partir de entonces, la puedes practicar cada día con el ejercicio de la sentadilla profunda prolongada.

LA EXPLICACIÓN

El primer video que subimos a YouTube se titulaba «El test de los 10 minutos en cuclillas». Fue allá por 2010 y lo grabamos en el jardín: nos limitamos a apuntar con la cámara a Kelly mientras estaba de cuclillas (y hablaba) durante diez minutos y explicaba los beneficios de lo que hacía y de cómo ponerse de cuclillas de tal modo que maximizara el rango de movimiento de la cadera, los tobillos y las rodillas. Éramos deportistas profesionales y, como tales, habíamos viajado mucho y habíamos visto a personas en cuclillas en todo el mundo (y también habíamos usado unos cuantos retretes turcos). Sin embargo, sabíamos que, en casa, muy pocas personas configuraban su cuerpo en esta forma fundamental (y que muchas no hubieran podido hacerlo ni aunque hubieran querido). Queríamos cambiar eso, y por muy buen motivo.

Apostaríamos (y ganaríamos) a que ni un solo médico del país aconseja a sus pacientes que se pongan en cuclillas como estrategia para mantenerse sanos. Y, sin embargo, hay evidencias que demuestran que ponerse en cuclillas puede marcar una gran diferencia para el bienestar. En 2002, investigadores de universidades chinas y estadounidenses colaboraron en un estudio que comparaba la prevalencia de la artritis de cadera entre la población anciana de China y de Estados Unidos. El estudio concluyó que la incidencia del dolor de cadera entre los hombres y mujeres chinos era entre un 80 y 90% inferior que entre sus homólogos estadounidenses. Aunque es posible que parte de la diferencia se pueda atribuir a cuestiones genéticas, los investigadores concluyeron que otra parte se explicaba por cómo los chinos usan el cuerpo a diario. Los investigadores escribieron lo siguiente: «Estar en cuclillas usa un rango de movimiento extremo que activa partes del cartílago de la cadera que no se cargan en posición erguida, lo que podría estimular la renovación y la regeneración del cartílago, que, de no utilizarse, pierde grosor y es más vulnerable al estrés».

Cuando nos ponemos en cuclillas, otras dos articulaciones entran en acción: los tobillos y las rodillas. La de los tobillos es una articulación que se suele subestimar. Este don evolutivo de la naturaleza es crucial para el mantenimiento del equilibrio, algo de lo que hablaremos más en el Signo Vital 8. Tanto o más importante es que los tobillos nos ayudan a levantarnos del suelo. Si contamos con un buen rango de movimiento en los tobillos, lo más probable es que superemos sin problemas el test de sentarse y levantarse del Signo Vital 1, lo que significa que también nos podremos levantar si nos caemos. Los deportistas también conocen los beneficios de contar con una buena movilidad de tobillos. Contar con un rango de movimiento completo en los tobillos nos permite aumentar la potencia en movimientos dinámicos como correr, saltar, dar pasos laterales o impulsarnos desde la pared de una piscina. (Los deportistas también deberían saber que la flexión de cadera que se ejercita al hacer la sentadilla mejorará la potencia de pedaleo). Y no nos cansaremos de repetirlo, la buena movilidad en los tobillos nos protege de las lesiones.

La otra articulación importante en esta postura es la de la rodilla. Desde hace tiempo, se dice que llevar la sentadilla más allá de los 90 grados es malo para las rodillas. Sin embargo, no tenemos el menor problema en flexionar los codos más allá de los 90 grados. Todas las articulaciones están diseñadas para flexionarse en profundidad, incluidas las de la rodilla. Lejos de perjudicarlas, la sentadilla refuerza la musculatura que las sostiene y, de hecho, uno de los procesos más humanos de todos depende de la capacidad de adoptar una sentadilla profunda. O, al menos, antes era así. Hablamos de hacer caca. Se habla muy poco —y es comprensible, porque no es un tema agradable— de que la incidencia de trastornos digestivos como el síndrome del colon irritable o las enfermedades inflamatorias intestinales es mucho menor en las culturas en las que hay que ponerse en cuclillas para hacer las necesidades. Ponerse en cuclillas es la posición natural para esta función corporal tan natural. El retrete, como la silla, el celular, la computadora, el coche y... la lista es larguísima... es otro artilugio moderno que no acaba de encajar con el diseño del cuerpo humano. ¿Te estamos pidiendo que dejes de usarlo? Por supuesto que no, dado que ya es muy tarde para eso, pero creemos que mencionarlo es una manera de señalar que estar en cuclillas es una posición normal que deberíamos adoptar con más frecuencia.

Ya sabemos que, a no ser que estés de viaje o acampando al aire libre, lo más probable es que no te pongas en cuclillas para ir al lavabo, pero también estamos seguros de que antes o después te encontrarás con que debes recoger algo del suelo. Y es entonces cuando la capacidad de ponerte en cuclillas te vendrá muy bien. Si lo necesitas, te puedes inclinar hacia delante por la cintura con la espalda recta, hasta que quede en un ángulo de 90 grados con la cadera, y mientras tanto mantener las piernas rectas. Pero ¿y si debes bajar más? ¿Cómo puedes llegar al suelo? Básicamente, tienes dos opciones. Puedes inclinarte un poco más y flexionar las rodillas, pero entonces tendrás que usar los músculos pequeños de la zona lumbar en vez de los músculos grandes de las piernas para recoger ese juguete o esa bolsa de ropa para lavar. La otra opción es hacer una sentadilla profunda, que no solo te baja al suelo, sino que también te permite salir de esa postura baja usando las piernas y los glúteos (los músculos más grandes del cuerpo) para impulsarte a ti y a esa caja llena de tiliches que debes llevar al garage. Esta es la opción más segura y eficiente y, además, te permite practicar distintos rangos de movimiento.

Calentar antes de hacer ejercicio

Nos preguntan con mucha frecuencia si las movilizaciones, incluidos los ejercicios de rotación, son una buena manera de calentar antes de hacer ejercicio. La respuesta corta es que sí, pero con una salvedad. Si vas a practicar un deporte o a hacer algún tipo de entrenamiento que exija un rango de movimiento completo de alguna articulación (y la mayoría lo exigen) y tu rango de movimiento es limitado, no te irá tan bien como podría. Por ejemplo, si vas a correr, podrías incluir el estiramiento del sillón (pág. 109) en el calentamiento, porque configura al cuerpo en una posición (extensión de cadera) que usarás en cuanto eches a correr. Por el mismo motivo, los nadadores deberían calentar con ejercicios que movilicen los hombros. El problema es que, muchas veces, vemos a personas practicando movilizaciones (sobre todo las movilizaciones de tejidos blandos con rodillos) que no encajan con el deporte que van a practicar. Pasar el rodillo por los gemelos no te ayudará demasiado a remar en el kayak. Además, ¿irías a que te dieran un masaje antes de montar en bicicleta o de entrar en un cuadrilátero de boxeo? Sí, incluye movilizaciones en el calentamiento, pero usa las que mejoren las posturas que vas a adoptar en el deporte de tu elección.

La otra parte del calentamiento es... pues eso, el calentamiento. Debes entrar en calor y sudar, aunque sea un poco, para preparar los músculos para moverse. En nuestra opinión, saltar la cuerda es una manera ideal de conseguirlo. Saltar la cuerda, o incluso hacer la versión modificada (brincar) entre dos y cinco minutos es una preparación fantástica para cualquier tipo de ejercicio, además de una manera excelente para mejorar el equilibrio (más acerca de esto en el Signo Vital 8). ¡Dos por el precio de uno! Si tienes aversión a saltar, camina rápido. Eso bastará para prepararte para tu actividad principal.

Usa también el calentamiento como una oportunidad para determinar cómo te sientes en un determinado día. Kelly tuvo la oportunidad de volar con los Blue Angels, el escuadrón de vuelo acrobático de la marina estadounidense. Una de las cosas que pudo observar fue la preparación de los pilotos antes de emprender sus virtuosos movimientos aéreos. Una vez que sus aviones tienen el tanque lleno y están en el aire, los pilotos hacen algunos giros a alta velocidad para ver cómo sienten el avión completamente cargado y cómo su cuerpo va a soportar las fuerzas G ese día. Su susceptibilidad a las fuerzas que genera el avión depende de muchas cosas, como el nivel de hidratación, las horas de sueño y la tolerancia individual. Por lo tanto, hacen un chequeo completo de los sistemas.

Todos nosotros, al igual que los Blue Angels, estamos sometidos a variaciones en cuanto a nuestra capacidad para abordar una tarea concreta. Calentar antes del entrenamiento es como el chequeo de sistemas de un piloto: nos permite evaluar cómo estamos ese día concreto. ¿Cómo estamos de cansados? ¿Cómo de rígidos o flexibles nos notamos? ¿Nos duele algo? Usa el calentamiento para responder a esas preguntas y procede en consecuencia.

EJERCICIO: VARIACIONES DE SENTADILLAS

Aunque no recuerdes haber estado nunca en cuclillas, lo más probable es que lo hicieras de niño. Y tu cuerpo lo recuerda, por mucho que al principio no lo parezca. Es como si ya tuvieras las tuberías; ahora solo debes abrir la llave. Es una habilidad asombrosamente fácil de recuperar.

Cuando hagas este ejercicio, recuerda que el objetivo no es mejorar la técnica porque sí. Usamos los movimientos de la sentadilla continuamente. Por ejemplo, si perdemos el equilibrio, acabamos en una sentadilla sobre una sola pierna para intentar recuperarlo. Subir y bajar escaleras es una sentadilla sobre una sola pierna detrás de otra. Por lo tanto, además de llevar varias articulaciones hasta el extremo de su rango, lo que practicamos cuando hacemos sentadillas es el lenguaje básico de levantarnos y agacharnos.

Sentadillas en silla

Estos movimientos reentrenan al cuerpo para que se vuelva a sentir cómodo en una sentadilla profunda. Comienzan con una silla como apoyo y, poco a poco, te ayudan a hacer sentadillas sin apoyo.

Ponte de pie de espaldas a una silla y con las piernas cerca del asiento. Estira los brazos hacia delante a la altura de los hombros y, poco a poco, flexiona las rodillas hasta que las nalgas toquen el asiento de la silla, como si te fueras a sentar. Mantén el contacto durante un asegundo y vuelve a levantarte poco a poco. Baja en dos o tres segundos y no te sientes en la silla. El primer día hazlo una sola vez. El segundo, dos veces seguidas. El tercero, tres veces seguidas. Añade una cada día hasta que llegues a veinte. Entonces haz sentadillas más profundas. Repite la misma secuencia, pero, en lugar de una silla, usa algo más bajo, como un taburete o una mesa de centro. Cuando llegues a veinte, repite la secuencia, esta vez descendiendo hasta una sentadilla profunda.

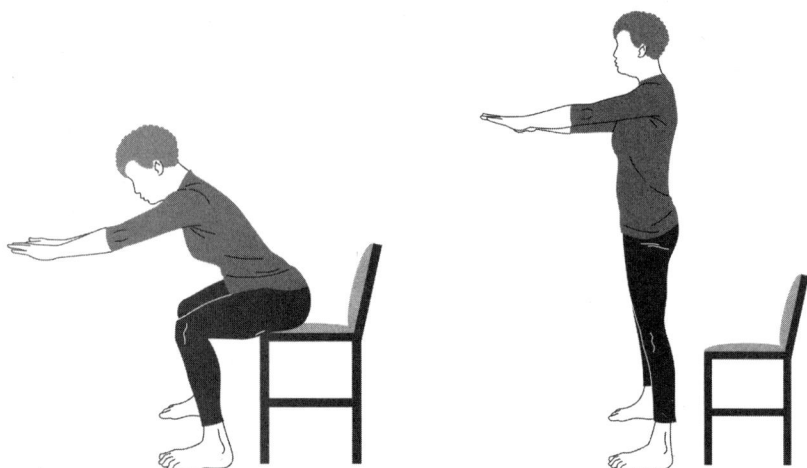

Mantén la presión sobre los pies bien repartida entre las plantas y los talones. Deja que el cuerpo se mueva como necesite para mantener equilibrada la presión sobre los pies.

No es necesario prolongar la sentadilla. Baja poco a poco y asciende poco a poco también.

Sentadillas profundas prolongadas

La mejor manera de decirle al cerebro que algo es importante para ti es pasar tiempo haciéndolo. Si ya dominas la sentadilla profunda, lo que necesitas ahora es pasar algo de tiempo (a partir de tres minutos diarios) en la posición de cuclillas para asegurarte de no perder la habilidad. La puedes incluir en tus pausas para movilizaciones a lo largo del día o en el tiempo que pasas sentado en el suelo (Signo Vital 1) por la tarde delante del televisor.

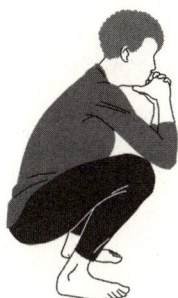

Proponte pasar tiempo cada día en esta posición.

Punto extra: sentadillas Tabata

En la década de 1990, un médico e investigador japonés popularizó la técnica de entrenamiento intermitente que se conoce como Tabata. El protocolo consiste en repetir ciclos de veinte segundos de entrenamiento intensivo seguidos de diez segundos de reposo durante cuatro minutos. Entrenar así mejora el sistema cardiovascular, la fuerza y la resistencia. Si las sentadillas profundas prolongadas ya no son un reto para ti, prueba lo siguiente.

Párate con los pies separados a la anchura de los hombros y en la posición de referencia de los pies (puntas hacia delante y peso repartido entre las plantas y los talones). Flexiona las rodillas y haz una sentadilla, bajando hasta que la línea de la cadera esté claramente por debajo de las rodillas. Sube y repite la sentadilla tantas veces como puedas durante veinte segundos. Descansa durante diez segundos. Haz ocho series o tantas como puedas durante cuatro minutos. Cuenta las repeticiones con cada ciclo de veinte segundos. Tu «puntuación» es la menor cantidad de sentadillas en una serie. Entrena para poder hacer el máximo número de sentadillas de que seas capaz en todas las series.

Cuestión de contrastes: terapia de frío y calor

Una de las mejores inversiones que hemos hecho es haber instalado una pequeña sauna en el jardín. Y la siguiente mejor inversión que hayamos hecho jamás es instalar una piscina de agua helada justo al lado de la sauna. Así podemos entrar en calor, enfriarnos y repetir el proceso, en lo que se conoce como «terapia de contraste». Obviamente, la terapia de contraste debe su nombre a las temperaturas opuestas a las que nos exponemos cuando pasamos continuamente de una fuente de calor a una fuente de frío. El contraste es terapéutico porque somete al cuerpo a un estrés beneficioso: es como un entrenamiento para el sistema cardiovascular y contrae y expande los vasos sanguíneos para aumentar el flujo de sangre a todos los rincones del cuerpo, con lo que se consigue llevar más oxígeno y nutrientes a los músculos. Lo mismo sucede con los canales linfáticos, que también deben bombear líquido. Usamos la terapia de contraste para acelerar la recuperación del tejido muscular que se destruye de forma natural durante el ejercicio, de modo que el dolor es menor, y la recuperación, más rápida, después del esfuerzo al que sometimos al cuerpo previamente.

No es necesario tener una sauna (ni una piscina de agua helada) en casa para poder hacer terapia de contraste, aunque a nosotros nos gustan las saunas por los beneficios adicionales que aportan. Entre ellos: reducción del riesgo de hipertensión arterial, enfermedades cardiovasculares, ictus y alzhéimer, además de mayor éxito en el tratamiento de la artritis, el dolor de cabeza y la gripa. Acudir a la sauna con regularidad también mejora la función inmunitaria, por lo que puede ayudar a prevenir la enfermedad. Pasa entre cinco y veinte minutos en una sauna a entre

27 y 30 °C y empieza a cosechar beneficios. Si los finlandeses están tan sanos, es por algo.

La inmersión en frío aporta sus propias ventajas. No nos referimos a aplicar frío sobre una lesión, que es algo muy distinto y que nosotros no recomendamos (véase pág. 218). La técnica de aplicar hielo impide que las células inflamatorias faciliten la reparación del tejido lesionado. La inmersión en frío, por su parte, reduce la inflamación de bajo grado asociada a los músculos que han trabajado duro. La inmersión en frío existe desde hace mucho tiempo, pero últimamente ha recobrado popularidad gracias a Wim Hof (véase la pág. 81), conocido por sus legendarias hazañas en el frío y por ser un ardiente defensor de los baños con agua fría. Tal y como señala Hof, la exposición al agua fría se asocia a una mejora de la función inmunitaria y de la función cardiovascular, además de a la mejora de la calidad del sueño. En 2016, investigadores brasileños compararon los resultados de nueve estudios sobre la inmersión en agua fría y concluyeron que mejoraba la recuperación del músculo a dosis de entre once y quince minutos a temperaturas de entre 10-15 °C.

Es aconsejable entrar poco a poco en la terapia de contraste. Ambas temperaturas pueden aumentar la frecuencia cardíaca y acelerar la respiración, lo que es absolutamente normal, pero puede resultar ansiógeno. Comienza poco a poco, sobre todo con el elemento frío del contraste, quizás sumergiendo solo una o dos extremidades para empezar. Poco a poco, ve aumentando la proporción del cuerpo que sumerges hasta llegar a sesiones de cuerpo entero (a la mayoría de las personas les cuesta más acostumbrarse al frío que al calor). Hay distintas maneras de hacerlo, como usar las llaves de la regadera para modular la temperatura.

Nuestro protocolo personal para la terapia de contraste es el siguiente: pasamos quince minutos en la sauna, nos sumergimos en agua fría durante tres minutos y repetimos la rotación varias veces. Además de que luego nos sentimos fenomenal, una de las cosas que nos encanta es que estas sesiones se han convertido en una ocasión social en casa. Invitamos a amigos a cenar y terminamos la velada con un ciclo de sauna y piscina de agua fría. Es mucho más saludable que tomarse unas copas y ayuda a todo el mundo a conciliar el sueño (terminamos con una sesión en la piscina de agua fría porque ayuda a reducir la temperatura central, lo que prepara al cuerpo para el sueño). Todo el mundo descansa estupendamente esa noche.

Encuentra el equilibrio

Cuando Juliet se graduó en la universidad, guardó muchas de sus cosas en una bodega. Entre las cosas que guardó había una suculenta que hasta entonces había disfrutado del sol californiano, además de los cuidados de Juliet. Cuando, más de un año después, volvió para vaciar la bodega, Juliet se encontró con que la planta, antaño sanísima y vital, estaba medio muerta por falta de luz y de agua. «Bueno, la regaré a ver qué pasa», pensó. Y lo que pasó fue que la planta volvió a la vida. Se reactivó.

Y esto es lo que vamos a intentar en este capítulo. Reactivar tu capacidad para mantener el equilibrio. Por marchita que parezca, te aseguramos que puede resucitar. Por otro lado, podría ser que no te des por aludido. Caminas sin problemas y no tropiezas ni te caes nunca. Ya veremos. Las evaluaciones que tenemos preparadas para ti revelarán la verdad. Sea como sea, todo el mundo, por seguro que sea su paso ahora, debe practicar el equilibrio. Por cuestiones de seguridad, de confianza en uno mismo para hacer lo que se quiere hacer sin miedo a caer y para moverse con más facilidad, para tener menos dolores y para un mejor desempeño deportivo. Los motivos son infinitos.

Es posible que la del equilibrio sea la más infravalorada de todas las capacidades físicas que poseemos. Apenas pensamos en ella, pero afecta a todos los aspectos de la movilidad. Quizás no sea del todo cierto decir que apenas pensamos en ella, porque, a partir de los sesenta años, la gente empieza a oír advertencias acerca de lo peligroso que es perder el equilibrio. Y se trata de un problema de alcance mundial, aunque las cifras estadounidenses resultan perturbadoras por sí solas. Según los Centros para el Control y Prevención de Enfermedades (CDC) estadounidenses, un adulto mayor se cae cada segundo de cada año. Eso son unos 36 millones de caídas anuales, y es la principal causa de lesiones y de muertes asociadas a lesiones en personas mayores. Pero las consecuencias de las caídas van más allá, porque llevan a las personas a vivir vidas más limitadas y a evitar actividades e interacciones sociales, a moverse menos, a debilitarse y a perder cada vez más capacidad de equilibrio. Un círculo vicioso.

En cierto modo, la sociedad acepta que esto forma parte del precio que pagamos por poder envejecer; sin embargo, nosotros rechazamos esta actitud pasiva. Sabemos que las caídas no siempre son inevitables y que el equilibrio se puede conservar y recuperar. Por cierto, la idea de que las caídas son un problema exclusivo de la gente mayor es errónea. Una larga línea de investigaciones ha estudiado las caídas en personas jóvenes, como un equipo de investigación de la Universidad Purdue, que concluyó, tras un estudio de cuatro meses de duración, que la mitad de los alumnos universitarios habían sufrido caídas. Todos los alumnos tenían un promedio de un tropiezo o un resbalón semanal, aunque en la mayoría de las ocasiones podían recuperar el equilibrio y evitar la caída. Un pequeño porcentaje de las caídas se atribuían al abuso de sustancias (estamos hablando de la universidad, recordémoslo) y otras caídas tenían que ver con caminar mientras se escribía por el teléfono. Sin embargo, el factor principal de las caídas era hablar con alguien al caminar. Por si se te ocurre que esto solo les pasa a universitarios con la cabeza en las nubes, aquí tienes unas cifras que te harán pensar: las caídas son la tercera causa de lesiones no intencionadas en personas de entre dieciocho y treinta y cinco años.

Sabemos que todo esto suena muy pesimista, pero en realidad es todo lo contrario. Estar erguido desafiando a la gravedad es una característica tan inherentemente humana que no hay motivo para que el equilibrio desaparezca. Si todos prestáramos atención al equilibrio ahora, estamos seguros de que las terribles estadísticas sobre las caídas serían muy distintas. Y cuando hablamos de prestar atención al equilibrio, no nos referimos a un entrenamiento formal al que haya que dedicar una hora diaria. Mejorar el equilibrio no es algo difícil; se puede hacer mientras nos cepillamos los dientes o lavamos los platos, y se parece mucho a jugar, algo que, como imaginamos que fuiste niño, sabes ya hacer muy bien. Este es uno de los signos vitales en los que podrás ver una mejora drástica con muy poco esfuerzo. De repente, la persona que no se podía mantener sobre un solo pie durante veinte segundos hace equilibrios sobre la cuerda floja, luego está en la cuerda floja con los ojos cerrados y luego... vale, sí, estamos exagerando. Pero solo un poquito. ¡De verdad que mejorarás mucho!

Evaluación: parte 1: test PCOC (sobre un solo pie con los ojos cerrados); parte 2: test del equilibrio del anciano

Hay varias maneras de evaluar el equilibrio. Optamos por estas dos porque evalúan distintos elementos de la capacidad. El test PCOC quita la información visual de la ecuación y el test del equilibrio del anciano evalúa el equilibrio dinámico (¿puedes mantener el equilibrio en movimiento?). Ambas pruebas también te dirán mucho de tus pies, porque tienen muchísimo que ver con el equilibrio. Si los pies están bien configurados y son lo bastante sensibles para enviar información al cerebro, obtendrás puntuaciones elevadas en ambas pruebas.

Evaluación: parte 1: test PCOC (sobre un solo pie con los ojos cerrados)

Lo estable que estás sobre los pies depende —además de los propios pies— de tres factores principales: el oído interno; los receptores sensoriales de músculos, tendones, fascia y articulaciones, y la visión. Los ojos nos ayudan a mantener la estabilidad porque nos dicen dónde está el cuerpo en relación con nuestro entorno. Si no podemos ver nada, dependemos totalmente del resto de herramientas para el equilibrio de que dispone el cuerpo. Esta prueba determina lo bien que funcionan esas herramientas. También te ayudará a darte cuenta de lo importante que es la visión para el equilibrio. Estar sobre un solo pie con los ojos cerrados no es fácil. Y, aun así, basta con un poco de entrenamiento para dominar esta difícil tarea.

Preparación
Como harás el ejercicio con los ojos cerrados, te irá bien tener a alguien que te ayude a cronometrar. Necesitarás un reloj con segundero, un espacio en el suelo sin obstáculos y los pies descalzos.

El test
Ponte de pie en el suelo en un espacio despejado y sin objetos cerca. Cierra los ojos, flexiona una pierna y levanta ese pie del suelo tan alto como te resulte cómodo (no tiene por qué ser muy arriba). Mantén esta postura durante veinte segundos y lleva la cuenta de las veces en que tocas el suelo con el pie para estabilizarte. Cambia de lado. Si te sientes inestable, colócate junto a una pared o delante de un lavabo.

No hace falta que cruces los brazos. Si no usas los brazos, mantener el equilibrio es más complicado.

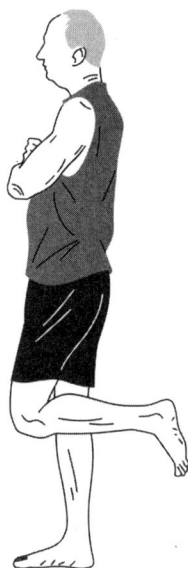

Interpretar el resultado

Tu puntuación es la cantidad de veces que tuviste que tocar el suelo para recuperar el equilibrio. Evalúa cada pierna por separado.

No tocaste el suelo. Esto indica que tienes muy buen equilibrio. Es posible que hacer la prueba a diario sea todo el ejercicio que necesites para mantenerlo.

Tocaste el suelo una o dos veces. Bastante bien. Tendrás esta prueba controlada con un poco de práctica.

Tocaste el suelo tres veces o más. Estás en el lugar adecuado. Debes trabajar el equilibrio, así que presta atención a todo lo que aprenderás en este capítulo.

¿Cuándo has de repetir el test?

No hay motivo para que no lo repitas a diario. Hacer la prueba ya es un ejercicio de equilibrio en sí.

PARTE 2: TEST DEL EQUILIBRIO DEL ANCIANO

Debemos este ejercicio tan sencillo como revelador a Chris Hinshaw, un célebre entrenador de resistencia y fundador de aerobiccapacity.com. No te dejes engañar por el nombre de la prueba. No es fácil para nadie, ya seas joven o mayor. Sea como sea, no la hubiéramos incluido en el libro de no estar convencidos de que todo el mundo la puede superar si se practica. Y, como la movilidad interactúa con el equilibrio para ayudarnos a dominarlo, el resto de los ejercicios que estás haciendo te ayudarán a conseguir un 10 al final.

Preparación

Necesitarás un espacio despejado en el suelo, sin ningún objeto, y tener los pies descalzos. Pon un par de tenis deportivos con agujetas y un par de calcetines frente a ti.

El test

Ponte sobre un solo pie sobre la pierna derecha y deja que la izquierda se extienda hacia atrás mientras te agachas a agarrar un tenis. Vuelve a levantarte. Sin agarrarte a nada si puedes evitarlo, levanta el pie izquierdo y ponte el calcetín, agáchate, agarra un tenis y póntelo. Átate el tenis, apoya el pie izquierdo en el suelo y repite el proceso con la otra pierna. Acuérdate de respirar mientras mantienes el equilibrio.

Interpretar el resultado

Tu puntuación es la cantidad de veces que tuviste que tocar el suelo para recuperar el equilibrio. Evalúa cada pierna por separado.

El juego de los zapatos trata, sencillamente, de añadir la práctica de habilidades a tu rutina diaria. Te tendrás que poner calcetines y calzarte el resto de tu vida. ¡Eso son muchas veces!

No tocaste el suelo. Esto indica que tienes muy buen equilibrio. Es posible que hacer la prueba a diario sea todo el ejercicio que necesites para mantenerlo.

Tocaste el suelo una o dos veces. Bastante bien. Tendrás esta prueba controlada con un poco de práctica.

Tocaste el suelo tres veces o más. Estás en el lugar adecuado. Debes trabajar el equilibrio, así que presta atención a todo lo que aprenderás en este capítulo.

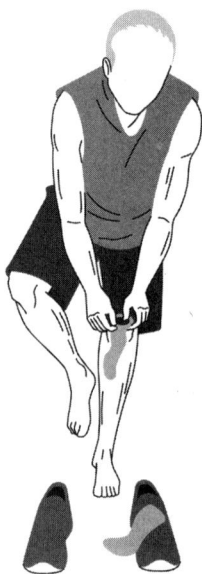

¿Cuándo debes repetir el test?

No hay motivo para que no lo repitas a diario. Hacer la prueba ya es un ejercicio de equilibrio en sí mismo.

Equilibrio, de pies a cabeza

Si observas a un bebé desarrollarse a lo largo de meses, verás cómo empieza a explorar el equilibrio, hasta que lo acaba dominando. Comienza intentando mantenerse erguido mientras aprende a levantarse y luego progresa a medida que aprende a tenerse en pie y empieza a caminar. Incluso entonces tardará un tiempo en moverse y mantener el equilibrio como un experto.

Quizás recuerdes el estudio que mencionamos en la página 45: los investigadores observaron que los bebés de entre doce y diecinueve meses de edad se caían un promedio de 17 veces cada hora. Sin embargo, no es lo mismo caerse pesando 12 kilogramos que pesando 57 o 102. El impacto es mucho menor. (Por eso intentamos ser tan buenos en no caernos). A juzgar por la cantidad de veces que los bebés se levantan y lo vuelven a intentar, parece que apenas notan la caída.

Lo que queremos decir con todo esto es que el equilibrio es algo que tenemos que trabajar mucho al principio de la vida. Y aunque lo controlemos, luego tendemos a olvidarlo, a pesar de que deberíamos seguir trabajándolo (aunque solo sea un poco) durante toda la vida. Quizás uno de los motivos por los que no lo hacemos es que el equilibrio es un sistema complejo que requiere muchas «herramientas» distintas en distintas partes del cuerpo. La mayoría de las personas ni siquiera saben qué es lo que nos permite mantenernos erguidos sobre los dos pies. Así que veámoslo ahora.

El equilibrio depende de un intercambio de información entre elementos sensoriales y elementos mecánicos del cuerpo. El cerebro integra la información que recibe desde las plantas de los pies hasta los ojos para mantenernos estables sin que siquiera tengamos que pensar en ello. Se trata de una capacidad de procesamiento a la mayor velocidad y al mayor nivel posible, diseñada para mantener la cabeza en alto y el cuerpo a salvo con el objetivo de que podamos comer, reproducirnos y hacer todo lo que se supone que debe hacer un ser humano.

La interacción entre la sensación y la reacción depende de tres sistemas principales. Uno de ellos es el sistema vestibular, también conocido como oído interno, un laberinto de canales con forma de anillo y de órganos diminutos llenos de líquido que responden a distintos tipos de movimiento cada uno. Cuando la cabeza se mueve, el líquido en el interior de esas estructuras se mueve con ella y agita minúsculas células vellosas que transmiten impulsos al cerebro. Entonces, el cerebro ordena al cuerpo que responda para mantener el equilibrio.

También dependemos mucho de otro sistema, el de la «propiocepción». En los músculos, articulaciones, ligamentos y tendones hay unos receptores que envían información acerca de la posición y de los movimientos del cuerpo al sistema nervioso central, que a su vez ordena a los músculos que respondan en consecuencia. De hecho, si tenemos un sistema nervioso central (el centro dual de procesamiento que constituyen el cerebro y la médula espinal) es precisamente para poder percibir cambios en el entorno, orientarnos y movernos de un modo competente para mantener nuestro centro de gravedad. Y no solo de una manera competente, sino también rápida. Entre el estímulo sensorial y el movimiento muscular protector apenas transcurren unos milisegundos. Así, la propiocepción nos permite hacer los ajustes necesarios para poder reincorporarnos cuando tropezamos en una alfombra o recuperamos el equilibrio sobre una bicicleta cuando nos empezamos a tambalear. También ayuda a los jugadores de basquetbol a driblar la pelota sin mirarla y a los jugadores de futbol dar un pelotazo sin caer. La propiocepción nos da información precisa del cuerpo en un abrir y cerrar de ojos. Cierra los ojos y tócate la nuca. Eso también es propiocepción.

Sin embargo, todo funciona mejor con los ojos abiertos, porque la visión es la tercera pata de la tríada del equilibrio. Cuando la cabeza se mueve, el oído interno indica a los ojos cómo se deben mover para estabilizar la mirada. Sin una mirada estable, nos sería muy difícil evitar los obstáculos que nos pueden hacer perder el equilibrio. Sin embargo, la cuestión tiene más matices que eso. Tal y como has comprobado al hacer el test PCOC, al sistema del equilibrio le cuesta mucho operar si carece de información visual. Aunque no nos movamos, los ojos envían al cerebro información que nos ayuda a mantenernos derechos.

Fíjate en la palabra «información», porque es la verdadera clave del equilibrio. El cerebro depende de la información que le envían distintas partes del cuerpo; sin ella, todo se desmorona. Literalmente hablando. Este es un buen momento para volver a hablar de los pies. Ya hablamos de lo importantes que son para caminar (Signo Vital 4), pero ahora que abordamos el equilibrio merecen que los volvamos a mencionar. Leonardo da Vinci dijo: «El pie humano es una obra maestra de la ingeniería y una obra de arte». Y tenía razón. Más allá de que los pies son los cimientos sobre los que descansa el peso de todo el cuerpo, hay mucho más que decir acerca de ellos. Los propioceptores se concentran sobre todo en la planta de los pies, y gran parte del cerebro se dedica a procesar la información que le envían los pies. Ocupa tanto espacio como el dedicado a procesar la información que envían las manos.

Como ya no vamos descalzos casi nunca y caminamos en superficies fundamentalmente planas, además de llevar calzado amortiguado (el especialista en movimiento humano Phillip Beach describe los zapatos como «cámaras de privación sensorial» y Kelly los llama «ataúdes»), nos perdemos gran parte de la información que nos ayuda a desarrollar el equilibrio. Y las consecuencias podrían no acabar aquí. Hay una hipótesis que plantea que el dolor de espalda de algunas personas se debe a la falta de información ascendente acerca de dónde están en relación con el espacio. Como no recibe la información suficiente, el cerebro empieza a tomar malas decisiones acerca de cómo el cuerpo debe configurarse y moverse, lo que puede llevar a molestias y a pérdida de función.

Para intervenir en el equilibrio como se supone que deben hacer, los pies tienen que ser fuertes y extraordinariamente sensibles a los estímulos. Si los equipos de la NFL hacen que sus jugadores corran descalzos de vez en cuando, es por algo. Si te gusta el cine, quizás recuerdes que, en *Duro de matar* (1988), el compañero de asiento de John McClane, el personaje interpretado por Bruce Willis, le aconseja

que el secreto para viajar en avión es quitarse los zapatos y los calcetines una vez que se llega a destino, caminar descalzo y flexionar los
dedos de los pies, como en un puño. De hecho, es un consejo muy
sabio, a pesar de que tiene consecuencias funestas para McClane, que,
debido a circunstancias imprevistas, se queda sin zapatos durante el
resto de la película.

Los tobillos también desempeñan un papel importante para el
equilibrio. Como los pies, cuentan con una elevada concentración de
sensores que comunican al cerebro nuestra posición en el espacio. Los
tobillos también necesitan un rango de movimiento amplio (véase la
pág. 229) para responder con destreza a lo que pasa por debajo de
ellos, como piedras en un sendero o la arena que se mueve bajo las
plantas de los pies en la playa, y que puede amenazar con tirarnos al
suelo. Nos gusta decir que lo que hace que un esquiador sea realmente
bueno no es tanto que no pierda el equilibrio nunca, sino que lo pueda
recuperar con rapidez. Es muy normal que el equilibrio se tambalee.
La cuestión es lo bien que lo gestionamos cuando eso sucede. Cuando
los tobillos tienen un buen rango de movimiento, el cerebro lo sabe y
actúa en consecuencia, enviando señales que nos permiten recuperarnos rápidamente cuando algún elemento del entorno amenaza nuestra estabilidad.

Tendamos puentes

El arco plantar (más popularmente conocido como «puente» del pie)
tiene un valor incalculable. Es una pequeña estructura hecha de huesos,
fascia, ligamentos y tendones que ayuda a equilibrar el peso del cuerpo
entre el talón y la planta del pie, y convierte al pie en una plataforma
dinámica y elástica desde la que se pueden lanzar infinitos movimientos distintos. La profesión médica cree que el puente es tan importante
que ha desarrollado apoyos artificiales (ortesis) que se introducen en los
zapatos.

Todo el mundo coincide en la importancia del arco plantar. Sin embargo, parafraseando al gran entrenador de atletismo Nicholas Romanov, si observamos la estructura de un puente con arco (busca en Google el puente del barranco del río Nuevo en Virginia Occidental o uno de los múltiples puentes con arco en China) y nos fijamos en qué sujeta el arco, nos damos cuenta de que no hay nada. Bueno, no exactamente nada. El peso de la estructura del arco se transfiere a los lados, llamados estribos, y, en el caso del pie, el peso se descarga en el talón y la planta. Es decir, el arco debería ser capaz de sostenerse solo, más o menos. A veces hay que recurrir a apoyos artificiales debido a lesiones o a dolores extremos, pero llevar soportes durante toda la vida es como hacerse un esguince de codo y seguir llevando el brazo en cabestrillo cuando ya se curó. El apoyo no solo es innecesario, sino que impide que la estructura recupere la fuerza y, por lo tanto, permanece debilitada. En nuestra opinión, si el objetivo es arruinarse el pie, adelante, apoyemos el arco. Así ya no tendrá que trabajar nunca más.

Aunque muchas piensan lo contrario, las personas con pies planos también tienen puentes funcionales. Si pedimos a una sala llena de gente que se ponga en pie y adopte la posición de referencia de los pies (pág. 137), muchos de los presentes descubrirán sorprendidos que los arcos que creían inexistentes en realidad estaban escondidos a plena vista. Sí, hay personas con puentes muy bajos, pero en todos los pies estudiados no encontramos ni una sola persona que no tuviera un arco evidente al adoptar la posición de referencia de los pies. Esto significa que configurar mejor el cuerpo mejora la funcionalidad del puente de los pies, lo que se traduce en más impulso en la pisada y en mejor equilibrio.

También te ayudará a evitar la pronación excesiva. La pronación excesiva ocurre cuando el peso no se distribuye equilibradamente entre la parte anterior y la posterior del pie y los tobillos se inclinan hacia dentro. El rango de movimiento limitado en los tobillos es una de las posibles causas de la pronación excesiva que, con frecuencia, aumenta la probabilidad de lesiones en la parte inferior de la pierna.

Hace un tiempo trabajamos con el equipo de natación femenino de la División I y una de las cosas que intentamos hacer fue ayudar a las nadadoras a reforzar los pies y los tobillos. La mayoría de ellas llevaba chanclas o calzado muy blando que les permitía apoyar el puente incluso fuera de la piscina, por lo que los pies estaban debilitados y desensibilizados. Les explicamos que si reforzaban los pies, se podrían impulsar con más fuerza desde la pared y así salir con ventaja. Durante las dos primeras semanas de sesiones de entrenamiento centradas en los pies (reconfiguramos la postura de los pies cuando estaban de pie y las hicimos caminar y entrenar sobre bloques de equilibrio), empezamos a recibir mensajes de texto de las nadadoras quejándose de que tenían rampas solo de caminar por el campus de la universidad. Eran deportistas de élite... ¡con pies débiles! Sin embargo, una vez pasadas esas dos semanas, las rampas cesaron y empezaron a ver el resultado en la piscina. Incluso las patadas mejoraron, porque la función mejoró a lo largo de toda la cadena.

Equilibrismo

Janet, la madre de Juliet, renunció al ciclismo con sesenta y pico años porque no estaba segura de poder mantener el equilibrio sobre las dos ruedas. Nos íbamos de vacaciones con ella y, cuando proponíamos alquilar bicicletas, se negaba rotundamente. Ahora tiene setenta y siete años y, aunque ha hecho ejercicio durante toda su vida, está en plena forma, delgada y llena de energía, y últimamente empezó a ir a clases de baile y de taichí (dos actividades magníficas para reforzar el equilibrio), no se ha vuelto a subir a la bicicleta. Como la mayoría de las personas, de joven, Janet no sabía que tenía que prestar atención al equilibrio y las actividades deportivas que hacía no lo trabajaban específicamente.

Hay una relación directa entre el nerviosismo de Janet al pensar en andar en bicicleta y nuestra avidez a la hora de ir en bicicleta de montaña; queremos hacer todo lo posible para asegurarnos de que a nosotros no nos suceda lo mismo. También nos viene a la mente el ejemplo de una persona de casi la misma edad que la madre de Juliet, Bob Licht, el fundador de Sea Trek, que organiza aventuras en kayak. Bob sigue haciendo surf de pala, piragüismo de aguas bravas y ciclismo de montaña. Puede hacerlo ahora porque lleva años haciéndolo. Como tantas otras cosas, el equilibrio se pierde si no se usa.

En absoluto negamos los cambios a los que el paso del tiempo somete al cuerpo. Y esos cambios también afectan al equilibrio. Cuando envejecemos, el sistema nervioso no integra las distintas señales que recibe con la rapidez o la efectividad de cuando somos más jóvenes. Los propioceptores pierden sensibilidad. Y también se producen cambios en el oído interno, sobre todo en las vellosidades que transmiten los impulsos, que pierden densidad. Y, por supuesto, la mayoría de las personas vamos perdiendo visión con la edad (aunque, paradójicamente, y quizás debido al declive de la propiocepción, a medida que envejecemos dependemos cada vez más de la visión para mantener el equilibrio). Todas estas cosas, incluso si no existen factores que complican aún más la situación y que pueden afectar a pies y tobillos (como la artritis o la diabetes), se confabulan para hacer más difícil mantenerse estable en situaciones que requieren un buen equilibrio.

Hay algunas cosas inevitables, pero nosotros ponemos el énfasis en «algunas», no en «inevitables». Hay pruebas (más allá de Bob Licht) que sugieren que hacer ejercicio y entrenar el equilibrio pueden paliar el deterioro natural de los sistemas de equilibrio. Por ejemplo, se ha visto que la propiocepción, que probablemente sea el principal factor del equilibrio en todas las edades, mejora en las personas que practican taichí. En 1997, un estudio de la Universidad Western de Ontario concluyó que si bien las personas jóvenes (de diecinueve a veintisiete años) tenían una propiocepción significativamente más precisa que las personas mayores (de sesenta a ochenta y seis años), las personas mayores que hacían ejercicio tenían una propiocepción más desarrollada que las personas mayores que no lo hacían.

Las personas que participaron en el estudio canadiense no trabajaban el equilibrio específicamente. ¿Qué pasa, entonces, si se trabaja deliberadamente? En 2020, un grupo de investigación australiano que intentaba instaurar directrices para la Organización Mundial de la Salud hizo un exhaustivo metaanálisis de estudios pasados: 116 en total, con más de 25 000 participantes entre todos ellos. Concluyeron que la probabilidad de caerse entre las personas de sesenta y cinco años o más que hacían ejercicios funcionales y de equilibrio era un 24 % inferior que entre las personas que formaron parte de los grupos de control. En el caso de quienes hacían ejercicios funcionales y de equilibrio en combinación con otros tipos de ejercicio durante más de tres horas a la semana, el riesgo de caídas era un 42 % menor. Eso es mucho. Y añadiríamos que no es solo que quienes hacen ejercicio tengan menos probabilidades de caer, sino que cuando caen, también es menos probable que se lesionen o necesiten asistencia médica.

Si el miedo a caer no te motiva (cuando se es joven, o incluso no tan joven, las dificultades asociadas a la edad pueden ser inimaginables), piensa en cómo mejoraría tu movimiento en general si trabajas el equilibrio. Cuando pensamos en el equilibrio, acostumbramos a pensar en evitar obstáculos, en evitar tropiezos o en enderezarnos si perdemos el centro de gravedad y nos tambaleamos. Sin embargo, empleamos constantemente la capacidad de equilibrio para movernos con facilidad en el espacio, algo que es especialmente importante en el deporte y en la actividad física. Algunas actividades mejoran el equilibrio por sí mismas, sobre todo las que dependen más de esta capacidad, como el ciclismo, el futbol, el basquetbol, el esquí, el patinaje sobre hielo, el surf, la gimnasia deportiva, el yoga, el taichí o el chi kung. Sin embargo, trabajar el equilibrio de forma deliberada puede mejorar la agilidad y la velocidad en otras actividades. Quizás lo más importante sea que se ha demostrado que trabajar el equilibrio ayuda a reducir las lesiones en los deportistas, ya sean profesionales o aficionados.

Jugar

Cuando nuestra hija pequeña era un bebé, mantuvo una verdadera historia de amor con su chupón. Se acostaba con él e, inevitablemente, se le caía de la boca mientras dormía. Entonces, rompía a llorar porque no lo encontraba cuando se despertaba. Y eso quería decir que nosotros nos despertábamos también. Su pediatra nos dio una solución genial: «Déjenle veinte chupones por la cuna —dijo—. Así, siempre tendrá uno al alcance de la mano». Santo remedio.

El consejo funcionó tan bien que lo adaptamos para que nos ayudara a ejercitar el equilibrio. Tenemos repartidas por toda la casa y el despacho todo tipo de herramientas para trabajar el equilibrio. Están ahí para que las podamos usar (tanto nosotros como las personas que vienen de visita). Mientras esperamos a que algo se caliente en el microondas o hablamos por teléfono en el comedor, trabajamos el equilibrio en un Slack Block (un material de entrenamiento con forma de ladrillo y que funciona como una cuerda floja en miniatura). En el patio tenemos una cuerda floja de verdad. Dos de las actividades preferidas de Kelly son hacer parrilladas y caminar por la cuerda floja.

Tener material para trabajar el equilibrio por todas partes nos permite tratarlo como un juego que nos ofrece fantásticos beneficios. Lo mejor de entrenar el equilibrio es que no es necesario convertirlo en otro ejercicio formal que incluir en nuestra rutina de entrenamiento. Hay muchísimas herramientas para trabajarlo, desde pelotas Bosu a tablas de equilibrio o minitrampolines. Solo hay que jugar con ellas. Puedes ir en patineta por la banqueta o jugar a la rayuela con tus hijos (¡o sin ellos!). Un intrépido amigo nuestro construyó una barra de equilibrios con un tubo de PVC.

De hecho, ni siquiera necesitas herramientas. Encuentra algo que no recuerde tanto a un juego. Por ejemplo, cepíllate los dientes o lava los platos sobre un solo pie. Practica la postura de yoga del árbol, o salta hacia delante y hacia atrás sobre una línea imaginaria mientras ves la televisión.

¿Tienes un murete en tu jardín? Intenta caminar sobre el borde. Camina descalzo sobre superficies con textura para estimular los pies. Estamos seguros de que en tu infancia hacías todas esas cosas. Ahora es el momento de redescubrir por qué te gustaba tanto hacerlo. (¡Porque es muy divertido!).

EJERCICIO: EJERCICIOS Y MOVILIZACIONES PARA EL EQUILIBRIO

A no ser que la actividad forme parte de un programa de entrenamiento, parece que la mayoría de la gente solo trabaja el equilibrio cuando le pasa algo (una lesión, una intervención quirúrgica...) y debe trabajar con un entrenador personal o con un fisioterapeuta. Pero no es necesario acudir a un profesional para trabajar el equilibrio. Puedes hacer la mayor parte del trabajo delante de la barra de tu cocina.

Nuestros ejercicios para el equilibrio incluyen elementos sencillos. El primero es la movilización en Y para el equilibrio, basada en un test que se suele realizar a deportistas con el objetivo de evaluar el equilibrio y el riesgo de lesión. Te ayudará a trabajar el equilibrio dinámico (equilibrio en movimiento). El segundo elemento es saltar, preferiblemente con una cuerda, aunque no es indispensable. Subir y bajar rápidamente apoyándote en los dedos de los pies como si estuvieras saltando es una forma de saltar y te aporta muchos de los beneficios que ofrece saltar la cuerda. A estas alturas ya te habrás dado cuenta de que nos gustan los proverbios. Así que viene otro: empezamos a morir cuando dejamos de saltar. Quizás sea un poco extremo, pero recuerda que saltar no solo mantiene los sistemas del equilibrio en forma, sino que también moviliza a los órganos de la cavidad abdominal, lo que es beneficioso para la salud de casi todos los sistemas que nos mantienen vivos. Y otra ventaja más, sobre todo para las mujeres, afirma Stacy Sims, autora de *Next Level: Your Guide to Kicking Ass, Feeling Great, and Crushing Goals Through Menopause and Be-*

yond: aumenta la masa ósea. Sims, fisióloga deportiva y nutricionista, nos enseñó un persuasivo artículo que demostraba que, en mujeres premenopáusicas, 16 semanas de entrenamiento en saltos de alto impacto (saltar entre diez y veinte veces dos veces al día, con treinta segundos de descanso entre salto y salto) mejora la densidad ósea en la cadera. Si no lo haces por el equilibrio, ¡hazlo por los huesos!

La última parte de los ejercicios son maneras de sensibilizar los tejidos de la parte inferior de las piernas, así como de los pies. Básicamente, son automasajes. Te sorprenderá lo tensa que puede llegar a estar la mitad inferior de la pierna.

Movilización en Y para el equilibrio

Para esta movilización, debes imaginar que estás en el centro de una gran Y pintada en el suelo. Llevarás el pie lejos en distintas direcciones, fijándote en hasta dónde llega la extensión. Si te ayuda a llegar más lejos, puedes flexionar la rodilla o inclinarte. El objetivo es llevar el pie lejos, respirar tres veces y mantener el equilibrio.

Descálzate y ponte de pie en el suelo, en un espacio abierto y sin obstáculos. Imagina que estás en el centro de una Y, donde los brazos de esta letra convergen en tu pie. La línea del tronco de la Y se extiende ante ti, mientras que los dos brazos de la Y se abren a izquierda y derecha a tus espaldas. Ponte en un pie sobre una pierna y estira la otra hacia delante, hacia el tronco de la Y, tan lejos como puedas sin perder el equilibrio. Toca el suelo con los dedos del pie. Respira tres veces. Ahora lleva ese mismo pie hacia su lado y luego hacia atrás, hasta que toques el extremo superior del brazo de la Y. Estira la pierna tanto como te sea posible sin perder el equilibrio y mantén la postura durante tres respiraciones. A continuación, estira ese mismo pie por detrás de la otra pierna tan lejos como te sea posible y sin perder el equilibrio, hacia el lado contrario, hasta tocar el extremo superior del otro brazo de la Y (como si estuvieras lanzando la bola de boliche). Mantén la posición durante tres respiraciones. Repite con la otra pierna.

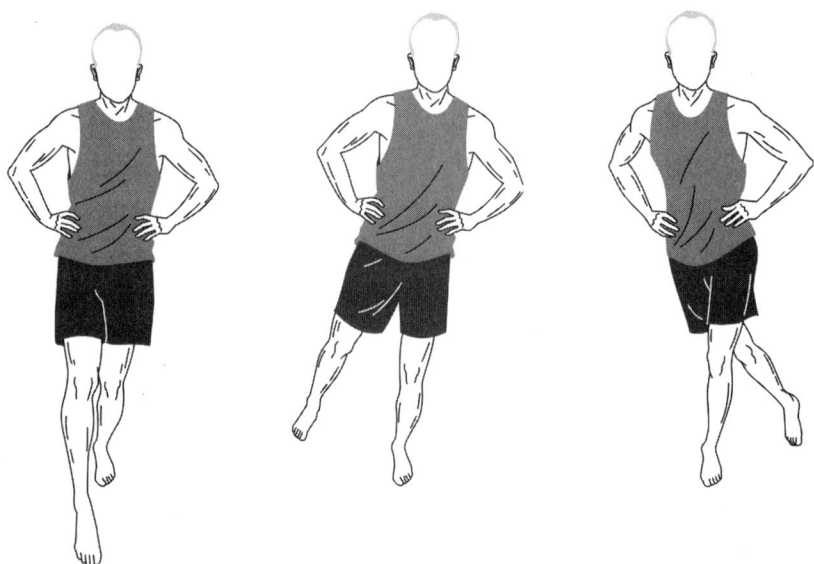

Aunque la movilización en Y para el equilibrio tiene unas instrucciones bien definidas, deja volar la imaginación y descubre qué otras posturas complicadas puedes adoptar.

Rebotar y saltar para mejorar el equilibrio

¿Te gusta saltar? Hay muchísimos motivos para que te encante. Además de reforzar el equilibrio, aumenta la frecuencia cardiaca, hace fluir la sangre y quema calorías. Por todo eso, es una manera excelente de calentar antes de cualquier ejercicio y, si lo usas para prepararte, matarás dos pájaros de un tiro: calentarás y entrenarás el equilibrio.

Saltar la cuerda

Agarra un extremo de la cuerda con cada mano, mantén el torso erguido y salta entre 100 y 200 veces con los pies juntos. Salta sobre los dedos de los pies. No es necesario que saltes muy alto; basta con que te eleves entre 2 y 5 centímetros del suelo. Ahora, flexiona y levanta ligeramente la pierna izquierda y salta entre 50 y 100 veces con la derecha. Cambia de lado.

Rebotar

Con las manos apoyadas ligeramente en un mostrador o con una mano apoyada en una pared, ponte de puntitas y rebota rápidamente 50 veces. No hace falta que bajes los talones hasta el suelo cada vez. Basta con que los dejes a medio camino. A continuación, flexiona y levanta ligeramente la pierna izquierda y rebota 25 veces con la pierna derecha. Cambia de lado.

Cortar hueso

Este movimiento trabaja los tejidos del gemelo y el talón de Aquiles. Es un automasaje que puede resultar algo incómodo, pero los beneficios de relajar la zona hacen que valga mucho la pena.

Coloca un cojín en el suelo y ponte a cuatro patas, con las espinillas sobre el cojín. Mueve la parte inferior de la pierna izquierda hacia la derecha (con las espinillas aún sobre el cojín) y coloca el tobillo izquierdo sobre la parte inferior del gemelo derecho.

Con un movimiento de sierra y aplicando presión, mueve el tobillo izquierdo a través de la parte inferior del gemelo derecho, avanzando hacia el tobillo. Repite el movimiento en sentido ascendente. Repite durante tres a cinco minutos. Cambia de lado.

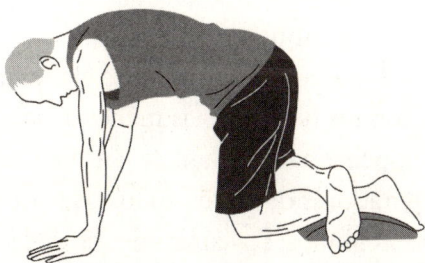

¿No tienes material? No te preocupes. ¿Por qué crees que se llama cortar hueso? Ahora lo verás.

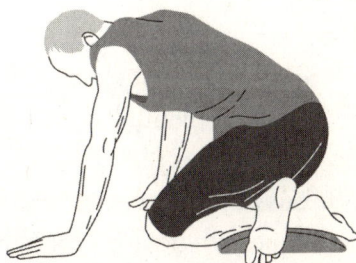

La presión sostenida puede aumentar el bienestar en las piernas.

Estiramiento cruzado del gemelo

Este ejercicio parece un estiramiento de gemelos clásico, pero incorpora una pequeña variación que cambia la dinámica (se cruza por delante la pierna contraria). Al cruzar la pierna, colocas la cadera en extensión y el estiramiento llega a tejidos más profundos del gemelo.

Ponte sobre un bloque o un borde. Con los dedos del pie en el borde, deja caer el talón derecho hacia el suelo, de modo que el pie quede inclinado y mirando hacia arriba. Ahora, cruza la pierna izquierda por delante de la derecha y mantén la posición durante cinco a diez respiraciones. Intenta contraer el glúteo derecho. Cambia de lado.

Sube de nivel este estiramiento clásico cruzando una pierna y contrayendo el glúteo con fuerza.

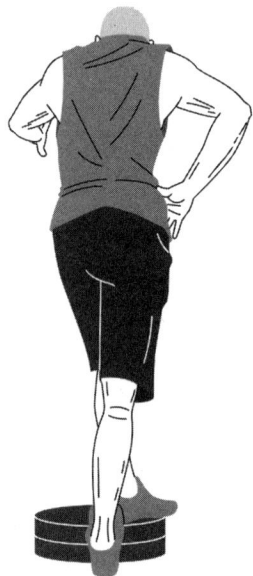

Masaje de pies

Este ejercicio es exactamente lo que su nombre da a entender.

Siéntate en el suelo o en el sillón, levanta un pie y masajea el talón, el puente, la planta y el empeine. Con los dedos de las manos separa los dedos de los pies y flexiona el empeine hacia delante y hacia atrás. (Quizás hayas visto a gente con separadores de dedos en los pies. Resulta que ya tenemos separadores integrados: se llaman dedos de las manos). Intenta retorcer los dedos y estirar los dedos de los pies. Hazlo durante varios minutos, pero no te limites. Pasa tanto tiempo como quieras con un pie y cambia de lado.

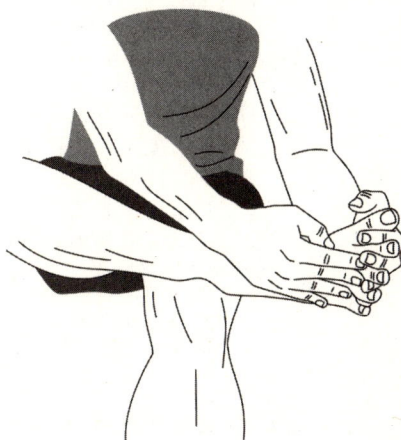

Entrelazar los dedos de las manos y los pies es una manera fantástica de reconectar con los pies.

Crea un entorno lleno de movimiento

EVALUACIÓN
Recuento de horas sentado

EJERCICIO
Organizar la estación de trabajo; sentarse en modo dinámico

Hace unos años, nos explicaron que una gran empresa con sede en el área de la bahía de San Francisco tuvo una gran idea. Instaló en las computadoras de todos los empleados una aplicación que las bloqueaba durante cinco minutos a cada hora en punto, en el marco de una iniciativa de promoción de la salud diseñada para que los trabajadores se levantaran y se movieran. Y lo consiguieron. Dado que, de todas maneras, no podían trabajar, muchos de los empleados decidieron aprovechar para caminar por el despacho o ir a la cantina y pedir un café para llevar. Cuando menos, se levantaban de la silla y estiraban. La política de bloqueo de la computadora les permitió dar a sus cuerpos un respiro de la forma en L que se veían obligados a adoptar para trabajar sentados en las sillas. Además, tuvo la inesperada consecuencia de fomentar el compañerismo. Contribuyó a que todos estuvieran más felices en el trabajo.

Bloquear las computadoras es un ejemplo de lo que llamamos «crear un entorno lleno de movimiento», es decir, de limitar o incluso arrebatar la capacidad de decisión para forzar el movimiento. Sin embargo, no es una estrategia que te exija renunciar a la silla de escritorio. No vamos a apuntarte con el dedo y a decirte que no te puedes volver a sentar frente a la computadora nunca más, que debes renunciar al celular o que te debes convertir en un ludita. La población actual —incluyendo nuestras hijas— no renunciará nunca a la tecnología. Zoom no va a desaparecer de la faz de la Tierra y casi todo el mundo tiene celular. Todo esto llegó para quedarse, al menos hasta la próxima revolución tecnológica. Por lo tanto, lo que necesitamos es abordarlo de otra manera, de una forma que nos permita funcionar en la situación actual al tiempo que respetamos que el cuerpo sigue estando diseñado para moverse como se movía en la prehistoria.

Estamos diseñados para estar en constante movimiento, no necesariamente realizando grandes hazañas como pasar una hora nadando o corriendo, sino cambiando con frecuencia de postura, trasladando la carga del cuerpo o haciendo movimientos nerviosos. Siempre se habla con cierto desdén de las personas que «no saben estar quietas», pero, en nuestra opinión, son precisamente esas personas quienes hacen lo correcto. Moverse con frecuencia es imperativo, ya se esté sentado o no.

En el Signo Vital 4 hablábamos de las consecuencias que el sedentarismo, y en concreto pasar demasiadas horas diarias sentado, tiene para la salud. Creemos que, a estas alturas, ya lo debes de tener bastante claro: permanecer sentado durante largos periodos no es buena idea y el ejercicio físico no anula las consecuencias del tiempo que permanecemos en el acogedor abrazo de una silla. Sin embargo, ese tampoco es el mensaje exacto que queremos transmitir. No es tanto que estar sentado sea malo, sino que moverse es mejor. De hecho, nos encanta estar sentados. Estar sentado (sobre todo si es en el suelo) es fantástico. Lo que pasa es que es mucho menos probable que nos movamos si estamos sentados. Y estar sentado no debería ser la postura elegida durante todo el día, aunque esa es la realidad para muchas personas. Se estima que los estadounidenses pasan un promedio de entre seis a diez horas diarias sentados o, dicho de otro modo, entre el

50 y 70% del tiempo que pasan despiertos. Y, aun así, nos parece que ese cálculo se queda corto si pensamos en cómo es un día típico de una persona sedentaria. Desayunar y leer las noticias (media hora); conducir al trabajo (media hora); trabajar ante la computadora hasta la hora de comer (cuatro horas); comer (una hora); volver a la computadora (tres horas); conducir a casa (media hora); cenar (media hora); ver la televisión (dos horas). Eso son doce horas, u once, si restamos algo de tiempo para los pasos mínimos que se dan entre actividad y actividad. Hay personas que viven así durante años, y sabemos que eso pasa factura a muchos niveles, entre ellos la musculatura y otras partes móviles del cuerpo.

Si integraste caminar en tu día a día, tal y como propusimos en el Signo Vital 4, ya emprendiste el camino para moverte más y estar sentado menos horas. Y creemos que la mejor manera de seguir añadiendo movimiento a tu vida es estar de pie durante más tiempo. A mayor tiempo de pie, más actividad. Es decir, las personas que están en pie durante más tiempo también tienden a moverse más. Aunque estar de pie ofrece beneficios por sí mismo, lo que nos encanta de esa postura es que abre la puerta al movimiento. Aunque la mayoría de los movimientos sean pequeños, se van acumulando. Y ese efecto acumulativo es valioso en sí mismo.

Es posible que, tras esta declaración, esperes que te preguntemos cuántas horas pasas de pie al día. Sin embargo, no vamos a hacerlo. Estar de pie no es la panacea. No es más que otra de las cosas (como caminar o hacer ejercicio) que puedes hacer para no estar sentado. También hay que reconocer que hay gente que no puede estar de pie durante mucho tiempo (si es que lo está) en un día cualquiera y que hay muchas maneras de moverse más en los confines de la silla o de hacer pausas breves para moverse. Sin embargo, para la mayoría de las personas, reducir el tiempo que pasan sentadas en la silla será la estrategia más positiva para moverse más al cabo del día. Veamos primero cuál es tu punto de partida y, luego, hablaremos de distintas maneras para conseguir que te levantes más veces y te muevas durante una mayor parte del día.

Evaluación: recuento de horas sentado

Hasta hace solo unos años, tras la publicación de un estudio que lo calificaba de riesgo para la salud, no se empezó a prestar atención a las consecuencias de permanecer mucho tiempo sentado. Y más allá de una recomendación general de «limitar» la conducta sedentaria, sigue sin haber directrices oficiales que determinen exactamente el máximo de horas que deberíamos permanecer sentados. Sin embargo, sí que podemos ver qué dice la investigación al respecto. Y lo que dicen algunos de los mejores estudios es (repitiendo lo que dijimos ya en las págs. 116-117): las mujeres y los hombres que permanecen sentados durante más de seis horas al día tienen, respectivamente, un 37 y un 18% más de probabilidades de morir antes que las personas que permanecen sentadas durante menos de tres horas al día.

A tenor de estos datos, y de lo que consideramos factible para la mayoría de las personas (diligentes), creemos que limitar las horas de sedentarismo diarias a seis es un objetivo razonable.

Además, y aunque no somos expertos en mortalidad, sí que somos expertos en movimiento, y creemos que este número cuadra con cuántas horas sentado puede soportar el cuerpo antes de que la movilidad se empiece a ver afectada. Y tú, lo creas o no, también eres un especialista en movimiento. ¿Te mueves bien después de haber pasado diez o doce horas en una silla? Estamos seguros de que te notas agarrotado y torpe, y que quizás tengas incluso alguna molestia. No necesitas ningún estudio que te diga que las raciones XXL de silla son perjudiciales para el cuerpo.

Y, sin embargo, estar sentado es tan inherente a la vida cotidiana moderna que muchas personas desconocen lo perjudicial que es, y ni siquiera son conscientes de la cantidad de horas que llegan a pasar en la misma postura un día tras otro. Si tú eres una de ellas, ahora estás a punto de descubrirlo. Llevarás a cabo esta evaluación a lo largo de un periodo de veinticuatro horas, durante el que anotarás cada vez que te sientes en una silla, en un banco, en un taburete o en la cama, o te acurruques en el sillón. Te aconsejamos que lo hagas durante un día entre semana estándar, porque la mayoría de las personas tienden a pasar sentadas gran parte de los días laborables.

En este registro no cuentan algunas formas específicas de estar sentado, como sentarse o estar en cuclillas en el suelo, o hacer ejercicio mientras se está sentado. Los ciclistas, deportistas de remo o practicantes de cualquier otro deporte que se practique sentado no deben sumar esas horas al registro.

Preparación

Se trata de una evaluación muy sencilla para la que solo necesitas lápiz y papel para escribir la cantidad de horas que pasas sentado. Luego, suma las horas y los minutos. Si quieres ayuda, en internet encontrarás multitud de calculadoras de tiempo sentado (busca «calculadora de tiempo sentado») que te permiten ir añadiendo horas por categoría (desayunar, horas de trabajo antes de comer, etc.). Y, cuando terminas, hacen los cálculos por ti.

El test

A partir del momento en el que te levantes por la mañana y hasta que te vuelvas a acostar por la noche, lleva un registro del tiempo que pasas sentado. Excepciones: sentarse o estar en cuclillas en el suelo; tipos de ejercicio que exigen estar sentado.

Interpretar el resultado

Tu puntuación es la cantidad de horas que pasas sentado. Redondea a la baja los minutos inferiores a la media hora y al alza los que superen la media hora (por ejemplo, 7 horas y 26 minutos son 7 horas; 7 horas y 45 minutos son 8 horas).

Si te sorprende comprobar cuántas horas pasas sentado, piensa que no serás la única persona. Algunos de los deportistas mejor entrenados que conocemos se quedaron consternados al hacer el cálculo. Lo importante es que ahora eres consciente de ello y puedes dar pasos (literalmente) para evitar estar sentado durante largos periodos. Esto es lo que te dice tu puntuación acerca de dónde estás y de adónde necesitas ir.

6 horas o menos. ¡Impresionante! A no ser que tu trabajo te exija estar de pie (y quizás lo haga), no es fácil llegar a este resultado. Sigue así.

7 a 9 horas. En función de en qué parte del rango estés, te daremos de una buena calificación a un aprobado. Si estás sentado 9 horas, quizás te parezca una gesta bajar a 6, pero la experiencia nos dice que una vez que empieces a pasar menos tiempo en la silla, el cambio sucederá con relativa facilidad. Querrás pasar menos tiempo sentado.

10 a 12 horas. Un 6. Tendrás que reorganizar tu día casi por completo, pero hemos visto a centenares de personas proponérselo y conseguirlo. Tú también puedes.

13 horas o más. Lamentamos comunicarte que reprobaste en esta área. Lo más importante que debes recordar, y lo repetiremos más adelante, es que no hace falta que cambies de un día para otro. Aumentar gradualmente el tiempo que pasas de pie y reducir el que pasas en la silla no solo está bien, sino que es preferible.

¿Cuándo debes repetir el test?
A diario.

PONTE FIRME

En cierto modo, el ejercicio para este signo vital se podría llamar Signo Vital 4, Segunda Parte. Mientras que el objetivo de algunos de los ejercicios del libro es que te muevas de maneras específicas para aumentar el rango de movimiento (las movilizaciones de extensión de cadera y de rotación de hombros son dos ejemplos claros de ello), el objetivo tanto del Signo Vital 4 como del Signo Vital 9 es, sencillamente, que te muevas más y seas menos sedentario. Los pasos que das al cabo del día son una gran parte de ello, pero, a no ser que caminar forme parte de tu trabajo, lo más probable es que no te pases el día haciéndolo. Y es ahí donde estar de pie cobra importancia. Si estás de pie, te moverás más. Así de sencillo.

Sí, es cierto que, estrictamente hablando, estar de pie no es moverse y, si nos lo proponemos, puede ser una postura bastante estática. Sin embargo, lo más probable es que no lo sea. En nuestra experiencia, estar de pie hace que nos queramos mover. De hecho, exige que nos movamos para estar más cómodos. Si observamos a alguien mientras está de pie durante más de un par de minutos, es más que probable que veamos lo difícil que le resulta estarse quieto (si no, piensa en la última vez que tuviste que estar de pie durante bastante tiempo). Movemos la cadera, buscamos algo en lo que apoyarnos, cruzamos y descruzamos los brazos... Hemos visto a gente adoptar la postura de yoga del árbol para aliviar la incomodidad de estar de pie. Muy pocas personas (me quito el sombrero ante los guardias del palacio de Buckingham) pueden permanecer derechas como centinelas durante más de unos minutos. El cuerpo se mueve instintivamente para garantizar la estabilidad y el equilibrio.

Son lo que se acostumbra a denominar «movimientos nerviosos», aunque hay investigadores que usan el término «actividad física espontánea» (AFE) para describir esta necesidad inconsciente de moverse sin ninguna recompensa asociada (es decir, balancear las caderas o cruzarnos de brazos no nos ayuda a tomar un libro del estante ni nos acerca a una bolsa de patas). Los movimientos nerviosos o AFE también corresponden a la categoría de NEAT (siglas en inglés de «termogénesis por actividad sin ejercicio»; «termogénesis» es otra manera de referirse a quemar calorías). Además de los movimientos nerviosos, la NEAT incluye cosas como empujar un carro del supermercado, levantarnos de la silla para ir al aseo, escribir en el teclado o inclinarnos para atarnos los zapatos. Y es muy posible que la NEAT sea, en parte, lo que separa a las personas con sobrepeso de las que mantienen un peso saludable. Las personas que hacen movimientos nerviosos y se levantan y se mueven mucho tienden a estar más delgadas.

Uno de los principales investigadores del sedentarismo es el doctor James Levine, excodirector de la Mayo Clinic/Arizona State University Obesity Solutions Initiative. Levine ha contribuido a sacar a la palestra los inconvenientes de estar sentado. (En una ocasión, declaró a *The New York Times* que «estar sentado es una actividad letal»). Entre los múltiples estudios que salieron de su laboratorio, hubo uno que comparó el coste calórico de no hacer nada con el de actividades diversas. Los resultados hablan por sí solos.

Gasto energético en comparación con estar acostado y quieto:

Estar sentado y quieto: 6 % ↑
Estar sentado y moverse: 54 % ↑
Estar de pie y quieto: 13 % ↑
Estar de pie y moverse: 94 % ↑
Caminar a 1.5 km/h: 154 % ↑
Caminar a 3 km/h: 202 % ↑
Caminar a 4.5 km/h: 292 % ↑

Juliet hizo algunos cálculos en nuestro «laboratorio» y concluyó que estar de pie ocho horas al día (ella trabaja en un escritorio elevable) le permitía quemar 275 calorías diarias más que si hubiera estado sentada en un sillón o en una silla durante la misma cantidad de tiempo. Al cabo de 365 días, eso son 100 000 calorías más al año, o el equivalente a haber corrido 38 maratones (el corredor promedio quema unas 100 calorías cada 1.5 km). Y eso no tiene en cuenta los movimientos nerviosos, sino solo el hecho de estar de pie. Si reducimos la cantidad de días de pie a 260 (el promedio de días laborables en un año), las calorías adicionales quemadas son 71 000, o el equivalente a haber corrido 27 maratones. Si quemamos calorías así, nos podemos permitir ser más flexibles con lo que comemos.

Si las calorías te preocupan, esto debe ser un buen incentivo para pasar menos tiempo sentado y más de pie. Sin embargo, hay otras buenas razones para hacerlo. Un equipo de investigación japonés descubrió que los trabajadores que reducían el tiempo que pasaban sentados también experimentaban una reducción del dolor en los hombros y las cervicales. Otros estudios han concluido que usar espacios de trabajo elevables que permiten trabajar tanto de pie como sentado reduce el dolor de espalda. Además, sabemos que permanecer sentados durante mucho tiempo invita al dolor de espalda y que el dolor de espalda hace que la gente se levante menos de la silla. Un círculo vicioso donde los haya.

Si pasamos mucho tiempo sentados y algo nos empieza a doler, ver la relación es bastante sencillo. Sin embargo, estar sentado durante mucho tiempo provoca muchas más cosas de las que, normalmente, no somos conscientes hasta que ya es demasiado tarde. Por ejemplo, una reducción de la función vascular, hipertensión arterial, un peor metabolismo de la glucosa en sangre, inflamación, reducción del flujo sanguíneo al cerebro e incluso anulación de los efectos beneficiosos de hacer ejercicio, como la reducción del nivel de triglicéridos o de insulina. Uno de los motivos por los que esto sucede es que, cuando estamos sentados en una silla, la musculatura de las piernas se vuelve muy pasiva y, por lo tanto, no necesita consumir demasiada energía. En respuesta, muchos procesos, como el flujo sanguíneo y el metabolismo de la glucosa en sangre, se ralentizan. Si, por el contrario, estamos de pie, las piernas soportan peso y tienen que trabajar para sostener la parte superior del cuerpo. Y esto pone al sistema en funcionamiento.

Investigadores de la Facultad de Nutrición y Promoción de la Salud de la Universidad Estatal de Arizona lo demostraron en un estudio que consistió en medir la glucosa en sangre posprandial (después de comer) de 9 participantes con sobrepeso en distintas condiciones. El primer día, los participantes permanecieron sentados durante ocho horas. Una semana después estuvieron de pie durante parte del día. Una semana después pedalearon y la semana siguiente, anduvieron. Todas las intervenciones se espaciaron (la primera duró diez minutos, que aumentaron a intervalos de quince, veinte y treinta minutos) hasta acumular dos horas y media de no estar sentados en un periodo de ocho horas. Para sorpresa de nadie, los intervalos de caminar y de pedalear dieron lugar a las mejores cifras de glucosa en sangre (pedalear dio los mejores de todos), pero solo estar en pie ya mejoró significativamente el metabolismo de la glucosa en sangre.

Como cualquier otra cosa, también es posible pasarse estando de pie. Nadie sugiere que no te puedas sentar nunca, sobre todo cuando empieces a añadir las movilizaciones a tu rutina. Si no estás acostumbrado a ello y pasas de estar de pie durante una hora diario a estarlo durante doce horas, es muy probable que acabes el día como si hubieras completado un triatlón: con todo adolorido. (Hay un antídoto para eso, que encontrarás en las págs. 236-237). Dicho esto, como cofundadores de una organización que instaló escritorios elevables en escuelas de educación primaria (te hablaremos de ello en «Nunca se es demasiado joven para empezar: StandUp Kids», pág. 272) y como autores de un libro que trata de cómo dejar atrás el hábito de estar sentado (*Deskbound: Standing Up to a Sitting World*), hemos oído todos los argumentos habidos y por haber en contra de estar de pie y tenemos un contraargumento para todos y cada uno de ellos. Tal y como mencionamos, Juliet calculó que trabajar de pie aumentaba significativamente su consumo calórico anual. A los negacionistas les gusta decir que si se compara una hora de estar de pie con una hora de estar sentado, el consumo calórico no es demasiado grande. Y quizás sea así. Pero nosotros suscribimos la teoría de las ganancias marginales.

La teoría de las ganancias marginales es una variación de principios empresariales que Dave Brailsford, nombrado director de la Federación Británica de Ciclismo en 2002, aplicó con gran éxito. Brailsford, que había cursado un MBA y había sido ciclista alto rendimiento, se encontró con un equipo que llevaba setenta y seis años sin ganar un oro olímpico. Abrumado por el reto que tenía por delante, decidió abordarlo paso a paso y aplicar uno de los principios que había aprendido en la escuela de negocios: la acumulación de pequeñas mejoras puede dar lugar a beneficios significativos. Aplicado al ciclismo, esto significaba descomponer el ciclismo competitivo en todos sus elementos y trabajar para mejorar cada uno de ellos en solo un 1%. Así que el equipo trabajó en detalles mínimos, como mantener limpios los neumáticos de las bicicletas, llevar sus propias almohadas y colchones a las competencias para garantizar un buen descanso, lavarse bien las manos y otras medidas de prevención de enfermedades. Llegado el año 2008, el equipo consiguió siete de los diez oros de velódromo en los Juegos Olímpicos de Pekín. Y repitieron la hazaña cuatro años después, en Londres.

Así que si nos dices que no es para tanto la diferencia en cuanto a gasto calórico entre estar sentado y levantarse de la silla, te responderemos: «¿Y?». Porque no solo observamos cómo se acumulaban todos esos números pequeños a base de constancia, sino que, con el tiempo, vimos cómo se les sumaban otros beneficios. Lo repetiremos: cuando nos ponemos de pie, lo más probable es que nos movamos sin pensarlo, así que cualquier tabla de calorías que diga que estar de pie solo quema unas diez calorías más que estar sentado no lo dice todo: los movimientos nerviosos aumentan el consumo energético. Además, debemos añadir los beneficios que ofrece moverse mientras estamos de pie en comparación con estar sentado en lo que concierne a contrarrestar la rigidez muscular, por no mencionar que nos saca de la temida forma de C de la que hablamos en el Signo Vital 5. Estar de pie también lleva de forma natural a dar más pasos. Si contestamos al teléfono cuando estamos de pie, las probabilidades de que caminemos mientras hablamos son mucho mayores que si respondemos sentados y nos tenemos que levantar. Es más fácil acercarse a la mesa de un colega para preguntarle algo en lugar de escribirle un correo electrónico si ya estamos levantados y no nos tenemos que levantar de la silla. Sentarnos nos anestesia; estar de pie nos da energía y ayuda a prevenir el bajón de las tres de la tarde.

Estar de pie ofrece un beneficio específico a las personas que ya hacen ejercicio. Con demasiada frecuencia, las personas que hacen ejercicio por la mañana o durante la hora de la comida pasan directamente de llevar la frecuencia cardiaca a la zona roja a desplomarse flácidamente en una silla. Sabemos que esa no es la mejor manera de facilitar la adaptación máxima al ejercicio, además de que no da tiempo a la frecuencia cardiaca y a la temperatura corporal para recuperar la normalidad poco a poco. Por otro lado, sentarnos en la silla (o en el asiento del automóvil) no facilita la circulación, lo que puede causar rigidez en la musculatura y en el tejido conectivo. Por eso, nadadores como Michael Phelps pasan a la piscina de recuperación después de las competencias y, también por eso, se hace caminar a los caballos por la pista una vez finalizado el Derby de Kentucky. Uno de los beneficios de organizar un entorno lleno de movimiento es que elimina la necesidad del periodo de recuperación. Por ejemplo, imagina que estás trabajando en casa y que acabas de hacer un entrenamiento de bicicleta estática con Peloton. Pasar directamente al escritorio elevable, junto a los inevitables movimientos nerviosos y los cambios de postura, te ayudará a bajar de revoluciones gradualmente.

Por si eso fuera poco, ¿cuál crees que será la diferencia entre salir a correr después de haber trabajado de pie durante tres horas y salir a correr después de haberte sentado durante tres horas? La experiencia será totalmente distinta. Compruébalo. Permanece sentado durante una hora y sal a correr un *sprint*. Luego, permanece una hora de pie, haciendo movimientos nerviosos, sal a correr un *sprint*. El tiempo conseguido después de haber estado de pie será mejor que el tiempo después de haber estado sentado.

Nunca se es demasiado joven para empezar: StandUp Kids

Todo comenzó con una carrera de sacos. En 2013 nos ofrecimos voluntarios durante unos eventos al aire libre en la escuela de primaria de nuestras hijas y ayudamos a los niños a meterse en sacos para la carrera en la pista del patio. Nos quedamos asombrados al ver cuántos niños, algunos de solo seis años, carecían del rango de movimiento suficiente para meterse en el saco con facilidad, por no mencionar la capacidad física para completar a saltos el recorrido de la carrera. Muchos de ellos tenían también sobrepeso.

Es posible que la mayoría de los padres y madres ni siquiera se hubieran dado cuenta, pero a estas alturas ya sabes lo que el movimiento significa para nosotros. Supimos que teníamos que hacer algo. Estar sentados (porque era evidente que eso era lo que la mayoría de los niños hacía durante una increíble cantidad de horas diarias) perjudicaba a los niños y queríamos hacer algo al respecto. Un año después de la fatídica carrera de sacos, Juliet fundó StandUp Kids («¡Pónganse de pie, niños!») y empezó a organizar un grupo pedagógico sin ánimo de lucro con el propósito de cambiar la cantidad de horas diarias que los niños permanecían sentados.

El siguiente paso era pasar a una acción tangible. Juntos, acudimos al aula de nuestra hija, que entonces iba en cuarto, y la convertimos en la primera aula íntegramente de pie o en movimiento conocida de California. Unos meses después, financiamos la conversión de todas las aulas de cuarto de la escuela y de un aula de primero, con lo que cien niños contaron con pupitres elevables para estudiar de pie. Recaudamos fondos (¡110 000 dólares!) y, antes de acabar 2015, habíamos conseguido cambiar los 450 pupitres de la escuela. Al año siguiente supimos que más de 27 000 niños en todo Estados Unidos tenían acceso a pupitres elevables en la escuela. En 2017, StandUp Kids pudo ofrecer una beca de 50 000 dólares para dotar a las escuelas públicas de pupitres elevables.

Los niños se adaptaron inmediatamente a trabajar de pie en los pupitres. Los únicos que se quejaron un poco fueron los de quinto, algo comprensible dado que eran los que más tiempo llevaban trabajando sentados. Sin embargo, al cabo de un par de semanas, todos los niños, incluidos los de quinto, se habían adaptado. De vez en cuando, algún padre o madre se quejaba: «Mi hijo llega a casa agotado». ¿Acaso es eso malo? Queremos que los niños tengan días que los cansen. Así duermen bien y logran el descanso que necesitan para crecer sanos. Y los beneficios de que los niños pasen cuatro horas al día de pie son de un valor incalculable.

El doctor Marc Benden, profesor del Centro de Ciencias de la Salud de la Facultad de Salud Pública de la Universidad A&M de Texas, estudia desde hace años el efecto que los pupitres elevables ejercen en la salud infantil. Su investigación ha demostrado que, más allá del aumento del gasto calórico (un 17% superior al de los niños que están sentados en clase, y casi el doble en el caso de niños con sobrepeso), los niños que están de pie en clase están más centrados y molestan menos.

Muchos padres y abuelos preguntan por qué los niños necesitan estar de pie en la escuela. Al fin y al cabo, ellos estuvieron sentados y no les fue mal. Sin embargo, eso fue porque la mayoría de los padres no disponían de la tecnología actual y no iban a la escuela en coche. En 1969, el 48% de los niños de entre cinco y catorce años iban a la escuela a pie o en bicicleta. En 2009, solo el 13% iba a pie o en bicicleta. En 2014, la proporción había descendido al 10%. Y es muy posible que ahora que tantos niños estudian en casa, la proporción sea aún menor.

Obviamente, usar pupitres elevables no es la única manera de promover la salud infantil, pero sí que es una que suele gustar bastante a los niños. ¡La mayoría lo prefiere a comer brócoli!

EN PIE

Nuestro objetivo es que pases menos tiempo sentado en la misma posición. Hay muchas maneras de conseguirlo, ya sea usando un escritorio elevable para trabajar de pie, alternando un escritorio convencional y otro para estar de pie, levantarte con frecuencia para descansar de tu escritorio convencional, hacer parte del trabajo/visionado de pantallas en la barra de la cocina o adoptar la política de no sentarte en el transporte público o en las salas de espera. Puedes hacer cualquiera de las cosas anteriores, o todas, y cambiar de estrategia en función de cómo vaya el día. Puedes incluso permanecer sentado y aplicar algunas de las tácticas de movimiento que te recomendaremos (pág. 281). Queremos que empieces en el punto en que estés, pero también esperamos que apuntes muy alto: sentarte durante seis horas o menos al día.

Por sedentarios que seamos como sociedad, es innegable que, últimamente, hay algo en el aire que nos insta a levantarnos de la silla. Ya te habrás dado cuenta de que ahora hay aplicaciones, notificaciones de la computadora, relojes inteligentes, pulseras de actividad y otros dispositivos que te recuerdan que te debes levantar varias veces al día. Las empresas también piensan en maneras creativas de hacer que sus empleados se levanten y se muevan. Nuestro amigo Jim aplicó en su empresa una política muy ingeniosa (era una política de empresa, no una mera sugerencia) llamada Caminar/Hablar/Enviar. La cuestión era que si alguien necesitaba comunicarse con un compañero, lo primero que tenía que hacer era dirigirse a su escritorio para ver si podía hablar en persona con él o ella. Si la persona en cuestión estaba ocupada con una llamada o tenía algo entre manos, habría encendido una luz que Jim había instalado en todos los cubículos. Si el intento de comunicación en persona fallaba, se podía intentar por teléfono. Y si tampoco se conseguía así, entonces, y solo entonces, se le podía enviar un correo. El propósito de Jim era mejorar la comunicación cara a cara, pero también quería que sus empleados se movieran más. Y lo consiguió, porque la empresa era muy grande y ocupaba varias plantas.

De vez en cuando, alguien se queja de que este tipo de prácticas o los pitidos de los dispositivos que avisan de que es hora de levantarse afectan a la productividad y al pensamiento. Sin embargo, tal y como sugiere la investigación, estar de pie puede mejorar la productividad. En 2016, investigadores del Centro de Ciencias de la Salud de la Facultad de Salud Pública de la Universidad A&M de Texas publicaron un estudio que examinó durante seis meses la productividad de teleoperadores de atención al cliente a los que se había proporcionado escritorios que permitían sentarse y estar de pie. La mitad de los 167 participantes dispusieron de escritorios ajustables, mientras que la otra mitad siguió con los escritorios y las sillas convencionales. Quienes se pudieron poner de pie (y acabaron reduciendo en 1.6 horas el tiempo que pasaban sentados) fueron cada vez más productivos que quienes siguieron sentados (la productividad se midió por el éxito de las llamadas); el aumento en la productividad pasó de un 23 % el primer mes al 53 % a los seis meses. El grupo que se pudo poner de pie también reportó una menor incomodidad corporal. Estos resultados coinciden con lo que sabemos de los niños que usan pupitres elevables: estar de pie se asocia a mejoras significativas en la función ejecutiva y en la capacidad de memoria de trabajo de los alumnos.

Los programas aplicados por las empresas y los dispositivos que nos ayudan a permanecer menos tiempo sentados están muy bien. Sin embargo, en el fondo, nosotros somos los principales responsables de levantar el trasero de la silla. Siempre habrá sillas de despacho, asientos libres en el metro, sillas en las salas de espera y sillones en la sala de la casa que nos llamen con cantos de sirena, y es natural que queramos disfrutar de la comodidad que nos ofrecen. Sin embargo, hemos constatado que cuando la actitud respecto a sentarse cambia, la posibilidad de hacerlo resulta cada vez menos atractiva. «No, ya me quedo de pie, gracias» deja de ser algo que hacemos por educación cuando alguien nos ofrece su sitio en el autobús para convertirse en algo que deseamos hacer porque nos hace sentir bien. Además, se descubren posibilidades que antes pasaban desapercibidas. Por ejemplo, cuando vamos a conferencias multitudinarias, en lugar de buscar asiento en las primeras filas o en las filas centrales, nos quedamos de pie detrás de la última fila. Normalmente, nadie se sienta en la última, así que podemos permanecer de pie durante tanto tiempo como nos resulte cómodo y, entonces, nos sentamos sin molestar a nadie. En esa misma línea, no hay normas que nos obliguen a permanecer sentados mientras llenamos una caja de productos si somos voluntarios en un banco de alimentos o a sentarnos en la consulta del veterinario mientras este examina a nuestro perro. No hay por qué sentarse mientras esperamos la comida para llevar. Nada nos impide tomarnos de pie el café con el que evitamos el bajón de la tarde. Una vez que se adopta la mentalidad de «sentarse menos», aparecen todo tipo de oportunidades.

Para muchas personas, el escritorio es el mayor impedimento para estar de pie. Somos grandes defensores de los escritorios que permiten trabajar de pie y hay algunas ideas erróneas al respecto que nos ponen los nervios de punta. La primera es que los escritorios elevables que permiten trabajar sentado y de pie son muy caros. Claro que es posible gastarse mucho dinero en uno, y si quieres hacerlo, o comprar un Ferrari, no hay problema. Si estás realmente comprometido con la idea de moverte más, puedes optar incluso por escritorios montados sobre cintas de correr. Sin embargo, no permitas que la tecnología perfecta y maravillosa te aleje de lo que es bueno para ti. Hay muchas opciones efectivas y asequibles, como plataformas elevables que se adaptan a escritorios convencionales y que también se pueden usar en el suelo si nos gusta trabajar, jugar en la computadora o ver series o lo que sea sentados con las piernas cruzadas (una idea que nos encanta, como sabes desde el Signo Vital 1). También hay opciones que no cuestan nada, como pegar con cinta americana unas cuantas cajas de cartón, colocarlas sobre el escritorio que tengamos en casa y poner la computadora encima. Listos. Ya tenemos un escritorio para trabajar de pie. ¿Tienes una barra de cocina elevada? Si tienes unos cuantos libros voluminosos y los usas para elevar la laptop, también tienes un escritorio para trabajar de pie. Sé creativo. Cuando empezamos a recomendar escritorios para trabajar de pie a deportistas profesionales y aficionados, recibimos fotografías de escritorios elevados caseros de todos los rincones del mundo. Uno de nuestros preferidos consistía en un montón de ladrillos, con una torre a un lado para sostener el monitor de la computadora y una tabla colocada sobre ladrillos más bajos que sostenía el teclado. ¡Una genialidad!

Otra de las cosas que nos irrita cuando hablamos de los escritorios para trabajar de pie es que nos digan: «Es que en mi empresa no nos los ponen». Sin embargo, tu empresa no es la responsable de tu salud. Lo eres tú. Si quieres un escritorio que te permita trabajar de pie, construye uno o monta una plataforma elevable sobre tu escritorio convencional. No esperes una nota del médico o a que tus jefes descubran su generosidad, aunque se nos ocurre al menos una manera de darles un empujoncito. Un amigo nuestro trabajaba en una empresa que le había prometido un escritorio para trabajar de pie, pero le daban largas. Así que buscó la caja de cartón más fea y sucia que pudo, la llevó al despacho, la puso sobre su escritorio y empezó a trabajar en la computadora, ahora elevado. Antes del final de la semana había recibido un flamante escritorio elevable.

EJERCICIO: ORGANIZAR LA ESTACIÓN DE TRABAJO; SENTARSE EN MODO DINÁMICO

Diseñamos el registro de horas sentado y la puntuación correspondiente para subrayar lo que la investigación indica que favorece tanto a la salud musculoesquelética como a la general. La idea es estar sentado un máximo de seis horas diarias, pero también se puede pensar de otra manera: combinar estar sentado y estar de pie a lo largo del día. Lo uno no tiene por qué excluir lo otro. Lo puedes hacer por tramos: siéntate durante veinte minutos y pasa los diez siguientes de pie. Muévete y cambia de posición. Es decir, ¡muévete! Si estás de pie y mirando hacia delante, intenta mantener la posición de referencia de los pies (pág. 137), aunque no te preocupes demasiado por eso, porque la mayor parte del tiempo estarás en movimiento.

La clave reside en que te des opciones a ti mismo. La única manera de que puedas trabajar de pie es que dispongas de un espacio donde trabajar de pie, así que empieza a pensar desde ya en cómo puedes instalar algunas de las estaciones de trabajo que comentamos antes. Una vez que cuentes con el material, sigue nuestros consejos para usarlo de manera segura y eficiente. Cuando no estés de pie (o si no vas a estar de pie en absoluto), te debes seguir moviendo. Parte de este ejercicio consiste en aprender a ser menos sedentario en la silla.

Un último apunte antes de empezar. Si caminas y practicas las movilizaciones que te presentamos a lo largo del libro, tu cuerpo será más duradero y capaz de soportar periodos más largos sentado. Y aún será mejor si, además, haces ejercicio. En otras palabras, serás más flexible.

Quizás no sea necesario que consigas bajar de ese máximo de seis horas sentado. Quizás puedas permanecer más tiempo sentado sin repercusiones. Como siempre, escucha a tu cuerpo. Del mismo modo, si no tienes la menor intención de usar un escritorio para trabajar de pie, quizás tengas que redoblar los esfuerzos para moverte en el espacio en el que estés. Tómate muy en serio el apartado «Sentarse en modo dinámico».

Organizarte para trabajar de pie

Sea cual sea el tipo de escritorio elevable que uses, tanto si es de última generación como si lo construiste en el garage de tu casa, hay algunas cuestiones básicas de organización que lo harán sostenible en términos de movimiento, eficiencia y comodidad. Estas son las cinco cosas que debes saber acerca de cómo organizar un escritorio para trabajar de pie, empezando por los pies.

1. **Control de tierra.** Si la superficie bajo el escritorio es muy dura, te acabarás moviendo más para sentir comodidad. Aunque puede sonar como algo positivo, también puede indicar que la rigidez del suelo hace sufrir a los pies. Presta atención a las sensaciones. Si al cabo de unos días te duelen los pies, o bien usa calzado con más amortiguación, o bien amortigua el suelo con una alfombra o un tapete de ejercicio. También hay tapetes antifatiga diseñados específicamente para personas que están de pie durante periodos prolongados. Estar de pie sin opciones de movimiento en una superficie dura es una vía rápida a la incomodidad.

2. **Altura del escritorio.** Muchos de los escritorios fijos para trabajar de pie están a una altura de entre 100 y 106 centímetros. También hay opciones ajustables que puedes montar sobre el escritorio que ya tengas y que te dan más margen de maniobra en términos de altura de la superficie. Aunque es una obviedad, recordamos que cada cuerpo es distinto, así que no busques escritorios de una altura concreta. Ponte de pie en la posición

adecuada (punto 4) y flexiona los codos de manera que los antebrazos queden paralelos al suelo. El escritorio debería estar a la altura del codo más 2.5 centímetros adicionales (para tener en cuenta la altura del teclado). Dijimos «debería», no «debe», porque tienes que comprobar qué tal te resulta a ti. Si no te parece cómodo, es señal de que, o bien lo debes elevar más (ahí los libros te serán de gran ayuda), o bien lo debes bajar un poco. Si te planteas comprar un escritorio de altura fija, haz todas las revisiones que sean necesarias antes de dar el paso definitivo. Siempre podrás conseguir más altura poniendo libros debajo del teclado, pero no tendrás manera de bajarlo.

3. **Ayuda postural.** En nuestra opinión, una estación de trabajo no es apta a no ser que cuente con accesorios que te ofrezcan varias opciones para colocarte. Hace ya mucho que los dueños de los bares se dieron cuenta de que si querían que la gente se quedara en la barra y gastara más dinero, tenían que ofrecerles una barra cuya altura les permitiera apoyarse y un lugar en el que pudieran apoyar un pie y aligerar parte de la carga que soporta la zona lumbar. De ahí los reposapiés en la base de las barras. Seguir ese ejemplo te ayudará a estar más cómodo, porque te permitirá adoptar distintas posturas y, así, será más fácil que te quedes de pie más tiempo. Colocar detrás de ti un taburete alto, como los de los bares, preferiblemente con un asiento plano y bordes cuadrados a la altura aproximada de la entrepierna, te proporcionará una superficie en la que te podrás apoyar o recostar (recostarte es mucho mejor que sentarte, porque debes mantener cierta tensión para mantener el equilibrio), o incluso apoyar un pie de vez en cuando. Cuando te recuestes en el taburete, debe ser como estar mitad de pie, mitad sentado. El otro accesorio básico que recomendamos para trabajar de pie es un reposapiés que te permita levantar un pie, como en la barra del bar (o, si es el asiento de una silla, reposar una rodilla), o que pongas una caja o un soporte inclinado bajo el escritorio. Los reposapiés basculantes son otra opción. Si tienes los accesorios adecuados,

el cuerpo descubrirá de forma natural cómo usarlos para aligerar la carga y mantenerse en equilibrio.

4. **Posición correcta.** El objetivo de usar un escritorio para trabajar de pie es moverte más, algo que harás automáticamente a medida que asumas distintas posturas a lo largo de la sesión de pie. Sin embargo, cuando estés de pie y mirando hacia delante, la posición de referencia de los pies (pág. 137) será la más recomendable. Vamos a refrescarte la memoria: ponte de pie en una posición cómoda, con los pies mirando hacia delante y a lo ancho de la cadera. Reparte el peso al 50% entre el talón y la planta de los pies. Si miras hacia abajo, los tobillos han de estar en el centro de los pies, no metidos hacia dentro ni inclinados hacia delante o hacia atrás. Si los tobillos se inclinan en alguna dirección o si las rodillas se tocan, no estás en una posición adecuada.

5. **Entrenar.** Sí, leíste bien. Si quieres trabajar de pie, tienes que entrenar para ello, del mismo modo que entrenarías para un maratón. ¿Verdad que no se te ocurriría pasar de estar todo el día en el sillón a correr 42 kilómetros de hoy para mañana? Pues lo mismo pasa si llevas veinte años trabajando sentado y pretendes pasarte ocho horas de pie. Si lo haces, te dolerá. Y mucho. Muchas personas hipermotivadas que creen que encontraron el santo grial de la buena salud acaban pulsando el botón para bajar el escritorio elevable y no lo vuelven a subir nunca más. Así que toma las cosas con calma. Comienza con treinta minutos diarios y prolóngalos al ritmo que te resulte cómodo.

Sentarse en modo dinámico

Somos conscientes de que hay personas que no quieren o no pueden usar un escritorio para trabajar de pie. También somos conscientes de que cuando la mayoría de las personas se sientan, se quedan inmóviles, a excepción de los diminutos movimientos de los dedos al teclear.

No seas una de esas personas. ¡Te puedes mover sentado! No te pedimos que hagas un acto de fe. En un estudio de 2016, el laboratorio de James Levine demostró que usar una silla o un reposapiés diseñados para promover los movimientos nerviosos aumentaba el gasto energético en un 20%. Así que, tanto si te pasas el día sentado como si alternas estar sentado y estar de pie, estas son algunas maneras de seguir moviéndote.

Respirar

Esta estrategia no consiste tanto en moverse como en evitar la tendencia a encorvarte como un camarón ante la computadora, con lo que solo conseguirás cargar las cervicales, los hombros, la espalda, etcétera, etcétera, etcétera. Cuando te sientes, asegúrate de que configuras el cuerpo de una forma que te permita respirar hondo. Si no puedes respirar hondo, no estás en una posición que facilite el movimiento. Una vez que adoptes una postura que te permita hacer respiraciones completas, podrás empezar a pensar en moverte más.

Contar con material adecuado

Hace unos años nos pidieron consejo para organizar el despacho de un escritor que ya había redactado dos memorias de gran éxito y que estaba a punto de comenzar a redactar las terceras. No contemplaba poner un escritorio elevable, porque necesitaba estar sentado para concentrarse. Por otro lado, también era consciente de que permanecer sentado durante todas las horas que le exigiría escribir el libro le pasaría factura. De hecho, ya había pasado mucho tiempo sentado y lo estaba empezando a notar en su rendimiento en el campo de golf. Le recomendamos dos cosas para que se pudiera mover mientras estaba sentado. La primera fue un reposapiés basculante. Hay varios modelos que ofrecen una ligera resistencia cuando se balancean o se ejerce presión contra ellos (y, como dijimos antes, también se pueden usar con los escritorios para trabajar de pie). La segunda fue una silla que le permitiera hacer movimientos amplios con el torso. Hay una nueva categoría de asientos a los que se califica de «asientos activos» y que incluye sillas, taburetes y pelotas que permiten el movimiento mientras se está sentado. No tenemos ningún favorito, sino tan solo una norma general: la silla del despacho no debe ser una cómoda alcoba en la que echarse.

Levántate y anda

El beisbol tiene la tradición del estiramiento de la séptima entrada. Tú instaurarás la tradición del estiramiento de la media hora, así que haz lo que sea necesario para recordarte que te debes levantar de la silla cada media hora (una alerta en la computadora, una alarma en el celular...) y HAZLE CASO. Levántate durante un minuto o más y muévete, ya sea para hacer estiramientos, para ir al baño o a la cafetería, o para dar una vuelta por la oficina. Si no te puedes levantar, usa esa alerta cada media hora para moverte en los confines de la silla.

Descansa y muévete

Algunas de las movilizaciones son muy sencillas y las puedes hacer junto al escritorio para contrarrestar los efectos de permanecer sentado. El ejercicio isométrico de rodillas (pág. 112) te ayudará a aliviar la compresión de la columna y promueve una buena extensión de cadera. También puedes hacer una versión de la paloma elevada (pág. 59) mientras estás sentado: sentado en la silla, mantén un pie apoyado en el suelo, flexiona la otra pierna y coloca el tobillo sobre la rodilla de la pierna apoyada, de modo que las piernas formen un 4. Pon la mano sobre la pierna flexionada, inclínate ligeramente hacia delante y rota primero hacia la izquierda y luego hacia la derecha. Sigue alternando entre ambas posiciones durante un mínimo de dos minutos o durante tanto tiempo como puedas. Cambia de lado.

Activa tu superpoder: dormir

Evaluación
Recuento de horas de sueño

Ejercicio
Planificar un buen descanso

Este es el último signo vital, aunque para nada es el menos importante. No nos atrevemos a decir que el resto de los ejercicios del libro no te servirán de nada a no ser que duermas lo suficiente y lo suficientemente bien. Sin embargo, sí que diremos que el sueño es el eje sobre el que gira todo lo demás. Además de las innumerables maneras en las que dormir bien mantiene al cuerpo en buen estado, desde la salud cardiovascular y la función cognitiva hasta cómo experimentamos el dolor, también te da la energía que necesitas para seguir todas las recomendaciones que te presentamos hasta ahora. Dormir bien no solo aumenta las probabilidades de que pongas en práctica los ejercicios de los otros nueve signos vitales, sino que así les sacarás más jugo.

El sueño permite al cuerpo recuperarse del estrés del día y al cerebro consolidar la información nueva. También es fundamental para la salud general: 7 de las 15 principales causas de muerte se han asociado a la falta de sueño. Y es por eso por lo que el cuerpo envía tantas señales de que necesitamos pasar más tiempo bajo las sábanas. Piensa en cómo te sientes cuando estás cansado. Lento, falto de motivación, irritable... Afecta a todo lo que hacemos, incluidas las decisiones que tomamos en relación con el bienestar y la movilidad del cuerpo. Cuando estamos cansados, la probabilidad de tomar decisiones de alimentación poco saludables y de no levantarnos del escritorio se dispara.

Sí, es muy probable que esto no te pase cada vez que trasnochas. El cuerpo humano tiene una tolerancia increíble. Podemos retorcerlo en posturas incómodas, comer mal y dormir poquísimo y seguirá funcionando. Y menos mal, porque cuando enfermamos, damos a luz o estamos sumidos en un proyecto profesional absorbente, habrá momentos en los que tendríamos problemas gravísimos si el cuerpo humano no fuera tan tolerante. Sin embargo, tolerar condiciones de vida subóptimas y estar bien son dos cosas muy distintas. Del mismo modo, escatimar en lo importante a corto plazo está a años luz de hacerlo a lo largo de semanas, meses o años. Es probable que no suframos hasta más adelante las consecuencias del daño que causamos hoy.

Según la Sleep Foundation, el 35 % de la gente duerme menos de siete horas diarias. Es muy probable que la mayoría de estas personas deseen poder dormir más, aunque, lamentablemente, hay personas que se enorgullecen de dormir muy poco. A las publicaciones de negocios les encanta publicar artículos que elogian a brillantes consejeros delegados y políticos que, supuestamente, funcionan a pleno rendimiento con solo cuatro horas de sueño diarias. Bill Clinton, una de estas celebridades conocidas por no dormir (hasta que se tuvo que someter a una operación de *bypass* cuádruple, quién sabe si por pura casualidad o debido a un nivel elevado de estrés y a la mala genética, aunque probablemente por una combinación de todo lo anterior), tuvo un profesor en la universidad que le dijo que los grandes hombres necesitan menos horas de sueño que la gente común. Quizás haya un pequeño subgrupo de personas (a las que los investigadores llaman «la élite insomne») cuya genética les permite funcionar bien con menos de cinco horas de sueño diarias. Sin embargo, los expertos del sueño dicen que menos del 1% de la población mundial pertenece a esta élite. Y no te lo tomes a mal, pero es muy improbable que tú seas una de esas personas. Nosotros tenemos clarísimo que no lo somos. No hay casi nadie que no necesite entre siete y nueve horas de sueño diarias. Y antes de que vayas al trabajo y te jactes con falsa modestia de no haber dormido más de cuatro horas, piensa que, con toda probabilidad, lo primero que les pase por la cabeza a tus compañeros y, quizás, incluso a tu jefe, sea: «Uf, pues hoy no servirás para nada, aportarás muy poco y solo conseguirás que la empresa empeore».

Aunque a nadie se le ocurriría decir que la pandemia por COVID-19 fue positiva, una de las consecuencias del cambio en la manera de trabajar de muchas personas es que ahora duermen más. Aunque aún no sabemos cuáles serán las consecuencias a largo plazo, lo que sí sabemos es que, antes de la pandemia, la falta de sueño era un problema global. Los Centros para el Control y Prevención de Enfermedades han calificado la falta de sueño como un problema de salud pública.

Tal y como probablemente ya hayas supuesto, somos unos apasionados del sueño, una pasión que esperamos contagiarte compartiendo contigo todos los motivos por los que debería ser una prioridad para ti, además de algunas ideas sobre cómo bajar de revoluciones al final del día para poder dormir como necesitas. Todos sabemos cómo dar más, más y más, pero muy pocos sabemos cómo ponerle fin al día de una manera saludable. Nos falta equilibrio. Nos convendría tomar ejemplo de los pilotos de enduro: conducir con el acelerador a fondo y, entonces, pisar el freno también a fondo. Con unas cuantas estrategias de sueño sencillas, podrás hacerlo.

Así que veamos en qué punto te encuentras ahora. Nuestra evaluación te ayudará a hacerte una idea clara de cuántas horas de sueño acumulas en una noche normal.

Evaluación: recuento de horas de sueño

Siempre que trabajamos con personas individuales o con grupos, sean del tipo que sean (deportistas profesionales, élite militar, deportistas aficionados, personas que no hacen nada de ejercicio), les preguntamos cuántas horas duermen al día. Entonces, y como casi todo el mundo sobrestima o subestima las horas de sueño reales, les pedimos que cuenten las horas. Y eso es precisamente lo que te vamos a pedir a ti. Fíjate en tus horas reales de sueño. No se trata de cuánto tiempo pasas en la cama, sino cuánto tiempo duermes de verdad. Tanto o más importante que eso es cómo te encuentras al día siguiente. Dormir un promedio de ocho horas diarias es fantástico, pero la calidad del sueño también es crucial.

Nuestra evaluación tiene sus límites. Un estudio del sueño en una clínica o en un hospital te dirá no solo si duermes el tiempo necesario, sino también si pasas por todas las fases (hablaremos más de ello luego) o si padeces algún trastorno del sueño. Asimismo, puedes hacerte una idea de las fases del sueño y de las interrupciones nocturnas con dispositivos portátiles de registro del sueño. Hay muchos entre los que elegir: Garmin, Apple, Oura o Fitbit son solo algunas de las marcas disponibles. Hay incluso dispositivos de registro del sueño que no se llevan en la muñeca, sino que se colocan en la cama, como el Sleepme+, que registra todos los factores que contribuyen a un sueño reparador y que ajusta la temperatura del colchón para promover el sueño REM. Todos estos dispositivos, tanto los que se llevan en la muñeca como los que van en la cama, acostumbran a registrar el movimiento o la frecuencia cardiaca, o ambos, una información que usan para ofrecerte un informe matutino acerca de la duración y la calidad del sueño del que acabas de despertar. Esta información puede ser muy útil. Siempre abogamos por tener la máxima información posible y estos dispositivos son fantásticos para ello. Sin embargo, creemos que solo calcular las horas de sueño y preguntarte cómo te encuentras por la mañana ya puede ser muy revelador por sí mismo. Calcula cuánto duermes y trabajemos a partir de ahí.

Preparación

Haz el promedio de tres noches de sueño. Te recomendamos que incluyas la noche de un viernes o sábado para que puedas determinar si tus horas de sueño varían mucho en función de si es una noche laborable o no. No necesitas más que una cama, así como lápiz y papel para apuntar y hacer cálculos. Te será útil tener una libreta en la mesita de noche para que, si te cuesta dormir, puedas apuntar más o menos cuánto tiempo tardaste en conciliar el sueño. Mejor eso que dejarlo para la mañana siguiente, porque cabe la posibilidad de que se te olvide.

El test

Es muy sencillo: apaga la luz y acuéstate. Por la mañana, calcula cuántas horas dormiste, restando las veces que te hayas despertado por la noche, ya sea para ir al baño o porque te desvelaste. Intenta también hacer un cálculo aproximado de cuánto tiempo tardaste en conciliar el sueño y resta ese tiempo a las horas que hayas estado en la cama. No será exacto, pero sí que te puedes hacer una idea bastante aproximada. (Y, por supuesto, si tienes un dispositivo que registra el sueño, úsalo). Repite el proceso durante tres noches típicas, una de ellas en fin de semana o cuando no tengas que trabajar al día siguiente. No incluyas las siestas en este cálculo; hablaremos de ellas más adelante.

Tras cada noche de sueño, evalúa también tu grado de energía a lo largo del día. ¿Te dio sueño antes del mediodía? ¿Necesitaste cafeína para despejarte por la mañana?

Interpretar el resultado

Suma las horas de sueño de cada noche y divide el resultado entre tres. Esa cifra es tu puntuación.

Si duermes menos de siete horas diarias, no duermes lo suficiente. Nos encantaría poder darte una palmadita en la espalda y decirte que algo es mejor que nada y que al menos duermes un poco. Sin embargo, no estamos aquí para eso. Creemos que el mundo sería un lugar más sano y amable si todos durmiéramos lo necesario. ¡No te conformes con menos! Si duermes siete horas diarias y aun así tienes sueño hacia las diez u once de la mañana (una situación que solo la cafeína puede remediar), es posible que seas una de esas personas que necesita ocho o nueve horas de sueño. Si las duermes y aun así sientes cansancio, sería conveniente que hablaras con el médico.

¿Cuándo debes repetir el test?

¡Cada noche! Ya que (supuestamente) vas a dormir todas las noches, puedes llevar la cuenta de las horas que duermes.

EL SUEÑO ES COMO UNA VITAMINA

Cuando estamos cansados, la mayoría se las arregla para aguantar y seguir. Sin embargo, si observamos cómo se comportan los niños pequeños cuando no duermen lo suficiente, nos podemos hacer una idea de lo que el cuerpo siente en realidad cuando lo privamos del sueño que necesita. Cuando nuestras hijas eran pequeñas, para nosotros era prioritario que durmieran bien, y nos aseguramos de que tuvieran un horario de sueño regular, tanto por la noche como para las siestas. Sí, éramos de esos padres. Y valió la pena. De pequeñas, nuestras hijas siempre suscitaban comentarios del tipo: «Qué bien se portan sus hijas. Son educadísimas». Siempre nos mirábamos y sonreíamos, porque es más que probable que reprobáramos en todo lo demás relacionado con la crianza. Sin embargo, como las niñas descansaban tan bien, no solían tener altibajos emocionales.

Con los niños menores de dos años hay que esperar lo inesperado. Sin embargo, cuando ya son un poco mayores y se tiran al suelo y tienen berrinches, lloran y discuten, lo más habitual es que tengan sueño. De adultos, no tenemos el lujo de poder hacer lo mismo, aunque, cuando estamos agotados, la mayoría de nosotros daríamos lo que fuera para poder arrojarnos al suelo y estallar en una pataleta. Si te sientes así a diario, debes saber que es un mensaje de tu cerebro, que te dice que estás tratando mal al cuerpo.

El sueño (suficiente y de calidad) es tan vital que le podríamos dedicar todo un libro. (Eso es lo que han hecho muchos otros, como el doctor Matthew Walker, profesor de neurociencia y psicología en la Universidad de California en Berkeley y director del Centro para la Ciencia del Sueño Humano, cuyo libro *¿Por qué dormimos?* ha informado gran parte de nuestras ideas). Sin embargo, seremos breves, lo que bastará para que te hagas una idea de por qué convertimos al sueño en el Signo Vital 10.

El cerebro es la parte más importante del cuerpo: sin él, nada funciona. Por lo tanto, que el cerebro dependa del sueño debería bastar para convertirlo en una prioridad apremiante. Esta noche, mientras duermes, el cerebro moverá cosas de un lado a otro para dejar espacio a la información nueva que recibirá mañana. El sueño también permite que el cerebro cree recuerdos y mejora el aprendizaje, ya sea de contenido intelectual o de habilidades motoras.

Uno de los estudios sobre el sueño más interesantes que ha realizado Matthew Walker fue uno en el que se pidió a participantes diestros que aprendieran a escribir una secuencia a máquina con la mano izquierda. Los participantes practicaron esta habilidad motora durante un tiempo y se les puso a prueba doce horas después. La mitad de los participantes había practicado por la tarde y había dormido ocho horas antes de la prueba. La otra mitad, que había practicado por la mañana, hizo la prueba por la tarde, sin haber dormido. ¿Adivinas qué grupo obtuvo mejores resultados? El que durmió toda una noche. Cuando el otro grupo repitió la prueba, una vez que hubieron dormido, su rendimiento experimentó una mejora similar. La conclusión de Walker: la práctica (y el sueño) llevan a la perfección.

Este es uno de los motivos que explican que, tal como quedó bien demostrado, el desempeño de los deportistas es mejor cuando han satisfecho adecuadamente las necesidades de sueño del organismo. El tiempo de reacción también mejora. La incidencia de lesiones es inferior en los atletas que descansan bien. Y esta información es relevante para todo el mundo. Tanto si vas a jugar a la pelota con tu hijo como si vas a salir en bicicleta, te conviene que todo funcione de la mejor manera posible. Incluso si tu nivel de actividad máximo se limita a barrer la casa y, quizás, trabajar en el jardín, tienes un cuerpo que se debe mover. Y se moverá mucho mejor si durmió bien.

La cuestión va más allá del papel del cerebro en el movimiento. Mientras duermes, el cuerpo también regenera las células de los tejidos asociados al movimiento, repara los músculos y estimula el crecimiento de estos. A menos sueño, menos musculatura fuerte. La falta de sueño también puede reducir la sensibilidad a la insulina, lo que a su vez puede aumentar la probabilidad de que los tejidos se inflamen y, por lo tanto, sean menos tolerantes al ejercicio.

Los hábitos de sueño también influyen en el dolor que sientes como consecuencia de los problemas musculoesqueléticos que puedas tener. La falta de sueño puede provocar dos cosas. La primera es que la parte del cerebro que envía las señales de dolor a la conciencia se vuelve más sensible. Al mismo tiempo, las regiones que amortiguan la percepción del dolor (como un analgésico endógeno) reducen su actividad. Lo positivo es que si el lunes te duele la espalda, una noche de sueño reparador puede contribuir a que te duela menos el martes. Lo primero que preguntamos a los clientes que vienen porque les duele algo es cuántas horas duermen. El sueño es la primera línea de defensa contra el dolor.

Si tomamos perspectiva y adoptamos una visión global, vemos que el sueño también es fundamental para el bienestar general. En el día a día, el sueño nos ayuda a mantener el sistema inmunitario a pleno rendimiento para que nos proteja de virus como el del resfriado común. En 2015, un equipo liderado por un investigador de la Universidad de California en San Francisco concluyó que dormir menos de seis horas diarias cuadruplica el riesgo de contraer un resfriado, al margen de la edad que se tenga. Entre los muchos estudios interesantes derivados de la pandemia por COVID-19, uno llevado a cabo en Pekín concluyó que cuanto menos hubieran dormido las personas en la semana previa a contraer el virus, más severos eran los síntomas. (El estudio también concluyó que dos extremos del espectro de actividad, el sedentarismo y la actividad excesiva, aumentaban la susceptibilidad a la enfermedad).

Y aún hay más: una gran cantidad de estudios también relacionaron la privación de sueño con la reducción de la esperanza de vida, así como con múltiples enfermedades posiblemente mortales, como la diabetes, la obesidad, la depresión, los infartos de miocardio o el ictus. En los laboratorios del sueño, los investigadores pudieron observar por qué la falta de sueño podría desencadenar algunas de estas enfermedades. Por ejemplo, sometidos al equivalente de media noche de sueño (cuatro horas), los participantes presentaron un aumento de la secreción de cortisol (la hormona de lucha o huida), una reducción de la sensibilidad a la insulina y más inflamación, todo lo cual contribuye al aumento de la glucosa en sangre que se asocia a la diabetes. La falta de sueño también supone un riesgo para el corazón, porque dormir le ofrece la oportunidad de descansar, como demuestra el hecho de que la frecuencia cardiaca disminuye mientras dormimos. La presión arterial también se reduce durante el sueño. Cuando no dormimos lo suficiente, el sistema cardiovascular sigue funcionando a pleno rendimiento y carece del tiempo que necesita para recuperarse.

La falta de sueño también interfiere en el Signo Vital 6 («Come como si fueras a vivir para siempre») porque afecta al apetito. Se ha comprobado que la falta de sueño se asocia a un aumento de peso y a malas decisiones respecto a la alimentación, y los investigadores están empezando a entender por qué. Por un lado, está la cuestión de que si pasamos más horas levantados, aumenta la probabilidad de que tengamos hambre y comamos algo. En los estudios, los participantes privados de sueño comieron más por la noche que sus homólogos que dormían lo suficiente. También consumieron más calorías totales: unas 204 calorías más al día, según un metaanálisis de 2021 que revisó 54 estudios del sueño. Quizás no parezca mucho, pero si lo multiplicamos a lo largo de semanas y de meses, son muchas calorías adicionales.

Todo esto tiene que ver con la bioquímica. Como parte de un estudio sobre el sueño de quince años de duración, llevado a cabo en Wisconsin, los investigadores descubrieron que el nivel en sangre de las hormonas reguladoras del apetito en quienes dormían poco (cinco horas diarias) era distinto al de las personas que dormían más (ocho horas diarias). Quienes dormían poco tenían concentraciones inferiores de leptina, que inhibe el apetito, y niveles superiores de grelina, que lo estimula. Otro estudio observó el efecto del sueño sobre los endocannabinoides (eCB), que son exactamente lo que su nombre da a entender: neurotransmisores con propiedades similares a las del cannabis, incluyendo la influencia sobre el apetito. Investigadores de la Universidad de Chicago midieron el nivel de eCB y la ingesta de comida en hombres y mujeres después de 8.5 horas de sueño y después de 4.5 horas de sueño. Cada «dosis» de sueño duró cuatro días consecutivos. Las dosis de sueño corto alteraron el ritmo de subida y bajada natural de los eCB, lo que podría explicar por qué, cuando se reduce el tiempo de sueño, los participantes consumían más tentempiés de alta palatabilidad (nombre científico para la comida basura). Los investigadores informaron de que a los participantes les costaba más resistirse a la comida rápida cuando tenían sueño.

«Lo he probado todo»: cuando dormir es una misión imposible

El insomnio está descontrolado. Entre el 10 y 30% de los adultos lidian con el insomnio crónico, una proporción que asciende al 48% en adultos mayores. Es una crisis sanitaria. No somos expertos en insomnio, así que si de verdad no puedes dormir, te recomendamos encarecidamente que acudas a un especialista del sueño que te pueda ayudar a resolverlo. Sin embargo, sí que podemos ofrecer algunos consejos que te pueden resultar útiles antes de que llegues a necesitar un especialista.

En primer lugar, lee el ejercicio del Signo Vital 10, repasa la lista y aplica todas las estrategias. Sin saltarte ni una. Hablamos con muchas personas que tienen problemas de sueño y que creen que lo han probado todo, y entonces se dan cuenta de que no es así. Ten en cuenta todas las variables: movimiento, luz, sonido, tecnología, rutina. Pruébalo todo, pero de verdad, y céntrate sobre todo en el elemento de bajar de revoluciones gradualmente. Un breve ejercicio de movilidad te puede ayudar a desactivar el cuerpo y prepararte para dormir.

Presta atención también a lo que ingieres. El alcohol empeora los trastornos del sueño (como veremos en la pág. 303). Y el ciclo de cafeína para despertarse por la mañana y pastillas para dormir por la noche que adopta tanta gente puede hacer que, durante el día, nos dé la sensación de que estamos alerta. Sin embargo, el sueño inducido por las pastillas para dormir no es de buena calidad y no contribuye a consolidar el aprendizaje y los recuerdos en el cerebro. Al final, este ciclo de automedicación resulta inútil y es muy poco probable que resuelva el problema del insomnio.

Hablamos de «insomnio» cada vez que tenemos problemas para dormir, pero el término alude a un trastorno médico. A veces, lo que experimentamos no es más que una mala racha. Si pasas por un periodo muy estresante, algo que nos sucede a todos, es posible que el sueño se vea afectado. Hay enfermedades, muertes, divorcios, presiones profesionales y estrés familiar. De todo. A veces, no nos queda otra opción que capear el temporal y recuperar los buenos hábitos de sueño cuando podamos.

Por otro lado, cómo abordemos los problemas de sueño también marca una diferencia. Uno de los médicos con los que Kelly trabajó al principio de su carrera llevaba veinte años sufriendo problemas de sueño. Se despertaba a las cuatro horas y se quedaba desvelado durante dos, maldiciendo su mala suerte y preocupándose por todo el sueño que estaba perdiendo. Al final, decidió aceptar que las cosas eran como eran. Se levantaba, salía de la recámara y leía con una luz de baja intensidad hasta que le volvía a entrar el sueño. Entonces se acostaba y dormía un par de horas más. Fue transformador. Estar en la cama, despierto y rumiando acerca de estar despierto no lo ayudaba en absoluto. Distraerse de la ansiedad con un libro, sí. ¿Fue una solución perfecta? No. Sin embargo, puede ser útil echar mano de cualquier recurso que nos pueda distraer del insomnio (un audiolibro, música relajante, una aplicación para meditar, contar ovejas... ¡sí, también funciona!). Somos grandes aficionados a

Brain.fm, una aplicación con base científica que reproduce música orientada a inducir estados de ánimo y emociones concretas, incluido el deseo de dormir.

EL SISTEMA DE FRENOS DEL CUERPO

Cuando estamos agotados y tan cansados que apenas podemos mantener los ojos abiertos y por fin nos podemos derrumbar en la cama y desconectar del mundo que nos rodea, el sueño parece lo más sencillo del mundo. Sin embargo, el sistema del cuerpo para frenar hasta casi detenerse no es sencillo en absoluto. Tienen que pasar muchas cosas antes y durante las horas que pasamos durmiendo. (O no durmiendo. Véase «Lo he probado todo»: cuando dormir es una misión imposible, en la pág. 294).

La necesidad de dormir es el resultado de la confluencia de varios factores biológicos. Uno de ellos es el ritmo circadiano, el reloj interno del cuerpo, con ciclos de aproximadamente veinticuatro horas, que se rige por estímulos ambientales, como la luz. Esta alarma interna activa otros mecanismos fisiológicos que nos ayudan a despertarnos por la mañana y que inducen el sueño a medida que se acaba el día. Todos los seres humanos tenemos ritmos circadianos similares, aunque no idénticos, lo que explica por qué hay a quien le gusta seguir en pie pasada la medianoche y quien prefiere acostarse pronto y madrugar. Ninguna de estas preferencias es necesariamente mejor que la otra. Lo que importa es dormir las horas necesarias, no cuándo se duermen.

Otro de los principales catalizadores del sueño es lo que se conoce como «control homeostático del ciclo sueño-vigilia». Actúa junto al ritmo circadiano y, tal y como su nombre sugiere, controla cuándo conciliar el sueño y cuándo despertar unas horas después. La adenosina, una sustancia endógena, activa la parte del sueño de esta ecuación (la presión para dormir) e inhibe las regiones del sistema nervioso que median la vigilia al tiempo que activa las que median el sueño. Esto es importante si eres un aficionado a la fisiología, pero aún más si te apasiona la cafeína: la cafeína se liga a los receptores que, en su ausencia, se ligarían a la adenosina e impide así que esta induzca el sueño.

Mientras que la cafeína nos encanta porque nos despeja, la melatonina es un suplemento valorado, en ocasiones erróneamente, porque nos ayuda a emprender la dirección contraria. La melatonina que secreta el cuerpo es una hormona que empieza a aumentar en el torrente sanguíneo a medida que oscurece y baja su concentración cuando el cielo se vuelve a iluminar. Contribuye a regular el ritmo circadiano, pero no ejerce un efecto tranquilizante, como tampoco lo ejercen las versiones comerciales, por mucho que quienes las consumen crean que sí. Con esto no queremos decir que la melatonina no sea útil: se ha comprobado que ayuda con el desfase horario y con los trastornos del sueño consecuencia de la alteración del ciclo sueño-vigilia.

Cuando las cosas van bien y dormimos a pierna suelta durante ocho horas (más o menos), el cuerpo pasa por cuatro fases del sueño secuenciales, cada una de las cuales desempeña una función específica con el objetivo de convertirnos en seres humanos funcionales. Las primeras tres fases se conocen como «sueño sin movimientos oculares rápidos» (sueño no REM). Durante las dos primeras, el sueño es ligero y el cuerpo y el cerebro se empiezan a relajar. Los músculos se destensan, y baja la frecuencia cardiaca y la respiratoria. Para cuando llegamos a la tercera fase, la del sueño profundo, estamos en pleno proceso de recuperación de las exigencias del día. Los músculos se reparan y crecen, y el cerebro crea espacio para recuerdos y datos nuevos. Sin embargo, el verdadero mantenimiento del cerebro sucede durante la cuarta fase del sueño, el sueño REM, caracterizado por los movimientos oculares rápidos. Es entonces cuando el cerebro está activo, produce los sueños más vívidos, crea recuerdos y consolida la información que aprendimos durante el día.

A lo largo de la noche, el cuerpo alterna entre el sueño no REM y el sueño REM. Ambos son esenciales y por eso es tan importante que durmamos entre siete y nueve horas. Las personas que duermen menos pueden perder cantidades significativas de uno de los dos tipos de sueño, o de los dos, y, por lo tanto, sus beneficios. Lo más alarmante es que se ha visto que el déficit de sueño REM se asocia a un índice de mortalidad superior en personas de mediana edad y mayores. Aunque se desconocen los motivos, la investigación ha demostrado que cada reducción del 5 % en el sueño REM aumenta la mortalidad entre un 13 y un 17 por ciento.

Datos como estos nos han llevado a ser muy protectores, quizás incluso algo obsesivos, en lo que al sueño se refiere. Y no es que seamos perfectos. Ambos somos propensos a ciertas alteraciones del sueño: Kelly, porque incluso con la recámara en la más absoluta oscuridad y con el antifaz puesto, se da cuenta de algún modo de cuando alguna de las niñas dejó una luz encendida en casa, y Juliet, porque puede sufrir despertares nocturnos asociados a la ansiedad. Sin embargo, despertarse durante la noche es relativamente normal, aún más en personas mayores, debido a los cambios en el ritmo circadiano y la producción de hormonas consecuencia de la edad. (Lo difícil es volver a conciliar el sueño; véase la pág. 294).

No siempre somos conscientes de cuántas veces nos despertamos por la noche, lo que en ocasiones nos lleva a preguntarnos por qué nos levantamos casi tan cansados como antes de acostarnos. Hace unos años, Kyle Kingsbury, un conocido artista de artes marciales mixtas y presentador del *Kyle Kingsbury Podcast*, vino a vernos. Entonces tenía un niño pequeño. «No lo entendía —nos dijo—. Me pasaba nueve horas y media en la cama y me despertaba agotado. Día tras día». Entonces se compró un reloj que registraba el sueño y se dio cuenta de que, como tenía un niño pequeño, se despertaba unas 35 veces por noche. Y no porque el niño lo despertara todas esas veces, sino para comprobar que seguía respirando, como les pasa a tantos padres y madres recientes. «Fue un alivio, porque al fin pude entender lo que me pasaba».

Dado que, en la mayoría de los casos, dormir como un bebé solo es posible cuando se es un bebé (y, a veces, ni siquiera entonces), aplicamos todas las estrategias posibles para garantizar noches con la mayor cantidad de sueño de la mejor calidad posible. Estas estrategias forman parte de lo que se conoce como «higiene del sueño», una serie de conductas que la ciencia ha demostrado que ayudan al cuerpo y al cerebro a conciliar y mantener un sueño reparador. La mayoría de los médicos prescriben estas prácticas para combatir el insomnio, en lugar de pastillas para dormir. Nosotros creemos en ellas a pies juntillas y somos estrictos en su aplicación. Estamos convencidos de que tú harás lo mismo una vez que las hayas incluido en tu rutina y compruebes la diferencia que marca una noche de sueño reparador. Estas conductas son el ejercicio del Signo Vital 10. En el apartado siguiente te las presentamos una a una y te explicamos por qué son merecedoras de tu devoción.

EJERCICIO: PLANIFICAR UN BUEN DESCANSO

Tanto si lees un libro sobre cómo dormir bien como si hablas con algún experto sobre el tema, la conclusión será la misma: instaurar una rutina para acostarse es imprescindible para dormir bien. Nosotros sabemos por experiencia que aplicar estrategias de higiene del sueño noche tras noche funciona de verdad. Conciliar y mantener el sueño nos resultará mucho más fácil si ofrecemos al cuerpo los mismos estímulos en la misma secuencia repetidamente. Estas son las diez mejores prácticas que recomendamos para una buena higiene del sueño.

1. **Acuéstate y levántate siempre a la misma hora, incluso el fin de semana**. Intentamos acostarnos y levantarnos a la misma hora cada día, como si fuéramos niños pequeños que necesitan una rutina de sueño estricta (o al menos eso es lo que nosotros hemos hecho con nuestras hijas). Los fines de semana somos un poco más flexibles, pero no mucho, por un motivo concreto. Al ciclo del sueño le gustan los hábitos, por lo que conciliar el sueño por la noche y despertarse por la mañana es mucho más

fácil si mantenemos el mismo horario. Además, es imposible recuperar el fin de semana las horas de sueño que perdimos de lunes a viernes. Las siestas tampoco son la solución. Pueden ser beneficiosas (si superan los treinta minutos es posible entrar en la fase de sueño profundo y reparador), pero no compensan la privación de sueño nocturno. Además, pueden hacer que conciliar el sueño por la noche sea más difícil, lo que solo consigue perpetuar el ciclo. Si duermes la siesta, que sea antes de las tres de la tarde.

2. **Muévete durante el día.** Imaginamos que estás poniendo en práctica los distintos ejercicios que te presentamos a lo largo del libro. De ser así, ya estás cumpliendo este punto, sobre todo si caminas, como aconsejamos en el Signo Vital 4. Si necesitas recordar la relación entre cómo caminar ayuda a dormir, ve a la pág. 128. (En síntesis: caminar cansa el cuerpo y, si lo haces de día, ayudarás a mantener el ritmo circadiano en hora).

Ya que hablamos del movimiento y del sueño, muchas veces nos preguntan si pasa algo por hacer ejercicio de noche. Hay motivos lógicos por los que podría ser una mala idea. Hacer ejercicio eleva la temperatura corporal (hablaremos de ello en un momento) y activa el cuerpo, lo que puede dificultar conciliar el sueño. Sin embargo, son muchas las variables que influyen en ello, como lo cerca de la hora de acostarse que se haga ejercicio o si la cronobiología individual hace que seamos más nocturnos o diurnos. Lo importante de hacer ejercicio no es cuándo se hace, sino hacerlo. Por supuesto, si te mantiene en vela, intenta cambiar el horario y recuerda que el ejercicio cardiovascular matutino ayuda a regular el ritmo circadiano. Sin embargo, no asumas automáticamente que hacer ejercicio por la noche está mal. Como siempre decimos, escucha al cuerpo.

3. **Cuidado con la cafeína.** Tanto si procede del café como del té, del chocolate, de bebidas energéticas o de cualquier otra fuente (como las bebidas descafeinadas, que tienen un poco de cafeína),

el sistema necesita algo de tiempo para eliminar la cafeína. Quizás más tiempo del que crees. El cuerpo necesita entre cuatro y seis horas para metabolizar la mitad de la cafeína (cada persona la metaboliza de un modo distinto). Y aunque su capacidad para impedir el sueño decae cuando pasa del punto álgido en el cuerpo, aún puede dificultarlo varias horas después. Un estudio concluyó que personas que habían consumido 400 miligramos de cafeína hasta seis horas antes de acostarse perdían un promedio de una hora de sueño. Eso son cuatro tazas de café de 240 mililitros (aunque la cantidad de cafeína depende del método de percolación) o uno de los enormes vasos de Starbucks. Como cada persona es distinta, cada uno necesitamos nuestro propio toque de queda para la cafeína. El de Kelly es a las cuatro de la tarde. El de Juliet, a las dos de la tarde. Experimenta y determina cuál es el tuyo.

4. **Sin tecnología en la recámara; limítala antes de acostarte**. Si tienes celular, seguramente no necesites más explicaciones. Es dificilísimo resistirse a esos paquetitos rectangulares rebosantes de noticias, chismes, conexiones a seres queridos, información del trabajo, entretenimiento de todo tipo, calendarios, datos sobre salud y mucho más. Nos pueden mantener despiertos durante horas, navegando, y luego tener la «amabilidad» de despertarnos a las dos de la madrugada con notificaciones de mensajes del amigo que vive en Londres y de alertas de noticias locales. Pero eso solo es una parte de la historia.

A lo largo del libro, hemos hablado de cómo la tecnología moderna nos alejó de las conductas para las que está diseñado el cuerpo. Aunque no solemos pensar en el foco como en tecnología moderna (lleva con nosotros desde el siglo XIX), este elemento omnipresente en la vida civilizada pasa factura al cuerpo, porque alarga artificialmente el día. Quizás recuerdes que explicamos que la oscuridad activa la secreción de melatonina, la hormona del sueño. La luz artificial retrasa varias horas la secreción de melatonina y, por lo tanto, el sueño natural. Ya nos hemos acostumbrado a ello, y a acostarnos más tarde que nuestros antepasados que no tenían focos. Pero es que la situación se ha agravado. La luz azul, que tiene un efecto activador más intenso que la luz de los focos incandescentes, ilumina las pantallas de la televisión, las consolas de videojuegos, los celulares, las tabletas y las computadoras. Sí, quizás estemos sentados a oscuras, pero el brillo LED que nos envuelve envía señales que activan al cerebro. Una vez que apagamos todos los dispositivos, esa activación se puede prolongar y, como la melatonina salió con retraso, es posible que tengamos que esperar bastante el tren del sueño. Inevitablemente, esto reduce las horas de sueño totales y, tal y como han demostrado las investigaciones, menos sueño REM en concreto.

Si la lámpara de tu mesita de noche funciona con LED, sustituirla por otra que use focos incandescentes limitará tu exposición a la luz azul justo antes de acostarte, y puede ser un primer paso para resolver los problemas de sueño. Sin embargo, desterrar toda la tecnología de la recámara y apagar los dispositivos de todo tipo entre dos y tres horas antes de acostarte es una manera ideal de evitar la mala influencia que ejercen sobre el sueño. Y decimos «ideal» porque sabemos que ver la televisión y cosas por el estilo son las actividades vespertinas favoritas de mucha gente. No te decimos que no lo hagas en absoluto, pero ahora que sabes que la luz azul inhibe el sueño, reflexiona sobre cómo pasas las noches. ¿Te quedas despierto hasta demasiado tarde y te cuesta conciliar el sueño cuando por fin apagas todas las luces? Ajusta tus hábitos tecnológicos en consecuencia. Por ejemplo, cuando nos mudamos a la casa donde vivimos ahora, había una televisión de pared en la recámara. Nunca habíamos tenido televisión en la recámara, y la idea nos encantó. Sin embargo, un mes después, cuando nos dimos cuenta de que trasnochábamos una noche tras otra mirándola, la arrancamos de la pared. La recámara es una zona sin tecnología desde entonces.

Claro que así somos nosotros, y sabemos que es pedir mucho. Cuando menos, si debes tener el celular en la mesita de noche, ponlo en modo «no molestar» durante tu ventana de sueño. Si no te gusta la idea de renunciar al televisor en la recámara, instaura un toque de queda: debe estar apagado cuando menos media hora antes de la hora de acostarte. Lee hasta que apagues las luces (incandescentes).

5. **Bebe poco alcohol (o nada)**. El alcohol es un estafador extraordinario. Nos hace creer que nos ayudará a dormir mejor, cuando en realidad nos condena a una noche dando vueltas en la cama. Aunque es cierto que el alcohol es un depresor del sistema nervioso central y puede inducir somnolencia y provocar el sueño, según Matthew Walker, de Berkeley, no es un sueño real. «Las ondas cerebrales del estado que induce el alcohol —escribe en *Por qué dormimos*— no se corresponden con las del sueño natural, sino con las de una forma ligera de anestesia». Cuando el sueño llega, suele estar alterado, y lo que deberían ser ciclos de sueño elegantemente coordinados se desordenan. El sueño REM sufre especialmente, porque las sustancias derivadas de la descomposición del alcohol lo inhiben. Y eso no es nada bueno. Incluso cantidades relativamente pequeñas de alcohol anulan la capacidad del cerebro para digerir información.

Walker desaconseja beber si queremos dormir bien. La Sleep Foundation recomienda no beber nada durante las cuatro horas previas a acostarse. Obviamente, se trata de una decisión personal que cada uno toma en función de cuáles sean sus objetivos. Nosotros tampoco somos abstemios y bebemos de vez en cuando, sobre todo en celebraciones. Sin embargo, la investigación ha demostrado que el alcohol no solo altera el sueño, sino que (deportistas, pongan atención) también frena parte de la reparación y regeneración tisulares posteriores al ejercicio que deberían ocurrir durante el sueño. La empresa WHOOP recogió datos de los usuarios de su pulsera de actividad y determinó que la variabilidad de la frecuencia cardiaca y la frecuencia cardiaca en reposo (que son indicadores de recuperación y de buena salud) son peores cuando los usuarios informan que consumieron alcohol el día anterior.

Además, un estudio que WHOOP llevó a cabo con deportistas universitarios concluyó que los que bebían tan solo una copa podían tardar hasta cuatro o cinco días en recuperarse. Juliet aprendió mucho de las métricas que le ofrece su pulsera de actividad. Hacía unas cinco semanas que no bebía alcohol y se acababa de recuperar de la COVID-19 cuando salió con unas amigas a las que no veía desde hacía mucho tiempo. Tomó una copa. A la mañana siguiente, la pulsera de actividad le informó que la calidad del sueño esa noche había sido de 25 (sobre 100). Tomar una copa había perjudicado más a la calidad del sueño que la COVID-19 (esa puntuación había sido de 32).

6. **Refréscate**. La temperatura es un factor clave a la hora de poner en marcha el tren del sueño. Una de las maneras en que el ritmo circadiano ayuda a inducir el sueño es reduciendo la temperatura corporal central cuando se aproxima la hora de acostarse. Además de la oscuridad, esta reducción natural de entre 1.1 y 1.7 °C de la temperatura corporal ayuda a activar la secreción de melatonina. Puedes contribuir al proceso manteniendo la temperatura de la recámara a 18 °C (la temperatura fresca también contribuye a la calidad del sueño) y, por contraintuitivo que pueda parecer, dándote un baño caliente antes de acostarte. La calidez del agua lleva sangre a la superficie de la piel y la aleja del centro del cuerpo, que se enfría. El efecto relajante del baño, o de una sesión de diez minutos en el jacuzzi, si tienes, también te puede ayudar a conciliar el sueño.

Aunque parece lógico pensar que un baño frío podría modular la temperatura y mejorar el sueño también, los estudios que han puesto a prueba esta hipótesis han obtenido resultados contradictorios. En nuestro laboratorio del sueño personal descubrimos que los baños helados demasiado próximos a la hora de acostarnos (véase la «Cuestión de contrastes: terapia de frío y calor», en la pág. 236) nos despejan, aunque estamos más que dispuestos a usarlos para refrescarnos antes de dormir cuando nuestra casa, que no tiene aire acondicionado, sufre los efectos del calor del verano.

7. **Baja de revoluciones**. Uno de nuestros amigos, Kirk Doc Parsley, médico y ex Navy SEAL, recomienda poner una alarma una hora antes de cuando tengamos previsto acostarnos para darnos tiempo para prepararnos para dormir. La alarma señala que es hora de apagar los dispositivos (si no lo hemos hecho ya), de abrir un libro (de los de verdad), de hacer movilizaciones de tejidos blandos, de darnos un baño caliente y de ir bajando de revoluciones el nivel de actividad, para que conciliar el sueño nos resulte más fácil.

8. **Haz de la recámara un espacio oscuro y silencioso**. Si tienes el sueño ligero, es decir, si te despiertas con el vuelo de una mosca o con los faros del primer coche que pasa junto a tu casa, busca la privación sensorial. Las persianas bajadas o las cortinas que bloquean la luz y los tapones para los oídos serán tus mejores aliados.

9. **Sobrestima el tiempo que necesitas pasar en la cama**. En la evaluación del «Recuento de horas de sueño» te pedíamos que restaras el tiempo que pasas en la cama sin dormir. Una de las cosas que aprendimos de nuestros propios registros es que es muy habitual pasar despiertos al menos una hora de lo que creíamos que era tiempo de sueño. Esto nos llevó a cambiar las cosas, porque nos dimos cuenta de que si de verdad queríamos dormir ocho horas, teníamos que pasar al menos nueve en la cama. Así que, cuando la gente dice cosas como «me acuesto a las diez y me levanto a las seis, así que duermo ocho horas», les decimos que quizás no sea así. Lo más probable es que hayan dormido un máximo de siete horas.

10. Mantén la misma rutina también en los viajes. Los viajes, sobre todo si hay un desfase horario de por medio, pueden complicar el sueño. Cenas de negocios que se alargan, actividades de vacaciones, etc., interfieren en los hábitos de sueño regulares. Lo entendemos. Habrá noches en las que solo puedas dormir cinco horas y no hay manera de evitarlo. Sin embargo, puedes contener los daños si insistes en todas las estrategias para promover el sueño que aplicas en casa, como la de evitar el alcohol.

Cuando llegamos a nuestro destino, no nos obsesionamos con localizar el gimnasio más próximo o el lugar donde hacer ejercicio (viajar ya es lo bastante duro para el cuerpo). Salimos a pasear para cansarnos lo suficiente para dormir y, si hemos cambiado de zona horaria, también para exponernos a la luz del sol y entrar en sintonía con la hora local. Luego, cuando llega la hora de acostarnos, seguimos la rutina habitual aunque se nos haya hecho más tarde que de costumbre: bajamos las persianas o corremos las cortinas, nos ponemos los antifaces y los tapones en los oídos, y apagamos los teléfonos y cualquier otro dispositivo. Nuestro cerebro está condicionado para asociar todo eso con el sueño y, como el perro de Pávlov, obedece.

Echa un vistazo a nuestra recámara

Tal y como ya confesamos, estamos un poco obsesionados con el sueño, así que, como seguramente supongas, nuestra recámara es un reflejo de nuestro entusiasmo. Permítenos que te la enseñemos. Primero están las cortinas que bloquean la luz y que garantizan que ni un rayito de sol pueda entrar por la ventana. Por si eso no fuera bastante oscuridad, llevamos antifaces. Y también tapones para los oídos. Algunas noches nos cerramos la boca con cinta adhesiva (nada parecido a la seductora descripción que estabas esperando, ¿eh?).

Y eso no es todo. Cada uno tenemos nuestro propio sistema de climatización. Kelly, que acostumbra a tener calor, duerme sobre una alfombra refrigerante, que está llena de agua fría en circulación que impide que la temperatura corporal suba. La alfombra autorregula automáticamente la temperatura para evitar que Kelly se despierte sintiendo que es un cubito de hielo. Juliet, en la otra mitad de la cama, duerme con una manta lastrada y con termorregulador, que evita que tenga demasiado frío o demasiado calor. En el mercado hay muchos accesorios como estos para facilitar el sueño (hasta hay colchones inteligentes) y evitar las típicas discusiones de pareja por las diferencias en las preferencias de temperatura.

Somos los primeros en admitir que somos algo exagerados. Pero el sueño es una prioridad para nosotros. Y tampoco es necesario invertir en un artilugio de alta tecnología para controlar la temperatura y otros factores. Un ventilador y una toalla pequeña empapada en agua y congelada colocada sobre el torso (o bajo la axila) te puede ayudar a enfriar el cuerpo y prepararlo para dormir. Los antifaces para dormir y los tapones para los oídos son baratos. Las máquinas de ruido blanco tampoco son demasiado caras si necesitas sonidos relajantes que te ayuden a conciliar el sueño. Si hay algo que aprender de nuestra cueva de sueño personal, es que tu recámara no tiene por qué seguir los estándares de diseño tradicionales. Encuentra lo que necesites para dormir bien y úsalo.

HAZ QUE FUNCIONE

Ciclo de 24 horas y Reto de 21 días

De haber nacido hace unos miles de años, no tendrías necesidad de preguntarte: «¿Cómo puedo incluir en mi día a día todo lo que necesito hacer por mi cuerpo?». Todas esas cosas habrían formado parte de tu vida cotidiana habitual. Sin embargo, vivimos en el siglo XXI y las cosas son como son. La mayoría de nosotros vivimos vidas muy ajetreadas y algunos no estamos acostumbrados a buscar tiempo para cuidarnos.

Nuestra estrategia lo incluye todo en un Ciclo de 24 horas. Son veinticuatro horas porque cuidar de la maquinaria (el cuerpo) abarca la revolución de un día entero. Tenemos un horario y lo cumplimos, aunque podemos ser flexibles algunas veces, y cuando tenemos días de locos, lo tenemos en cuenta y asumimos que no podremos hacerlo todo. Sin embargo, en líneas generales hemos comprobado que contar con una serie de conductas rutinarias a lo largo del día y hasta la hora de acostarnos nos ayuda a mantener el rumbo.

Cada persona es distinta. Algunas son como búhos y otras se despiertan con las gallinas. Es muy posible que tus días no se parezcan en nada a los nuestros. Ni siquiera los nuestros son verdaderamente «nuestros», porque cada uno de nosotros aborda el día de un modo ligeramente distinto. Sin embargo, todo el mundo puede examinar su día y preguntarse: «¿Qué horas controlo yo?». Para la mayoría de las personas, son las horas previas o posteriores al periodo de 9 a 17 (las personas más orientadas al éxito pueden ampliarlo en una o dos horas) y, quizás, parte de la hora de la comida. Una vez que hayas identificado tu marco temporal, puedes empezar a distribuir las cosas que debes hacer.

Sabemos que algunos de ustedes leerán el libro y diseñarán su propia aventura, e incluiréis los distintos ejercicios en su rutina diaria de la manera que más les convenga. Sin embargo, si eres de los que prefieren contar con un plan formal, queremos ofrecerte dos cosas. La primera es un ejemplo de cómo puede ser un día típico del método *Naciste para moverte*: el Ciclo de 24 horas. La segunda es un Reto de 21 días del método *Naciste para moverte*.

A lo largo de los años hemos diseñado múltiples retos para los miembros de The Ready State, cada uno de ellos diseñado para insistir en un elemento distinto del *fitness* (por ejemplo, el ciclismo *indoor* o las sentadillas). El Reto de 21 días de *Naciste para moverte* que encontrarás aquí está diseñado específicamente para que apliques las movilizaciones y el resto de los ejercicios del libro. Te ayudará a probarlos todos y a determinar cuáles te resuenan más, a cuáles deberías dar prioridad y cuáles puedes hacer con menos frecuencia. Comienza poco a poco y te da diez días para que puedas hacer todas las evaluaciones al tiempo que empiezas a incluir algunos ejercicios y movilizaciones en tu día a día. Siempre planteamos nuestros retos como una manera de ayudar a integrar hábitos nuevos en la vida cotidiana. Este reto no es distinto. Ya leíste acerca de todo lo que necesitas saber para tener un cuerpo duradero y que te permita hacer todo lo que quieres hacer con vigor y sin dolor. Ahora llegó el momento de ponerte en marcha. ¡En todos los sentidos!

Ciclo de 24 horas

HORA	ACTIVIDAD
6:00	Hora de despertar. Bébete un gran vaso de agua con una pizca de sal marina y un chorrito de jugo de limón. Realiza tareas varias y prepara el almuerzo de los niños.
6:30	Calentamiento antes del ejercicio, que incluya ejercicios de respiración y algunas movilizaciones. Haz ejercicio.
7:30	Fin del ejercicio. Acompañar a los niños a la puerta. Algunas movilizaciones más. Salir a pasear para el enfriamiento (3 000 pasos).
8:00	Desayuno (⅓ de la fruta y verdura y de la proteína del día) y café. Prepara la comida para llevar al trabajo. Vístete para tu día.
9:00	Comienza a trabajar en el escritorio elevable. Haz llamadas en movimiento (1 000-2 000 pasos). Haz ejercicios de equilibrio durante una de las pausas.
12:00	Almuerzo (⅓ de la fruta y verdura y de la proteína del día). Sal a caminar después de comer (3 000 pasos).
13:00	Vuelta al trabajo, en el escritorio elevable. Toque de queda para la cafeína; no tomes más café hasta mañana.
17:00	Fin de la jornada laboral, vuelta a casa. Da el último paseo del día (3 000 pasos).
17:30	Prepara la cena (⅓ de la fruta y verdura y de la proteína del día).
18:30	Cena en familia.
19:30	Platos limpios, tiempo para estar en familia. Siéntate en el suelo para descansar y ver la TV.
20:30	Tecnología apagada. Jacuzzi o baño con agua caliente. Diez minutos de movilizaciones de tejidos blandos.
21:30	En la cama, leyendo.
22:00	Luces apagadas. A dormir.
22:00-6:00	DORMIR.

Reto de 21 días: naciste para moverte

	TEST	EJERCICIOS DIARIOS	MOVILIZACIONES
Día 1	Test de sentarse y levantarse	Probar varias maneras de sentarse en el suelo (págs. 54-55): • Con las piernas cruzadas • Postura 90/90 • Sentarse con las piernas estiradas • Sentarse con una pierna flexionada	Movilización del isquiotibial sentado (pág. 57) Bloqueo de isquiotibiales (pág. 58) Apertura de cadera (pág. 59) La paloma elevada (pág. 59)
Día 2	Contener la respiración	• Practicar respirar por la nariz a lo largo del día • Sentarse en el suelo en distintas posturas • 2 sentadillas en silla (pág. 234) • Punto extra: cerrarse la boca con cinta adhesiva	Activación matutina (pág. 84) Movilización del tronco (pág. 85) Movilización de la columna dorsal 1 (pág. 86)
Día 3	Test del sillón	• Sentarse en el suelo en distintas posturas • Practicar respirar por la nariz a lo largo del día • 3 sentadillas en silla (pág. 234)	Estiramiento del sillón (pág. 109) Movilización de cuádriceps (pág. 111) Punto extra: ejercicios isométricos de rodillas, de pie o en el sillón (págs. 112-113)
Día 4	Recuento de pasos diarios	• Sentarse en el suelo en distintas posturas • Caminar 8 000-10 000 pasos • Probar a caminar descalzo • 4 sentadillas en silla (pág. 234) • Punto extra: caminatas con carga	Bloqueo de isquiotibiales (pág. 58) Estiramiento del sillón (pág. 109) La paloma elevada (pág. 59)

	TEST	EJERCICIOS DIARIOS	MOVILIZACIONES
Día 5	Parte 1: levantar los brazos como en el control de seguridad del aeropuerto. Parte 2: rotación de hombros	• Sentarse en el suelo en distintas posturas • Caminar 8 000-10 000 pasos • Caminar con conciencia • Practicar respirar por la nariz durante el día • 5 sentadillas en silla (pág. 234)	Colgarse de la pared (pág. 166) Movilización de la columna dorsal 2 (pág. 166) Movilización del manguito rotador (pág. 167) Punto extra: probar la flexión gusano (pág. 168)
Día 6	Parte 1: contar 800 gramos Parte 2: contar proteínas	• Comer 800 g de frutas y verduras • Consumir la cantidad de proteína indicada según el peso corporal • Sentarse en el suelo en distintas posturas • Caminar 8 000-10 000 pasos (respirando por la nariz) • 6 sentadillas en silla (pág. 234) • Punto extra: caminar descalzo o caminatas con carga	Movilización del isquiotibial sentado (pág. 57) Movilización de cuádriceps (pág. 111)
Día 7	Test de la sentadilla	• Comer 800 g de frutas y verduras • Consumir la cantidad de proteína indicada según el peso corporal • Sentarse en el suelo en distintas posturas • Caminar 8 000-10 000 pasos (intentar salir a caminar después de las 3 comidas) • Practicar respirar por la nariz durante el día • 7 sentadillas en silla (pág. 234)	Sentadilla profunda prolongada (pág. 235) Sentadillas Tabata (pág. 235)

	TEST	EJERCICIOS DIARIOS	MOVILIZACIONES
Día 8	Parte 1: PCOC (sobre un pie con los ojos cerrados). Parte 2: test del equilibrio del anciano	• Comer 800 g de frutas y verduras • Consumir la cantidad de proteína indicada según el peso corporal • Sentarse en el suelo en distintas posturas • Caminar 8 000-10 000 pasos • Practicar la movilización en Y para el equilibrio (pág. 255) • 8 sentadillas en silla (pág. 234) • Punto extra: saltar la cuerda o rebotar	Cortar hueso (pág. 257) Estiramiento cruzado del gemelo (pág. 258) Masaje de pies (pág. 258)
Día 9	Recuento de horas sentado	• Comer 800 g de frutas y verduras • Consumir la cantidad de proteína indicada según el peso corporal • Sentarse en el suelo en distintas posturas • Caminar 8 000-10 000 pasos (paseo consciente) • Ejercicios de equilibrio • 30 minutos trabajando de pie o sentado en modo dinámico • Practicar respirar por la nariz durante el día • 9 sentadillas en silla (pág. 234) • Punto extra: caminatas con carga	Movilización del manguito rotador (pág. 167) Movilización de la columna dorsal 1 (pág. 86) Punto extra: probar/practicar la flexión gusano (pág. 168)

	TEST	EJERCICIOS DIARIOS	MOVILIZACIONES
Día 10	Parte 1: recuento de horas de sueño	• Comer 800 g de frutas y verduras • Consumir la cantidad de proteína indicada según el peso corporal • Sentarse en el suelo en distintas posturas • Caminar 8 000-10 000 pasos (aprovechar para respirar por la nariz) • Ejercicios de equilibrio • Aplicar estrategias de higiene del sueño • 40 minutos trabajando de pie o sentado en modo dinámico • 10 sentadillas en silla (pág. 234)	Colgarse de la pared (pág. 166) Movilización del tronco (pág. 85)
Día 11		• Comer 800 g de frutas y verduras • Consumir la cantidad de proteína indicada según el peso corporal • Sentarse en el suelo en distintas posturas • Caminar 8 000-10 000 pasos (intenta salir a pasear después de las 3 comidas del día) • Movilización en Y para el equilibrio (pág. 255) • Aplicar estrategias de higiene del sueño • 50 minutos trabajando de pie o sentado en modo dinámico • 11 sentadillas en silla (pág. 234)	Movilización del isquiotibial sentado (pág. 57) Bloqueo de isquiotibiales (pág. 58) La paloma elevada (pág. 59)

TEST	EJERCICIOS DIARIOS	MOVILIZACIONES
Día 12	• Comer 800 g de frutas y verduras • Consumir la cantidad de proteína indicada según el peso corporal • Sentarse en el suelo en distintas posturas • Caminar 8000-10000 pasos (aprovechar para respirar por la nariz) • Ejercicio del equilibrio del anciano (pág. 244) • Aplicar estrategias de higiene del sueño • 1 hora trabajando de pie o sentado en modo dinámico • 12 sentadillas en silla (pág. 234)	Apertura de cadera (pág. 59) Movilización de cuádriceps (pág. 111)
Día 13	• Comer 800 g de frutas y verduras • Consumir la cantidad de proteína indicada según el peso corporal • Sentarse en el suelo en distintas posturas • Caminar 8000-10000 pasos (paseo intencional) • Ejercicios de equilibrio • Aplicar estrategias de higiene del sueño • 1 hora y 10 minutos trabajando de pie o sentado en modo dinámico • 13 sentadillas en silla (pág. 234)	Estiramiento del sillón (pág. 109) Sentadilla profunda prolongada (pág. 235) La paloma elevada (pág. 59)

	TEST	EJERCICIOS DIARIOS	MOVILIZACIONES
Día 14		• Comer 800 g de frutas y verduras • Consumir la cantidad de proteína indicada según el peso corporal • Sentarse en el suelo en distintas posturas • Caminar 8 000-10 000 pasos (aprovechar para respirar por la nariz) • Movilización en Y para el equilibrio (pág. 255) • Aplicar estrategias de higiene del sueño • 1 hora y 20 minutos trabajando de pie o sentado en modo dinámico • 14 sentadillas en silla (pág. 234)	Cortar hueso (pág. 257) Masaje de pies (pág. 258) Estiramiento cruzado del gemelo (pág. 258) Sentadillas Tabata (pág. 235)
Día 15		• Comer 800 g de frutas y verduras • Consumir la cantidad de proteína indicada según el peso corporal • Sentarse en el suelo en distintas posturas • Caminar 8 000-10 000 pasos (algunos de ellos, descalzo) • Ejercicios de equilibrio • Aplicar estrategias de higiene del sueño • 1 hora y 30 minutos trabajando de pie o sentado en modo dinámico • 15 sentadillas en silla (pág. 234)	Movilización de la columna dorsal 2 (pág. 166) Colgarse de la pared (pág. 166) Punto extra: Probar/ practicar la flexión del gusano (pág. 168)

	TEST	EJERCICIOS DIARIOS	MOVILIZACIONES
Día 16		• Comer 800 g de frutas y verduras • Consumir la cantidad de proteína indicada según el peso corporal • Sentarse en el suelo en distintas posturas • Caminar 8 000-10 000 pasos (aprovechar para respirar por la nariz) • Ejercicios de equilibrio • Aplicar estrategias de higiene del sueño • 1 hora y 40 minutos trabajando de pie o sentado en modo dinámico • Punto extra: saltar la cuerda o rebotar • 16 sentadillas en silla (pág. 234)	Apertura de cadera (pág. 59) Ejercicios isométricos de rodillas, de pie o en el sillón (págs. 112-113)
Día 17		• Comer 800 g de frutas y verduras • Consumir la cantidad de proteína indicada según el peso corporal • Sentarse en el suelo en distintas posturas • Caminar 8 000-10 000 pasos (intenta salir a caminar después de las 3 comidas del día) • Movilización en Y para el equilibrio (pág. 255) • Aplicar estrategias de higiene del sueño • 1 hora y 50 minutos trabajando de pie o sentado en modo dinámico • Practicar respirar por la nariz en el trabajo • 17 sentadillas en silla (pág. 234)	Movilización del tronco (pág. 85) Movilización de cuádriceps (pág. 111)

	TEST	EJERCICIOS DIARIOS	MOVILIZACIONES
Día 18		• Comer 800 g de frutas y verduras • Consumir la cantidad de proteína indicada según el peso corporal • Sentarse en el suelo en distintas posturas • Caminar 8 000-10 000 pasos (paseo consciente) • Test del equilibrio del anciano (pág. 244) • Aplicar estrategias de higiene del sueño • 2 horas trabajando de pie o sentado en modo dinámico • Practicar respirar por la nariz en el trabajo • 18 sentadillas en silla (pág. 234)	Estiramiento del sillón (pág. 109) Cortar hueso (pág. 257)
Día 19		• Comer 800 g de frutas y verduras • Consumir la cantidad de proteína indicada según el peso corporal • Sentarse en el suelo en distintas posturas • Caminar 8 000-10 000 pasos (paseo consciente) • Aplicar estrategias de higiene del sueño • 2 horas y 10 minutos trabajando de pie o sentado en modo dinámico • Practicar respirar por la nariz en el trabajo • 19 sentadillas en silla (pág. 234)	Movilización del isquiotibial sentado (pág. 57) Bloqueo de isquiotibiales (pág. 58) Sentadilla profunda prolongada (pág. 235)

	TEST	EJERCICIOS DIARIOS	MOVILIZACIONES
Día 20		• Comer 800 g de frutas y verduras • Consumir la cantidad de proteína indicada según el peso corporal • Sentarse en el suelo en distintas posturas • Caminar 8 000-10 000 pasos (paseo consciente) • Ejercicios de equilibrio • Aplicar estrategias de higiene del sueño • 2 horas y 20 minutos trabajando de pie o sentado en modo dinámico • Practicar respirar por la nariz en el trabajo • 20 sentadillas en silla (pág. 234)	Movilización del manguito rotador (pág. 167) Movilización de la columna dorsal 1 y 2 (págs. 86 y 166) Punto extra: probar/practicar la flexión del gusano (pág. 168)
Día 21		• Comer 800 g de frutas y verduras • Consumir la cantidad de proteína indicada según el peso corporal • Sentarse en el suelo en distintas posturas • Caminar 8 000-10 000 pasos (paseo consciente) • Practicar respirar por la nariz mientras se camina • Movilización en Y para el equilibrio (pág. 255) • Aplicar estrategias de higiene del sueño • 2 horas y 30 minutos trabajando de pie o sentado en modo dinámico • Practicar respirar por la nariz en el trabajo • 21 sentadillas en silla (pág. 234) • Punto extra: caminatas con carga	Estiramiento del sillón (pág. 109) Sentadilla profunda prolongada (pág. 235) Sentadillas Tabata (pág. 235)

Haz siempre algo: los beneficios del ejercicio físico

Entre las primeras páginas del libro y la que estás leyendo ahora, no hemos hablado ni una sola vez de hacer ejercicio. Ejercicio entendido como entrenamiento cardiovascular sostenido o régimen regular de entrenamiento de fuerza, queremos decir. Sin embargo, no podríamos concluir sin defender estas dos formas de actividad física. Aunque los diez signos vitales del libro te ayudarán a desarrollar y a mantener un cuerpo resistente y robusto, añadir la práctica regular de ejercicio físico a la ecuación te ayudará a lograr un nivel de durabilidad aún mayor. El ejercicio físico es una póliza de seguro adicional.

Muchos ya son deportistas ávidos y habituales, por lo que no es necesario que les cantemos las alabanzas del ejercicio. Y la verdad es que si aplicas los ejercicios que te presentamos a lo largo del libro (y sobre todo el protocolo de los 8 000 a 10 000 pasos diarios), ya haces ejercicio, en cierta medida. Sin embargo, sigue leyendo, estés donde estés en la trayectoria entre los maratones de sillón y el deporte de élite. Creemos que algunas de las cosas que aprendimos acerca del *fitness*, tanto en nuestra vida profesional como en la personal, te podrían ser de utilidad.

NACISTE PARA MOVERTE: CUESTIÓN DE ACTITUD

A estas alturas de la película, no queda casi nadie que desconozca los beneficios para la salud que tiene hacer ejercicio con el fin de estar en forma. Así que no nos explayaremos acerca de que reduce el riesgo de desarrollar enfermedades cardiovasculares, algunos tipos de cáncer, depresión, obesidad y un largo etcétera. Ya lo habrás oído mil veces y sabes que no hay mejor medicina preventiva que hacer ejercicio. Millones de personas afirman que las ayuda a sentirse de maravilla, y nosotros pensamos lo mismo.

Lo que ya no está tan claro es cuánto ejercicio deberíamos hacer, de qué tipo, cuándo, dónde, con quién... Aunque las recomendaciones cambian, estas son las más recientes para los estadounidenses (*Physical Activity Guidelines for Americans*), publicadas por el Departamento de Salud y Servicios Humanos de Estados Unidos (HHS, por sus siglas en inglés): los adultos deberían hacer al menos 150 minutos semanales de actividad física aeróbica de intensidad moderada o 75 minutos semanales de una actividad física de intensidad elevada, o una combinación equivalente de ambas cosas. Los adultos también deberían llevar a cabo actividades de refuerzo de la musculatura de intensidad moderada o elevada, y que impliquen a todos los grupos musculares principales, dos o más veces por semana. Si todo el mundo siguiera estas directrices (además de los diez ejercicios del libro), podríamos cambiar el mundo. Sin embargo, somos conscientes de que los altibajos de la vida pueden hacer que las mejores intenciones se disuelvan como el azúcar. Por eso, añadimos otro principio del ejercicio a nuestras directrices: «haz siempre algo» o, como le gusta decir a Dave Spitz, «nunca estés sin hacer nada».

Dave Spitz era un exatleta de atletismo universitario que trabajaba en un banco de inversiones cuando decidió dejarlo todo y entrenarse para las pruebas de selección para la disciplina de halterofilia de los Juegos Olímpicos de 2008. Aunque no pudo cumplir su sueño olímpico, fundó unas instalaciones de entrenamiento que tienen una reputación fantástica y él se convirtió en un entrenador muy demandado.

Una de las cosas que nos explicó cuando lo entrevistamos para nuestro pódcast fue que quería despejar el malentendido de que los propietarios de gimnasios se pasan el día entrenando. (Nosotros también habíamos tenido un gimnasio de CrossFit, así que sabíamos exactamente de qué hablaba). Con una empresa que dirigir, empleados que gestionar y tres hijos que criar, no le quedan horas en el día para entrenar como le gustaría. Así que, en lugar de torturarse por lo que no puede hacer, Dave adoptó el lema de «nunca estés sin hacer nada». Cada día se asegura de que da al menos 10 000 pasos, duerme bien y come verdura. Y entrena cuando puede.

La máxima de Dave expresa a la perfección cómo concebimos el ejercicio. Nos encantan las rutinas (como prueba, el Ciclo de 24 horas, en la pág. 311) y no podríamos estar más de acuerdo con las pautas actuales de actividad física para los estadounidenses. Sin embargo, cuando se está convencido de que hay que cumplir con una rutina específica y, entonces, sucede algo que lo impide, resulta muy tentador (mejor dicho, es muy habitual) no hacer nada. Si el jefe nos pide que nos quedemos un par de horas más y nos perdemos la clase de pilates, nos encogemos de hombros, vamos directos a casa y encendemos el televisor. O trasnochamos y por la mañana no tenemos la energía para levantarnos y quedar con el grupo de amigos con los que hacemos bicicleta de montaña, así que pensamos que perdemos la oportunidad de hacer ejercicio ese día. Pues no, no perdimos nada. Podemos salir a pasear; hacer ejercicios de movilidad y de equilibrio; saltar la cuerda durante tres minutos... No dejemos que lo perfecto sea enemigo de lo bueno. El cuerpo quiere o, mejor dicho, necesita moverse. Y, en ese sentido, cualquier tipo de actividad es buena. Haz lo que puedas, pero jamás te quedes sin hacer nada.

Cuando nuestras hijas eran muy pequeñas y necesitaban de casi todo nuestro tiempo, estábamos también en proceso de hacer crecer dos empresas. Apenas teníamos tiempo de engullir una barrita de proteínas, y no digamos ya reservar tiempo para levantar mancuernas. Así que Kelly desarrolló lo que llamó «los 10 de las 10». A las diez de la noche, todas las noches, cuando el ajetreo del día había cesado, hacíamos series de 10 flexiones, 10 dominadas y 10 sentadillas durante 10 minutos. Y ese era el ejercicio del día. No era muchísimo, pero al menos era algo, y nos ayudó a conservar la fuerza y nos mantuvo en forma para que, cuando pudiéramos reanudar parte de nuestras actividades deportivas y en el gimnasio, la situación fuera relativamente buena. Sin embargo, eso era lo de menos. Lo que hacíamos durante esos diez minutos, noche tras noche, era entrenar para la vida tan exigente a nivel profesional y familiar que vivíamos en ese momento. No entrenábamos por entrenar: entrenábamos para vivir.

SER UNA PERSONA ACTIVA

Hacemos ejercicio simplemente para mejorar nuestra vida. Y, en general, da igual cómo se haga. Si te tuviéramos que dar un consejo, sería que hicieras entrenamiento de fuerza. Parece que, como cultura, nos ha sido más fácil adoptar actividades de cardio, como correr, ir en bicicleta o caminar, pero tenemos carencias en lo que al entrenamiento de fuerza se refiere. Y no es que haya que hacer mucho. Hazte con una pesa rusa y levántala a diario hasta que te resulte fácil y, entonces, pasa a una más pesada. Haz una flexión diaria y aumenta la cantidad progresivamente. Haz caminatas con carga (pág. 142). Sube colinas.

La ciencia nos dice que, por cuestiones genéticas, distintas personas responden de distintas maneras al mismo ejercicio. Hay personas que liberan más dopamina (el neurotransmisor del bienestar) cuando hacen ejercicio, mientras que otras tienen menos tolerancia para la incomodidad que causa. Así que quizás haya un motivo biológico que explique por qué evitas el ejercicio. Quizás te tengas que esforzar más que los demás para levantar esa pesa rusa, hacer esa flexión, subir esa colina, pedalear, nadar un largo de piscina, darle a la pelota de tenis con la raqueta, dar la vuelta a la manzana corriendo, ir a una clase de pilates o de taichí, experimentar con la Zumba, remar en un kayak, descargarte una sesión de Peloton, balancear el palo de golf o jugar al *pickleball*. ¿Ves por dónde vamos? Hay muchísimas maneras de hacer deporte.

Hay algo para todo el mundo. Experimenta hasta que encuentres algo que te guste (o que, al menos, toleres). La idea es mover el cuerpo porque, como ahora ya sabes... ¡nacimos para movernos!

Hemos reunido una biblioteca de contenido gratuito que puedes seguir y de recursos que te acompañarán en el recorrido de *Naciste para moverte*.

Escanea el código para acceder.

AGRADECIMIENTOS

Dos personas ocupan los primeros puestos de la larga lista de quienes contribuyeron a hacer realidad *Naciste para moverte*. La primera es nuestro agente Dado Derviskadic, que esperó pacientemente durante los muchos años que necesitamos para estar en el lugar adecuado y contar con el espacio mental que necesitábamos para escribir este libro. Su visión, sabiduría, consejos y brillantez creativa a lo largo de todo el proceso nos dejaron asombrados y nos cautivaron para el resto de nuestra vida como autores. Gracias, Dado. Ya no te librarás de nosotros.

La segunda es Daryn Eller, nuestra coescritora y sin la que este libro no existiría. Daryn recogió la (con frecuencia) frenética energía y la pasión que este tema suscita en nosotros y consiguió transformarlas en un libro cercano, accesible y fácil de leer. Escribir un libro con la voz de dos autores tampoco es fácil, pero Daryn lo ha hecho a la perfección y ha conseguido reflejar la postura y la contribución de ambos. Su ofrecimiento para convertirse en conejillo de Indias de todos los signos vitales y sus consejos acerca de lo que podría funcionar (y lo que no) para los lectores han sido de un valor incalculable y han hecho de este libro lo que es hoy. Daryn, tus dotes como escritora, tu profesionalidad y tu amabilidad lograron que esta experiencia haya sido un gozo de principio a fin. Esperamos que esta solo sea la primera de muchas colaboraciones contigo. Gracias.

También queremos expresar nuestro agradecimiento a Andrew Miller, nuestro editor, por su atención al detalle, su perspicacia y por haber aceptado ser sujeto experimental de los signos vitales y aportar su perspectiva única al libro. Josh McKible, el cuerpo humano es la estructura más compleja del universo conocido. Gracias por tus maravillosas ilustraciones, con las que nos ayudaste a hacer visible lo invisible en este libro. No damos crédito a la suerte que tuvimos al poder trabajar con un equipo de grandes expertos del equipo de Knopf, como Chris Gillespie, Emily Reardon, Sara Eagle, Matthew Sciarappa y Tiara Sharma.

Un agradecimiento especial para Reagan Arthur, por haber creído en nosotros y en nuestra visión para el libro y por habernos prestado todo su apoyo. Nos sentimos muy afortunados y agradecidos de haber tenido la oportunidad de escribir un libro bajo el sello de Knopf. Tim O'Connell, gracias por tu ayuda y por haber defendido este libro desde el principio.

Este libro tampoco hubiera sido posible sin el apoyo de todo el equipo de Ready State, incluyendo a Margaret Garvey, Lisa Schwartz, Dave Beatie, Nicole Jerner, Ben Hardy, Ryan Fredericks, Mike Sloat, Chris Jerard, Kaitlin Lyons y Sean Greenspan y su equipo. Si estás leyendo esto, es gracias a su enorme esfuerzo diario para promover la marca The Ready State y porque nos ayudaron a difundir nuestras ideas en nuestro sitio web, las redes sociales y mucho más allá de este libro. Cuidan de muchísimos detalles, grandes y pequeños, que la comunidad general nunca llega a ver y no puede apreciar. Nos asombran cada día cuando constatamos todo lo que podemos conseguir con un equipo tan pequeño pero tan potente. Los vemos y les damos las gracias.

Georgia y Caroline. No podríamos estar más orgullosos de las jóvenes tan maduras y capaces en las que se han convertido. Georgia, gracias por ser tan maravillosamente amable y competente. ¿Qué otra adolescente de dieciséis años prepara cenas saludables desde cero para toda la familia todas las noches? Caroline, gracias por hacernos reír y por recordarnos toda la alegría que se puede experimentar en la vida cotidiana. Les hemos dedicado el libro, porque si algo hicimos bien como padres, fue enseñarles a estar en constante movimiento.

Gracias a la brillante EC Synkowski por autorizarnos a incluir el #800gChallenge en el libro. Es una idea brillante por su sencillez y no podría ser más necesaria en un mundo con mensajes confusos y cambiantes respecto a lo que deberíamos comer o no.

A Gabby Reece y Laird Hamilton: mil gracias por su amistad y por su apoyo.

Joyce Shulman, gracias por separar el grano de la paja en el mundo de la salud y del *fitness* y difundir el mensaje de que las personas necesitamos movernos más y conectar más con los demás, y que caminar es la manera perfecta de hacerlo.

Stacy Sims, nos sabemos muy afortunados por haber conectado contigo hace tantos años. Hemos recurrido a ti y a tus consejos en multitud de ocasiones a lo largo de los años y te consideramos nuestra amiga y nuestra mentora. Gracias por tu voluntad de ayudarnos y de responder a nuestras preguntas a pesar de que estás en la otra punta del mundo, en Nueva Zelanda.

A los impulsores originales de «naciste para moverte», los padres de Juliet, Janet y Warren Wiscombe, y a sus respectivas parejas, Ed Lai y Helenka Wiscombe. Sería imposible encontrar a un grupo más sano de personas de setenta y tantos. Desde que éramos niños, hemos aprendido, gracias a su ejemplo, que ser constantes en la aplicación de hábitos saludables sencillos (muchos de los cuales aparecen en este libro) es la manera de garantizar que nos podamos seguir moviendo cuando lleguemos a los setenta o más allá. Gracias a todos por habernos ayudado a criar a nuestras fantásticas hijas para que pudiéramos ser padres y seguir desarrollando nuestra vida profesional.

Gracias a Wes Kitts, Dave Spitz, Chris Hinshaw, Mark Bell, Jesse Burdick, Stan Efferding, Joe DeFranco, Travis Mash, Mike Burgener, Gray Cook y Chris Duffin, por sus historias, pruebas, anécdotas e inspiración para este libro.

A los padres de Kelly, Don y Hallie Ward, que han asistido a competiciones y eventos deportivos por todo el planeta desde que Kelly tiene uso de razón. La perspectiva de Don como osteópata y la de Hallie como profesora de psicología fueron la influencia original sobre la visión que Kelly tiene del cuerpo y de la mente. Basta con visitar su casa en las montañas de Colorado para recordar que todos necesitamos más aire fresco y nuestra propia manada de zorros. También tienen sauna desde hace más tiempo que cualquiera de nuestros conocidos.

Al hermano de Juliet, Tom Wiscombe, y a su pareja, Marrikka Trotter. Aunque no estamos muy seguros de cómo o por qué todos acabamos siendo emprendedores, recorrer este camino junto a ustedes fue muy especial. Gracias por sus consejos, apoyo y conmiseración y, por supuesto, por insistir en que nuestro primer libro no se podía llamar de otra manera que *Becoming a Supple Leopard*.

También nos ganamos la lotería de la amistad y nos gustaría dar las gracias a las siguientes personas por querernos en sus vidas (y sin ningún orden especial, porque todas ellas son maravillosas), por dejarnos experimentar con ellas nuestras ideas más alocadas sobre la salud y por seguir a nuestro lado a pesar de que nuestros horarios no siempre nos permiten vernos tanto como nos gustaría: Soman Chainani, Jim + Tricia Lesser, Erin Cafaro, Tim Ferriss, Bill Owens, Matt Vincent, Rich Froning, Jason Khalipa, Margaret Garvey, Mike Norman, Lisa + Zach Schwartz, Beth Dorsey + Jeff Trauba, Darcy Gomez + Chris Young, Adrienne Graf + Adam Forest, Diana Kapp + David Singer, Robin + Chris Donohoe, Brody Reiman + Serge Gerlach, Ben + Ariel Zvaifler, Jameson + Elena Garvey, Alice Tacheny + Michael Lynn, Orea Roussis, Anastacia + Steve Maggioncalda, Heidi Taglio + Michael Hazelrigg, Pam + Bernard Lauper, Kelli + Brendan Robertson, Kristina + John Doxon, Mitra + CJ Martin, Matt y Tezza Hermann, Allison + TJ Belger, Leigh + Thad Reichley, Justin + Clea Hovey, Levi Leipheimer, Shane Sigle, Jami Tikkanen, John Welbourn, Jen Widerstrom, Rachel Balkovec, Stuart McMillan, Caity + Bill Henniger, Kyla Channell y Sid Jamotte, Dan Zmolik + Maria Quiroga, Rebecca Rusch, Julie Munger + Abigail Polsby, Beth Rypins, Sue Norman, Damara Stone, Anik + Jay Wild, Kenny Kane, Marc Goddard, Travis Jewett, Kingsley Yew, Danny Matta, Sean McBride, Sue Wyatt, Erica Providenza, Catherine + JD Cafaro, Diane Fu, Mark Anderson, Jamie + Mary Collie, Christina y Eron Kosmowski, Stacy + Matthew Perry, Noel Kosiek, Cody West + Maija Blaufuss, Emma Bird, Chris Gustavson, Catherine Picard, Carolin Loose, Corby + Molly Leith, Gretchen Weber + TJ Murphy, Rich + Wendy Starrett, Cindy + Phil Rach, Natasha Wiscombe, Kristina Lai + Justine Okello, Lauren + Andy Lai, Kate Courtney y Rory McKernan.

Por último, gracias a los socios de Ready State, cuyos productos y cuya ayuda nos ayudan a estar sanos, a recuperarnos de demasiadas intervenciones quirúrgicas y a disponer de las herramientas que necesitamos para seguir esforzándonos al máximo: Chad Nelson de YETI, Jeff Byers de Momentous, Ryan Duey + Michael Garrett de Plunge, Mike Sinyard de Specialized, Ryan Heaney de Marc Pro, Star Sage de Hyperice, Craig Storey y Jason McCann de Vari, y Todd Youngblood de Chili Sleep.

REFERENCIAS BIBLIOGRÁFICAS

Introducción

Health Policy Institute, «Chronic Back Pain», Georgetown University, <https://hpi.georgetown.edu/backpain>.

National Center for Health Statistics, Centers for Disease Control and Prevention, «Obesity and Overweight», <www.cdc.gov/nchs/fastats/obesity.overweight.htm>.

Global Wellness Institute, «Wellness Industry Statistics and Facts», <https://globalwellnessinstitute.org/press-room/statistics-and-facts>.

Signo Vital 1. Agáchate y vuélvete a agachar

Adolph, K. E., Whitney G. C., Komati, M., et al., «How Do You Learn to Walk? Thousands of Steps and Dozens of Falls per Day», en Psychological Science, 23, n.º 11 (2012), pp. 1387-1394, <DOI: 10.1177/095679761 2446346>.

Attia, P., «Fasting, Metformin, Athletic Performance, and More», en Tim Ferriss Show, episodio de pódcast n.º 398, 27 de noviembre de 2019, <https://tim.blog/guest/peter-attia>.

Barbosa Barreto de Brito, L., Rabelo Ricardo, D., Sardinha D., et al., «Ability to Sit and Rise from the Floor as a Predictor of All-Cause Mortality», en

European Journal of Preventive Cardiology, 21, n.º 7 (2014), pp. 892-898, <DOI: 10.1177/2047487312471759>.

Cranz, G., *The Chair: Rethinking Culture, Body, and Design*, W.W. Norton, Nueva York, 1998.

Hewes, G. W., «World Distribution of Certain Postural Habits», en *American Anthropologist*, 57, n.º 2 (1955), pp. 231-244.

Lieberman, D., *Exercised: The Science of Physical Activity, Rest and Health*, Penguin, Londres, 2021. Versión castellana en Marià Pitarque, *Ejercicio*, Editorial Pasado y Presente, Barcelona, 2021.

Signo Vital 2. Respira hondo

«Breathing into a Paper Bag Can Calm Anxiety Attack», en *Ask the Doctors*, UCLA Health, 16 de septiembre de 2021, <https://connect.uclahealth.org>.

Chalaye, P., Goffaux, P., Lafrenaye, S. y Marchand, S., «Respiratory Effects on Experimental Heat Pain and Cardiac Activity», en *Pain Medicine*, 10, n.º 8 (2009), pp. 1334-1340, <DOI:10.1111/j.1526-463. 2009.00681.x>.

Dallam, G., McClaran, S., Cox, D. y Foust, C., «Effect of Nasal Versus Oral Breathing on VO_2max and Physiological Economy in Recreational Runners Following an Extended Period Spent Using Nasally Restricted Breathing», en *International Journal of Kinesiology and Sports Science*, 6, n.º 2 (2018), pp. 22-29, <DOI:10.7575/aiac.ijkss.v.6n.2p.22>.

Flanell, M., «Lifetime Effects of Mouth Breathing», en *Orthodontic Practice US,* 30 de julio de 2020, <https://orthopracticeus.com>.

Hudson, D. M., «Inside the Superhuman World of Wim Hof: The Iceman», en *Vice,* video, min. 39:39, 2015, <https://video.vice.com>.

Learn, J. R., «Science Explains How the Iceman Resists Extreme Cold», en *Smithsonian Magazine,* 22 de mayo de 2018.

Lundberg, J. O. N., Settergren, G., Gelinder, S., *et al.*, «Inhalation of Nasally Derived Nitric Oxide Modulates Pulmonary Function in Humans», en *Acta Physiologica Scandinavica*, 158, n.º 4 (1996), pp. 343-347, <DOI:10. 1046/j.1365-201X.1996.557321000.x>.

McKeown, P., «Comparing the Oxygen Advantage® and Wim Hof Methods», en *Oxygen Advantage,* 27 de agosto de 2021, <https://oxygenadvantage. com/wim-hof>.

Mummolo, S., Nota, A., Caruso, S., *et al.*, «Salivary Markers and Microbial Flora in Mouth Breathing Late Adolescents», en *BioMed Research International*, 8687608 (2018), <DOI:10.1155/2018/8687608>.

Nestor, J., *Breath: The New Science of a Lost Art*, Riverhead, Nueva York, 2020.

O'Hehir, T. y Francis, A., «Mouth vs. Nasal Breathing», en *Dentaltown Magazine*, septiembre de 2012, <www.dentaltown.com>.

Schünemann H. J., Dorn, J., Grant, B. J., *et al.*, «Pulmonary Function Is a Long-Term Predictor of Mortality in the General Population: 29-Year Follow-Up of the Buffalo Health Study», en *Chest*, 118, n.º 3 (2000), pp. 656-664, <DOI:10.1378/chest.118.3.656>.

Stephen, M. J., «Breath Taking: The Power, Fragility, and Future of Our Extraordinary Lungs», en *Atlantic Monthly Press*, Nueva York, 2021, pp. 19-23.

Templer, P., «Experience: I Was Swallowed by a Hippo», en *Guardian*, 4 de mayo de 2013.

Templer, P., «Hippo Attack Survivor Paul Templer», en *Verbal Shenanigans*, episodio de pódcast, n.º 43, 2 de abril de 2015, <https://verbalshenaniganspodcast.podbean.com>.

SIGNO VITAL 3. MUEVE LAS CADERAS

Lehecka, B. J., Turley, J., Stapleton, A., *et al.*, «The Effects of Gluteal Squeezes Compared to Bilateral Bridges on Gluteal Strength, Power, Endurance, and Girth», en *PeerJ*, 7 (2019), e7287, <DOI:10.7717/peerj.7287>.

SIGNO VITAL 4. LEVÁNTATE Y ANDA

Bassett, D. R., Wyatt, H. R., Thompson, H., *et al.*, «Pedometer-Measured Physical Activity and Health Behaviors in U.S. Adults», en *Medicine and*

Science in Sports and Exercise, 42, n.° 10 (2010), pp. 1819-1825, <DOI: 10.1249/MSS.0b013e3181dc2e54>.

Buman, M. P., y King, A. C., «Exercise as a Treatment to Enhance Sleep», en *American Journal of Lifestyle Medicine*, 4, n.° 6 (2010), pp. 500-514, <DOI:10.1177/1559827610375532>.

Carter, S., Draijer, R., Holder, S., *et al.*, «Regular Walking Breaks Prevent the Decline in Cerebral Blood Flow Associated with Prolonged Sitting», en *Journal of Applied Physiology*, 125, n.° 3 (2018), pp. 790-798, <DOI:10. 1152/japplphysiol.00310.2018>.

Dall, P. M., Ellis, S. L. H., Ellis, B. M., *et al.*, «The Influence of Dog Owner-ship on Objective Measures of Free-Living Physical Activity and Seden-tary Behaviour in Community-Dwelling Older Adults: A Longitudinal Case-Controlled Study», en *BMC Public Health*, 17, n.° 1 (2017), p. 496, <DOI:10.1186/s12889-017-4422-5>.

DiSalvo, D., «Using a Standing Desk Could Give Your Brain a Boost», en *Forbes,* 18 de enero de 2016.

Ekelund, U., Tarp, J., Fagerland, M., *et al.*, «Joint Associations of Accelero-meter-Measured Physical Activity and Sedentary Time with All-Cause Mortality: A Harmonised Meta-Analysis in More Than 44 000 Middle-Aged and Older Individuals», en *British Journal of Sports Medicine*, 54 (2020), pp. 1499-1506, <DOI:10.1136/bjsports-2020-103270>.

GORUCK, «About GORUCK», <www.goruck.com>.

Heesch, K. C., Van Gellecum, Y. R., Burton, N. W., *et al.*, «Physical Activity, Walking, and Quality of Life in Women with Depressive Symptoms», en *American Journal of Preventive Medicine*, 48, n.° 3, marzo de 2015, pp. 281-291, <DOI: 10.1016/j.amepre.2014.09.030>.

Jayedi, A., Gohari, A., y Shab-Bidar, S., «Daily Step Count and All-Cause Mortality: A Dose-Response Meta-Analysis of Prospective Cohort Stud-ies», en *Sports Medicine*, 52, n.° 1 (2022), pp. 89-99, <DOI:10.1007/ s40279-021-01536-4>.

McDowell, C. P., Gordon, B. R., Andrews, K. L., *et al.*, «Associations of Phys-ical Activity with Anxiety Symptoms and Status: Results from the Irish Longitudinal Study on Ageing», en *Epidemiology and Psychiatric Sciences*, 28, n.° 4, 2019, pp. 436-445, <DOI:10.1017/S204579601800001X>.

Neighmond, P., «Exercising to Ease Pain: Taking Brisk Walks Can Help», en *NPR*, 23 de septiembre de 2019, <www.npr.org>.

Neumann, J., «Regular Walking Can Help Ease Depression», en *Reuters Health*, 30 de enero de 2015.

O'Keefe, E. L., y Lavie, C. J., «A Hunter-Gatherer Exercise Prescription to Optimize Health and Well-Being in the Modern World», en *Journal of Science in Sport and Exercise*, 3, 2021, pp. 147-157, <DOI:10.1007/s42978-020-00091-0>.

Oppezzo, M., y Schwartz, D. L., «Give Your Ideas Some Legs: The Positive Effect of Walking on Creative Thinking», en *Journal of Experimental Psychology: Learning, Memory, and Cognition*, 40, n.º 4, 2014, pp. 1142-1152.

Patel, A. V., Bernstein, L., Deka, A., *et al.*, «Leisure Time Spent Sitting in Relation to Total Mortality in a Prospective Cohort of US Adults», en *American Journal of Epidemiology*, 172, n.º 4, agosto de 2010, pp. 419-429, <DOI:10.1093/aje/kwq155>.

Polaski, A. M., Phelps, A. L., Szucs, K. A., *et al.*, «The Dosing of Aerobic Exercise Therapy on Experimentally-Induced Pain in Healthy Female Participants», en *Scientific Reports*, 9 (2019), p. 14.842, <DOI:10.1038/s41598-019-51247-0>.

Ratey, J., «Why Walking Matters», en *Here N Now*, WBUR, Boston, 19 de mayo de 2014, <www.wbur.org/hereandnow/2014/05/19/why-walking-matters>.

Ratey, J., «Exercise Is the Best Medicine for Our Brain», en *Center for Discovery*, video de YouTube, min. 32:59, 24 de octubre de 2017, <www.youtube.com/watch?v=oTUPSUIA w1c>.

The Nutrition Source, «*Staying Active*», Harvard School of Public Health, <www.hsph.harvard.edu/nutritionsource/staying-active>.

Stillman, J., «A Neuroscientist Explains Exactly How Awesome Exercise Is for Your Brain», en *Inc.,* 22 de junio de 2021, <www.inc.com>.

Sullivan Bisson, S., Alycia N., Robinson, S. A., y Lachman, M. E., «Walk to a Better Night of Sleep: Testing the Relationship Between Physical Activity and Sleep», en *Sleep Health*, 5, n.º 5, octubre de 2019, pp. 487-494, <DOI:10.1016/j.sleh.2019.06.003>.

Uchida, S., Shioda, K., Morita, Y., *et al.*, «Exercise Effects on Sleep Physiology», en *Frontiers in Neurology*, 3 (2012), p. 48, <DOI:10.3389/fneur.2012.00048>.

U. S. Department of Health and Human Services, *Physical Activity and Health: A Report of the Surgeon General*, Atlanta, Centers for Disease Control and Prevention, 1996, <www.cdc.gov/nccdphp/sgr/index.htm>.

Van Uffelen, J. G. Z., Van Gellecum, Y. R., Burton, N. W., *et al.*, «Sitting-Time, Physical Activity, and Depressive Symptoms in Mid-Aged Women», en *American Journal of Preventive Medicine*, 45, n.° 3 (2013), pp. 276-281, <DOI:10.1016/j.amepre.2013.04.009>.

Wang, F. y Boros, S., «Effects of a Pedometer-Based Walking Intervention on Young Adults' Sleep Quality, Stress and Life Satisfaction: Randomized Controlled Trial», en *Journal of Bodywork and Movement Therapies*, 24, n.° 4 (2020), pp. 286-292, <DOI:10.1016/j.jbmt.2020.07.011>.

Wayman, E., «Becoming Human: The Evolution of Walking Upright», en *Smithsonian Magazine,* 6 de agosto de 2012.

Signo Vital 5. Asegura el futuro de hombros y cervicales

Andersen, L. L., Kjær, M., Søgaard, K., *et al.*, «Effect of Two Contrasting Types of Physical Exercise on Chronic Neck Muscle Pain», en *Arthritis N Rheumatology*, 59, n.° 1 (2008), pp. 84-91, <DOI: 10.1002/art.23256>.

DocMorris, «Take Care of Yourself. Doc Morris Christmas Advert 2020», en video de YouTube, min. 2:55., 21 de diciembre de 2020, <www.youtube.com/watch?v=-BDq6BQXOWs>.

Mortensen, P., Larsen, A. I., Zebis, M. K., *et al.*, «Lasting Effects of Workplace Strength Training for Neck/Shoulder/Arm Pain Among Laboratory Technicians: Natural Experiment with 3-Year Follow-Up», en *Biomed Research International*, 2014, p.: 845 851, <DOI:10.1155/2014/845851>.

Signo Vital 6. Come como si fueras a vivir para siempre

«About SWAN», SWAN: Study of Women's Health Across the Nation, <www.swanstudy.org/about/about-swan>.

Aune, D., Giovannucci, E., Boffetta, P., *et al.*, «Fruit and Vegetable Intake and the Risk of Cardiovascular Disease, Total Cancer and All-Cause Mortality: A Systematic Review and Dose-Response Meta-Analysis of Prospective Studies», en *International Journal of Epidemiology*, 46, n.º 3 (2017), pp. 1.029-1.056, <DOI:10.1093/ije/dyw319>.

Babault, N., Païzis, C., Deley, G., *et al.*, «Pea Proteins Oral Supplementation Promotes Muscle Thickness Gains During Resistance Training: A Double-Blind, Randomized, Placebo-Controlled Clinical Trial vs. Whey Protein», en *Journal of the International Society of Sports Nutrition*, 12 (2015), p. 3, <DOI:10.1186/s12970-014-0064-5>.

Banaszek, A., Townsend, J. R., Bender, D., *et al.*, «The Effects of Whey vs. Pea Protein on Physical Adaptations Following 8-Weeks of High-Intensity Functional Training (HIFT): A Pilot Study», en *Sports*, 7, n.º 1 (2019), p. 12, <DOI:10.3390/sports7010012>.

Baum, J. I., Kim, I-Y., y Wolfe, R. R., «Protein Consumption and the Elderly: What Is the Optimal Level of Intake?», en *Nutrients*, 8, n.º 6 (2016), p. 359, <DOI:10.3390/nu8060359>.

Carbone, J. W., y Pasiakos, S. M., «Dietary Protein and Muscle Mass: Translating Science to Application and Health Benefit», *Nutrients,* 11, n.º 5 (2019), p. 1.136, <DOI:10.3390/nu11051136>.

«Diabetes Statistics», National Institute of Diabetes and Digestive and Kidney Diseases, <www.niddk.nih.gov/health-information/health-statistics/diabetes-statistics>.

«Diet Review: Intermittent Fasting for Weight Loss», The Nutrition Source, Harvard School of Public Health, <www.hsph.harvard.edu/nutritionsource/healthy-weight/diet-reviews/intermittent-fasting>.

Drew, L., «Fighting the Inevitability of Ageing», en *Nature Outlook*, 555 (2018), <DOI:10.1038/d41586-018-02479-z>.

Easter, M., *The Comfort Crisis: Embrace Discomfort to Reclaim Your Wild, Happy, Healthy Self*, Rodale, Nueva York, 2021.

García-Esquinas, E., Rahi, B., Peres, K., *et al.*, «Consumption of Fruit and Vegetables and Risk of Frailty: A Dose-Response Analysis of 3 Prospective Cohorts of Community-Dwelling Older Adults», en *American Journal of Clinical Nutrition*, 104, n.º 1 (2016), pp. 132-142, <DOI: 10.3945/ajcn.115.125781>.

Gorissen, S. H. M., Crombag, J. J. R., Senden, J. M. G., *et al.*, «Protein Content and Amino Acid Composition of Commercially Available Plant-Based Protein Isolates», en *Amino Acids*, 50, n.º 12 (2018), pp. 1685-1695.

Kojima, N., Kim, M., Saito, K., *et al.*, «Lifestyle-Related Factors Contributing to Decline in Knee Extension Strength Among Elderly Women: A Cross-Sectional and Longitudinal Cohort Study», en *PloS ONE*, 10, n.º 7 (2015), e0132523, <DOI:10.1371/journal.pone.0132523>.

Kolata, G., «In a Yearlong Study, Scientists Find No Benefit to Time-Restricted Eating», en *New York Times*, 20 de abril de 2022.

Liu, D., Huang, Y., Huang, C., *et al.*, «Calorie Restriction With or Without Time-Restricted Eating in Weight Loss», en *New England Journal of Medicine*, 386, n.º 16 (2022), pp. 1495-1504, DOI:10.1056/NEJMoa2114833.

Lowe, D. A., Wu, N., Rohdin-Bibby, L., *et al.*, «Effects of Time-Restricted Eating on Weight Loss and Other Metabolic Parameters in Women and Men with Overweight and Obesity: The TREAT Randomized Clinical Trial», en *JAMA Internal Medicine*, 180, n.º 11 (2020), p. 1491-1499, <DOI:10.1001/jamainternmed.2020.4153>.

McCall, P., «9 Things to Know About How the Body Uses Protein to Repair Muscle Tissue», en *ACE*, 5 de marzo de 2018, <www.acefitness.org/education-and-resources/professional/expert-articles/6960>.

Meroño, T., Zamora-Ros, R., Hidalgo-Liberona, N., *et al.*, «Animal Protein Intake Is Inversely Associated with Mortality in Older Adults: The In-CHIANTI Study», en *Journals of Gerontology (Series A): Medical Sciences*, 20, n.º 20 (2022), glab334, <DOI:10.1093/gerona/glab334>.

«Micronutrients for Health», Micronutrient Information Center, Linus Pauling Institute, Oregon State University, <https://lpi.oregonstate.edu/mic>.

Morell, P., y Fiszman, S., «Revisiting the Role of Protein-Induced Satiation and Satiety», en *Food Hydrocolloids*, 68 (2017), pp. 199-210, <DOI:10.1016/j.foodhyd.2016.08.003>.

Neacsu, M., Fyfe, C., Horgan, G., y Johnstone, A. M., «Appetite Control and Biomarkers of Satiety with Vegetarian (Soy) and Meat-Based High-Protein Diets for Weight Loss in Obese Men: A Randomized Crossover Trial», en *American Journal of Clinical Nutrition*, 100, n.° 2 (2014), pp. 548-558, <DOI:10.3945/ajcn.113.077503>.

«Preserve Your Muscle Mass», Harvard Health Publishing, 19 de febrero de 2016, <www.health.harvard.edu/staying-healthy/preserve-your-muscle-mass>.

Putra, C., Konow, N., Gage, M., *et al.*, «Protein Source and Muscle Health in Older Adults: A Literature Review», en *Nutrients*, 13, n.° 3 (2021), p. 743, <DOI:10.3390/nu13030743>.

Synkowski, E. C., «The 800gChallenge», en *Optimize Me Nutrition*, <https://optimizemenutrition.com/800g>.

Tomey, K. M., Sowers, M. R., Crandall, C., *et al.*, «Dietary Intake Related to Prevalent Functional Limitations in Midlife Women», en *American Journal of Epidemiology*, 167, n.° 8 (2008), pp. 935-943, <DOI:10.1093/aje/kwm397>.

Webb, D., «Protein for Fitness: Age Demands Greater Protein Needs», en *Today's Dietitian*, 17, n.° 4 (2015), p. 16, <www.todaysdietitian.com>.

Apartado especial: qué hacer cuando te duela algo

Dubois, B., y Esculier, J. F., «Soft-Tissue Injuries Simply Need PEACE and LOVE», en *British Journal of Sports Medicine*, 54, n.° 2 (2020), pp. 72-73.

Kawashima, M., Kawanishi, N., Tominaga, T., *et al.*, «Icing after Eccentric Contraction-Induced Muscle Damage Perturbs the Disappearance of Necrotic Muscle Fibers and Phenotypic Dynamics of Macrophages in Mice», en *Journal of Applied Physiology* (1985), 130, n.° 5 (2021), pp. 1410-1420.

St. Sauver, J. L., Warner, D. O., Yawn, B. P., *et al.*, «Why Patients Visit Their Doctors: Assessing the Most Prevalent Conditions in a Defined American Population», en *Mayo Clinic Proceedings*, 88, n.° 1 (2013), pp. 56-67.

Signo Vital 7. ¡Ponte en cuclillas!

Bhattacharya, S., Chattu, V. y Singh, A., «Health Promotion and Prevention of Bowel Disorders Through Toilet Designs: A Myth or Reality?», en *Journal of Education and Health Promotion*, 8 (2019), p. 40, <DOI:10.4103/jehp.jehp_198_18>.

Hof, W., «Cold Therapy», en *Wim Hof Method*, <www.wimhofmethod.com/cold-therapy>.

Hof, W., *The Wim Hof Method: Activate Your Full Human Potential*, Sounds True, Boulder, Colorado, 2020.

Laukkanen, J. A., Laukkanen, T. y Kunutsor, S. K., «Cardiovascular and Other Health Benefits of Sauna Bathing: A Review of the Evidence», en *Mayo Clinic Proceedings*, 93, n.º 8 (2018), pp. 1111-1121, <DOI:10.1016/j.mayocp.2018.04.008>.

Machado, A. F., Ferreira, P. H., Micheletti, J. K., *et al.*, «Can Water Temperature and Immersion Time Influence the Effect of Cold Water Immersion on Muscle Soreness? A Systematic Review and Meta-Analysis», en *Sports Medicine*, 46, n.º 4 (2016), pp. 503-514, <DOI:10.1007/s40279-015-0431-7>.

Nevitt, M. C., Xu, L., Zhang, Y., *et al.*, «Very Low Prevalence of Hip Osteoarthritis Among Chinese Elderly in Beijing, China, Compared with Whites in the United States: The Beijing Osteoarthritis Study», en *Arthritis and Rheumatism*, 46, n.º 7 (2002), pp. 1773-1779, <DOI:10.1002/art.10332>.

Zhang, S., «Why Can't Everyone Do the 'Asian Squat'?» en *Atlantic*, 16 de marzo de 2018.

Signo Vital 8. Encuentra el equilibrio

Cho, H., Heijnen, M. J. H., Craig, B. A., y Rietdyk, S., «Falls in Young Adults: The Effect of Sex, Physical Activity, and Prescription Medications», en *PloS ONE*, 16, n.º 4 (2021), e0250360, <DOI:10.1371/journal.pone.0250360>.

Colledge, N. R., Cantley, P., Peaston, I., *et al.*, «Ageing and Balance: The Measurement of Spontaneous Sway by Posturography», en *Gerontology*, 40, n.º 5 (1994), pp. 273-278, <DOI: 10.1159/000213596>.

Fabienne, E., Cassou, B., Charles, M. A., y Dargent-Molina, P., «The Effect of Fall Prevention Exercise Programmes on Fall Induced Injuries in Community Dwelling Older Adults: Systematic Review and Meta-Analysis of Randomised Controlled Trials», en *BMJ*, 347, n.º 7934 (2013), f6234, <DOI:10.1136/bmj.f6234>.

Ferlinc, A., Fabiani, E., Velnar, T., y Gradisnik, L., «The Importance and Role of Proprioception in the Elderly: A Short Review», en *Materia Socio-Medica*, 31, n.º 3 (2019), pp. 219-221, <DOI:10.5455/msm.2019.31. 219-221>.

Hrysomallis, C., «Relationship Between Balance Ability, Training and Sports Injury Risk», en *Sports Medicine*, 37, n.º 6 (2007), pp. 547-556, <DOI:10. 2165/00007256-200737060-00007>.

James, M. K., Victor, M. C., Saghir, S. M., y Gentile, P. A., «Characterization of Fall Patients: Does Age Matter?», en *Journal of Safety Research*, 64 (2018), pp. 83-92, <DOI:10.1016/j.jsr.2017.12.010>.

«Keep on Your Feet—Preventing Older Adult Falls», Injury Center, Centers for Disease Control and Prevention, <www.cdc.gov/injury/features/ older-adult-falls>.

Myers, D., «This 'Die Hard' Relaxation Hack Is Actually Brilliant», en *Active Times*, 17 de julio de 2018, <www.theactivetimes.com>.

Petrella, R. J., Lattanzio, P. J., y Nelson, M. G., «Effect of Age and Activity on Knee Joint Proprioception», en *American Journal of Physical Medicine & Rehabilitation*, 76, n.º 3 (1997), pp. 235-241, <DOI:10.1097/00002060- 199705000-00015>.

Ribeiro, F., y Oliveira, J., «Aging Effects on Joint Proprioception: The Role of Physical Activity in Proprioception Preservation», en *European Review of Aging and Physical Activity*, 4 (2007), pp. 71-76, <DOI:10.1007/ s11556-007-0026-x>.

Sherrington, C., Fairhall, N., Kwok, W., *et al.*, «Evidence on Physical Activity and Falls Prevention for People Aged 65+ Years: Systematic Review to Inform the WHO Guidelines on Physical Activity and Sedentary Behaviour», en *International Journal of Behavioral Nutrition and Physical Activity*, 17 (2020), p. 144, <DOI:10.1186/s12966-020-01041-3>.

Tsang, W. W. N., y Hui-Chan, C. W. Y., «Effects of Tai Chi on Joint Proprioception and Stability Limits in Elderly Subjects», en *Medicine and Science in Sports and Exercise*, 35, n.º 12 (2003), pp. 1962-1971, <DOI:10.1249/01.MSS.0000099110.17311.A2>.

Tucker, L. A., Strong, J. E., LeCheminant, J. D., y Bailey, B. W., «Effect of Two Jumping Programs on Hip Bone Mineral Density in Premenopausal Women: A Randomized Controlled Trial», en *American Journal of Health Promotion*, 29, n.º 3 (2015), pp. 158-164, <DOI:10.4278/ajhp.130430-QUAN-200>.

Weiss, A. J., Reid, L. D., y Barrett, M. L., «Overview of Emergency Department Visits Related to Injuries, by Cause of Injury, 2017», en *Statistical Brief #266, Healthcare Cost and Utilization Project*, Agency for Healthcare Research and Quality, U.S. Department of Health and Human Services, noviembre de 2020, <www.hcup-us.ahrq.gov>.

Signo Vital 9. Crea un entorno lleno de movimiento

Agarwal, S., Steinmaus, C., y Harris-Adamson, C., «Sit-Stand Workstations and Impact on Low Back Discomfort: A Systematic Review and Meta-Analysis», en *Ergonomics*, 61, n.º 4 (2018), pp. 538-552, <DOI:10.1080/00140139.2017.1402960>.

«Americans Sit Almost 10 Hours a Day (On Average)», en Get America Standing, <https://getamericastanding.org>.

Blake, J. J., Benden, M. E., y Wendel, M. L., «Using Stand/Sit Workstations in Classrooms: Lessons Learned from a Pilot Study in Texas», en *Journal of Public Health Management and Practice*, 18, n.º 5 (2012), pp. 412-415, <DOI:10.1097/PHH.0b013e3182215048>.

Bontrup, C., Taylor, W. R., Fliesser, M., *et al.*, «Low Back Pain and Its Relationship with Sitting Behaviour Among Sedentary Office Workers», en *Applied Ergonomics*, 81 (2019), p. 102894, <DOI:10.1016/j.apergo.2019.102894>.

Crespo, N. C., Mullane, S. L., Zeigler, Z. S., *et al.*, «Effects of Standing and Light-Intensity Walking and Cycling on 24-h Glucose», en *Medicine and Science in Sports and Exercise*, 48, n.º 12 (2016), pp. 2503-2511, <DOI:10.1249/MSS.0000000000001062>.

Dornhecker, M., Blake, J. J., Benden, M., *et al.*, «The Effect of Stand-Biased Desks on Academic Engagement: An Exploratory Study», en *International Journal of Health Promotion and Education*, 53, n.º 5 (2015), pp. 271-280, <DOI:10.1080/14635240.2015.1029641>.

Dunstan, D. W., Dogra, S., Carter, S. E., y Owen, N., «Sit Less and Move More for Cardiovascular Health: Emerging Insights and Opportunities», en *Nature Reviews Cardiology*, 18 (2021), pp. 637-648, <DOI:10.1038/s41569-021-00547-y>.

Garrett, G., Benden, M., Mehta, R., *et al.*, «Call Center Productivity Over 6 Months Following a Standing Desk Intervention», en *IIE Transactions on Occupational Ergonomics and Human Factors*, 4, n.º 2-3 (2016), pp. 188-195, <DOI:10.1080/21577323.2016.1183534>.

Harrell, E., «How 1% Performance Improvements Led to Olympic Gold», en *Harvard Business* Review, 30 de octubre de 2015.

Koepp, G. A., Moore, G. K., y Levine, J. A., «Chair-Based Fidgeting and Energy Expenditure», en *BMJ Open Sport N Exercise Medicine*, 2, n.º 1 (2016), e000152-e000152.

Levine, J. A., *Get Up! Why Your Chair Is Killing You and What You Can Do About It*, Palgrave Macmillan, Nueva York, 2014.

Levine, J. A., Schleusner, S. J., y Jensen, M. D., «Energy Expenditure of Non-exercise Activity», en *American Journal of Clinical Nutrition*, 72, n.º 6 (2000), pp. 1.451-1.454, <DOI:10.1093/ajcn/72.6.1451>.

Ma, J., Ma, D., Li, Z., y Kim, H., «Effects of a Workplace Sit-Stand Desk Intervention on Health and Productivity», en *International Journal of Environmental Research and Public Health*, 18 (2021), p. 11604, <DOI:10.3390/ijerph182111604>.

Mehta, R. K., Shortz, A. E., y Benden, M. E., «Standing Up for Learning: A Pilot Investigation on the Neurocognitive Benefits of Stand-Biased School Desks», en *International Journal of Environmental Research and Public Health*, 13 (2015), p. 0059, <DOI:10.3390/ijerph13010059>.

Shive, H., «Standing Desks—From Bright Idea to Successful Business Venture», en *Vital Record,* Texas A&M Health, 21 de enero de 2014, <https://vitalrecord.tamhsc.edu>.

Swartz, A. M., Tokarek, N. R., Strath, S. J., *et al.*, «Attentiveness and Fidgeting While Using a Stand-Biased Desk in Elementary School Children», en *International Journal of Environmental Research and Public Health*, 17 (2020), p. 3976, <DOI:10.3390/ijerph17113976>.

Ussery, E. N., Whitfield, G. P., Fulton, J. E., *et al.*, «Trends in Self-Reported Sitting Time by Physical Activity Levels Among US Adults, NHANES 2007/2008-2017/2018», en *Journal of Physical Activity and Health*, 18 (2021), pp. S74-S83, <DOI:10.1123/jpah.2021-0221>.

Vlahos, J., «Is Sitting a Lethal Activity?», en *New York Times*, 14 de abril de 2011.

Wick, K., Faude, O., Manes, S., *et al.*, «I Can Stand Learning: A Controlled Pilot Intervention Study on the Effects of Increased Standing Time on Cognitive Function in Primary School Children», en *International Journal of Environmental Research and Public Health*, 15 (2018), p. 356, <DOI:10.3390/ijerph 15020356>.

Winkler, E. A. H., Chastin, S., Eakin, E. G., *et al.*, «Cardiometabolic Impact of Changing Sitting, Standing, and Stepping in the Workplace», en *Medicine and Science in Sports and* Exercise, 50, n.º 3 (2018), pp. 516-524, <DOI:10.1249/MSS.0000000000001453>.

Zeigler, Z. S., Mullane, S. L., Crespo, N. C., *et al.*, «Effects of Standing and Light-Intensity Activity on Ambulatory Blood Pressure», en *Medicine and Science in Sports and* Exercise, 48, n.º 2 (2016), pp. 175-181, <DOI: 10.1249/MSS.0000000000000754>.

SIGNO VITAL 10. ACTIVA TU SUPERPODER: DORMIR

Baker, P., «The Mellowing of William Jefferson Clinton», en *New York Times Magazine*, 26 de mayo de 2009.

Carey, B., «Why It Hurts to Lose Sleep», en *New York* Times, 28 de enero de 2019.

Chaput, J.-P., Després, J.-P., Bouchard, C., *et al.*, «Short Sleep Duration Is Associated with Reduced Leptin Levels and Increased Adiposity: Results from the Québec Family Study», en *Obesity*, 15, n.° 1 (2007), pp. 253-261.

Chattu, V. K., Manzar, D., Kumary, S., *et al.*, «The Global Problem of Insufficient Sleep and Its Serious Public Health Implications», en *Healthcare*, 7, n.° 1 (2019), p. 1, <DOI:10.3390/healthcare7010001>.

Cohen, S., Doyle, W. J., Alper, C. M., *et al.*, «Sleep Habits and Susceptibility to the Common Cold», en *Archives of Internal Medicine*, 169, n.° 1 (2009), pp. 62-67, <DOI:10.1001/archinternmed.2008.505>.

Drake, C., Roehrs, T., Shambroom, J., y Roth, T., «Caffeine Effects on Sleep Taken 0, 3, or 6 Hours Before Going to Bed», en *Journal of Clinical Sleep Medicine*, 9, n.° 11 (2013), pp. 1.195-1.200, <DOI:10.5664/jcsm.3170>.

Fenton, S., Burrows, T. L., Skinner, J. A., y Duncan, M. J., «The Influence of Sleep Health on Dietary Intake: A Systematic Review and Meta-Analysis of Intervention Studies», en *Journal of Human Nutrition and* Dietetics, 34, n.° 2 (2021), pp. 273-285, <DOI:10.1111/jhn.12813>.

Hafner, M., Stepanek, M., Taylor, J., *et al.*, «Why Sleep Matters—The Economic Costs of Insufficient Sleep: A Cross-Country Comparative Analysis», en *Rand Health Quarterly*, 6, n.° 4 (2017), p. 11.

Hanlon, E. C., Tasali, E., Leproult, R., *et al.*, «Sleep Restriction Enhances the Daily Rhythm of Circulating Levels of Endocannabinoid 2-Arachidonoylglycerol», en *Sleep*, 39, n.° 3 (2016), pp. 653-664, <DOI:10.5665/sleep.5546>.

Huang, B., Niu, Y., Zhao, W., *et al.*, «Reduced Sleep in the Week Prior to Diagnosis of COVID-19 Is Associated with the Severity of COVID-19», en *Nature and Science of Sleep*, 12 (2020), pp. 999-1 007, <DOI:10.2147/NSS.S263488>.

Krause, A. J., Prather, A. A., Wager, T. D., *et al.*, «The Pain of Sleep Loss: A Brain Characterization in Humans», en *Journal of Neuroscience*, 39, n.° 12 (2019), pp. 2 291-2 300, <DOI:10.1523/JNEUROSCI.2408-18.2018>.

Leary, E. B., Watson, K. T., Ancoli-Israel, S., *et al.*, «Association of Rapid Eye Movement Sleep with Mortality in Middle-Aged and Older Adults», en

JAMA Neurology, 77, n.º 10 (2020), pp. 1241-1251, <DOI:10.1001/jamaneurol.2020.2108>.

Pacheco, D., «Sleep and Blood Glucose Levels», en *Sleep Foundation*, 21 de abril de 2022, <www.sleepfoundation.org/physical-health/sleep-and-blood-glucose-levels>.

Prather, A. A., Janicki-Deverts, D., Hall, M. H., y Cohen, S., «Behaviorally Assessed Sleep and Susceptibility to the Common Cold», en *Sleep*, 38, n.º 9 (2015), pp. 1353-1359, <DOI:10.5665/sleep.4968>.

Spaeth, A. M., Dinges, D. F., y Goel, N., «Effects of Experimental Sleep Restriction on Weight Gain, Caloric Intake, and Meal Timing in Healthy Adults», en *Sleep*, 36, n.º 7 (2013), pp. 981-990, <DOI:10.5665/sleep.2792>.

St. Hilaire, M. A., Rüger, M., Fratelli, F., *et al.*, «Modeling Neurocognitive Decline and Recovery During Repeated Cycles of Extended Sleep and Chronic Sleep Deficiency», en *Sleep*, 40, n.º 1 (2017), <DOI:10.1093/sleep/zsw009>.

Suni, E., «How Sleep Deprivation Affects Your Heart», en *Sleep Foundation*, 1 de abril de 2022, <www.sleepfoundation.org/sleep-deprivation/how-sleep-deprivation-affects-your-heart>.

Suni, E., «Melatonin and Sleep», en *Sleep Foundation*, 8 de abril de 2022, <www.sleepfoundation.org/melatonin>.

Suni, E., «Sleep Statistics», en *Sleep Foundation*, 13 de mayo de 2022, <www.sleepfoundation.org/how-sleep-works/sleep-facts-statistics>.

Van Deusen, M., «Physiological Effects of Alcohol Through the Lens of WHOOP», en *WHOOP*, 16 de octubre de 2020, <www.whoop.com/thelocker/alcohol-affects-body-hrv-sleep>.

EPÍLOGO. HAZ SIEMPRE ALGO: LOS BENEFICIOS DEL EJERCICIO FÍSICO

American Physiological Society (APS), «Hate Exercise? It May Be in Your Genes», *ScienceDaily*, 4 de noviembre de 2016, <www.sciencedaily.com>.

U.S. Department of Health and Human Services, *Physical Activity Guidelines for Americans*, 2.ª ed., Washington, D.C., 2018, p. 8, <https://health.

gov/sites/default/files/2019-09/Physical_Activity_Guidelines_2nd_edition.pdf>.

«Walking: Why Walk? Why Not!», Physical Activity Initiatives, Centers for Disease Control and Prevention, <www.cdc.gov/physicalactivity/walking>.

ÍNDICE ANALÍTICO Y ONOMÁSTICO

Los números en *cursiva* remiten a gráficos e ilustraciones.